U0368330

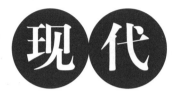

男科学临床聚焦

主 编　白文俊　王晓峰

副主编　邵为民　宋焱鑫　闫志安

编 者　（以姓氏笔画为序）

于志勇　于忠国　马宝乐　王金清　王晓峰　王爱民　尹文京
龙 伟　白文俊　刘 磊　刘振民　刘清尧　刘德忠　闫志安
关 星　米泠波　江彬彬　李 刚　李 剑　李冬霞　李光耀
李志超　李建新　李荣强　杨其顺　肖 飞　吴 宁　吴小波
佟雪松　宋焱鑫　张 军　张 锋　张发东　张家美　张新荣
阿不来提·买买提明　陈 伟　陈 勇　陈春荣　陈益民　陈朝晖
邵为民　邵鸿江　林 谦　欧阳智敏　周文亮　周锦波　庞 华
赵素顺　胡海兵　侯建平　施长春　姚晓飞　耿 冲　聂 欢
徐 峰　徐兴泽　高 明　唐雨林　萧云备　崔 刚　梁 凯
梁永强　梁秀军　斯坎达尔　董 波　董丙洲　董争明　景治安
程永磊　鲍双君　蔡明儒　戴明升

主编助理　胡海兵　董丙洲

科学出版社

北 京

内 容 简 介

　　本书是以北京大学人民医院泌尿外科近年来的学术研讨成果为基础编写的。作者针对男科学临床当前许多热点、焦点问题,结合自己临床应用实践经验,对男性性腺分化异常与功能减退、男性生殖器及相关疾病、男性性功能障碍及相关疾病、男性不育与相关问题等方面43个专题进行了系统的总结,并综述了国内、外相关文献,提出了相关疾病的处置对策或见解,全书主题突出,论据充分,具有较强的临床实用性和指导价值,可供男科临床医师或相关专科医师参考使用。

图书在版编目(CIP)数据

现代男科学临床聚焦/白文俊,王晓峰主编.－北京:科学出版社,2017.1
ISBN 978-7-03-051179-9

Ⅰ.现… Ⅱ.①白…②王… Ⅲ.男科学 Ⅳ.R697

中国版本图书馆CIP数据核字(2016)第300555号

责任编辑:黄建松 车宜平 / 责任校对:何艳萍
责任印制:肖 兴 / 封面设计:吴朝洪

科学出版社 出版
北京东黄城根北街16号
邮政编码:100717
http://www.sciencep.com

中国科学院印刷厂印刷
科学出版社发行 各地新华书店经销

＊

2017年1月第 一 版 开本:889×1194 1/16
2017年1月第一次印刷 印张:19
字数:474 000
定价:160.00元
(如有印装质量问题,我社负责调换)

前　言

经过30多年的发展，特别是近10年来，男科学已成为一个新兴学科，并取得了许多较为瞩目的成就，对许多男科问题有了较为深入的认识和了解，某些男科疾病的诊断、治疗甚至取得突破性进展，如梗阻性无精子症的手术治疗和非梗阻性无精子症的显微取精技术等。然而，由于男科学涉及泌尿外科学、生殖内分泌学、精神心理学、神经科学、皮肤科学、组织胚胎学和遗传学等多个学科，而且男科疾病的表现形式多种多样，多数疾病的病因及病理生理机制目前尚不太清楚，因此，男科临床诊断和治疗中还有诸多困难。

为了尽快推广和普及科研新成果与临床应用经验，缩小医院间、地区间差异，提升整体诊疗水平，北京大学人民医院泌尿外科一直致力于务实的学术交流，经常组织专家针对男科临床热点、焦点问题进行研讨，并创办了"男性健康沙龙"，与会人员从本院研究生、进修生逐步发展为周边医院和地区的广大男科医师，形成了一定影响力。时光如白驹过隙，我们当初的博士、硕士研究生及进修生们如今已奔赴全国多地，成为所在医院的业务骨干，成为北京大学人民医院"泌尿外科"学术交流活动的核心骨干和忠实的参与者。

近年来，我们研讨的专题有：隐睾是否需要促性腺激素助其下降，手术时间如何把握；小儿包茎或包皮过长是否影响阴茎发育，是否需要尽早处理；小儿阴茎短小如何判断，如何处理；青春期发育正常与否，如何诊断，如何处理；青少年精索静脉曲张对睾丸的体积和功能有无影响，如何判断处理；阴茎勃起功能障碍是疾病、是症状还是功能障碍，能否治愈，有无治愈标准；原发性早泄是否就是终身性功能障碍，有无彻底治疗的方法，如阴茎背神经切断术；精索静脉曲张、生殖道感染、病毒性睾丸炎、药物及放射治疗与生育的关系如何分析判断，如何处理；原发性生精功能障碍能否药物促生精治疗，促生精治疗后，睾丸取精的成功率能否提高；血精是否就是精囊炎的表现，有无其他原因，如何分析、诊断和处理；常见的外生殖器部位的皮肤病有哪些，如何诊断和处理及男科医师应知的辅助生殖技术和精神心理障碍是什么等。为了将研讨结果及大家实践的经验更好地与广大男科同道分享，我们组织了学术活动部分骨干成员将上述热点问题、焦点问题研讨的材料进行了梳理，形成了43个较为成熟的章节，并根据当前文献进行补充、完善，希望通过出版平台让更多的同行获益。

　　最后，我们特别说明的是，本书是所有参与北京大学人民医院泌尿外科学术活动成员的集体智慧结晶，尤其是主持过研讨的专家，是您们的积极参与和无私奉献奠定了本书的写作基础，在此一并表示感谢！鉴于编写经验有限，本书如有不足之处，希望各位读者多提意见和建议，以便我们再版修订时提高。

北京大学人民医院泌尿外科　　白文俊　　王晓峰

2016年9月于北京

目　录

第三部分　男性性功能障碍及相关疾病　　125

第四部分　男性不育及相关问题　　　185

第一部分

男性性分化发育异常与性腺功能减退

第1章

男性性分化与性分化异常

正常的性分化发育是一个循序渐进、不可逆转的连续过程。而性别决定，包括了染色体（遗传）性别、性腺性别和表型性别。正常情况下，一个人的性别在卵子受精时已确定，精子性染色体有X、Y两条，卵子性染色体都是X。卵子受精形成XY为男子核型，形成XX为女性核型。染色体性别决定原始性腺的分化方向，性腺性别又决定了表型性别（内外生殖道）的分化。性分化是性腺及性器官的形成和早期发育过程。

第一节　性分化与发育

正常的性分化与早期发育为3个阶段：第一阶段在性别决定相关基因作用下原始性腺分化为原始睾丸或者卵巢。第二阶段即生殖管道的分化。第三阶段是外阴与附属外生殖器的分化与发育。而性分化与发育从时间上分为四个时期：7~14周为性分化期，15~40周为早期发育期，0岁至青春期前为相对静默期，青春期发育成熟是性分化发育的第四个时期。

一、性腺的分化发育（性别决定）

性腺原基位于胚胎尿生殖窦的腹内侧部，靠近肾和肾上腺。未分化的性腺由以下3种主要细胞组成：①来源于卵黄囊内胚层的原始生殖

细胞，以后发育为精原干细胞；②来源于尿生殖嵴体腔上皮的支持细胞，以后分化为Sertoli细胞；③来源于尿生殖嵴间充质的间质细胞，其中一些间质细胞以后分化为Leydig细胞。

在胚胎3周以前，原始生殖细胞位于卵黄囊的前尾区，以后通过细胞的阿米巴运动方式迁徙至原肠内胚层，再到肠系膜中胚层，最后到达尿生殖嵴。在这一迁徙过程中，原始生殖细胞不断分裂增殖，到胚胎6周时原始生殖细胞的数目可达1300个。在迁徙途中丢失的原始生殖细胞可发生变性退化或分化为其他类型的细胞生存下来，是性腺外生殖细胞肿瘤的细胞来源。在胚胎的第4周出现性腺嵴，发展成为原始性腺。男女原始性腺相同，包括皮质和髓质。男性于第7~8周原始性腺的髓质出现曲精管和支持细胞，初具睾丸形态，皮质萎缩。

位于Y染色体短臂上的性别决定区域基因（sex-determination region of Y chromosome，SRY）在人胚的第7周表达。在SRY基因的作用下，分化中的支持细胞构成睾丸索，支持细胞的分化启动了睾丸的分化。在无Y染色体时，两个完整且功能正常的X染色体，在人胚的第7周末诱导性腺向卵巢发育。

（一）睾丸的分化和发育

妊娠42天在尚未区分性别的性腺组织上，有300~1300个原始生殖细胞，这些细胞以后成为卵原细胞或精原细胞，缺乏这些细胞不能进

一步分化成卵巢。妊娠42天左右，胚胎的Y染色体上的SRY基因诱导性腺向睾丸分化。至妊娠60天出现睾丸间质细胞（Leydig细胞），睾丸索与生发上皮之间生出一层很厚的纤维膜（即白膜），睾丸不断增大，与退化的中肾分开，借睾丸系带悬在腹腔中。白膜在睾丸后缘增厚形成睾丸纵隔，纵隔内及邻近的睾丸索发育成为睾丸网和直细精管、曲细精管，曲细精管之间的间充质分化为睾丸间质和睾丸细胞；睾丸网附近15～20条中肾小管成为输出小管和附睾管，与附睾相通。

（二）卵巢的分化发育

无Y染色体的胚胎，约在胚胎50天时卵巢从未分化的性腺中分化出来。原始性索伸出髓质，形成不完善的卵巢网。生殖腺表面的生发上皮向深部生长，形成次级性索，16周时皮质索断裂形成原始卵泡，在胎儿期原始卵泡进行有丝分裂，产生卵原细胞。孕18～20周时已有

100万卵原细胞和卵细胞，足月分娩后约有200万卵原细胞保留下来，并增大变为初级卵母细胞，多数停留在第一次成熟分裂的双线期，直至青春期后才继续发育。

（三）睾丸分化的遗传学基础

性腺分化的遗传学基础，见图1-1中模式图；Y染色体的模式图，见图1-2。

1.位于Y染色体上的睾丸发育相关基因　SRY基因：目前被确定为睾丸决定因子（TDF）的主要候选基因，但并非决定性别的唯一基因。位于Yp1.1区域的单拷贝基因，大小为21Kb，含6696bp的开放阅读框架，编码蛋白由79个氨基酸组成的HMG框架，提示表达蛋白可与DNA结合。46，XY女性表型：SRY基因缺失或突变；46，XX男性表型：SRY基因异位。

2.位于常染色体上的性腺发育相关基因

（1）WT-1基因：定位于11q13，为一种转录因子。在胎儿的肾间质和性腺原基及成年的

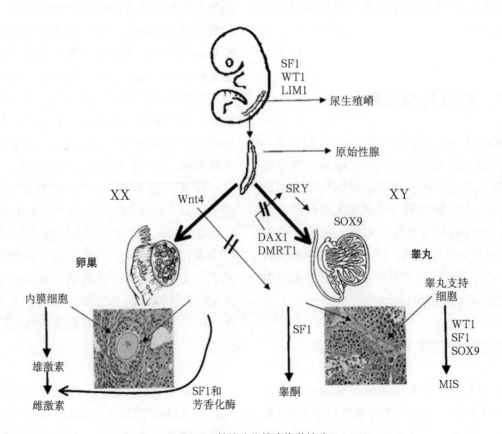

图1-1　性腺分化的遗传学基础

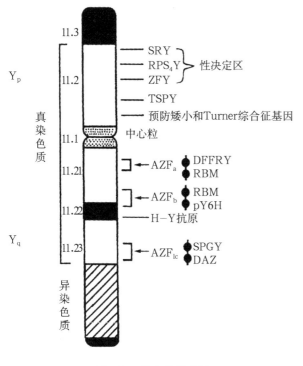

图1-2 Y染色体模式图

Y染色体模式图标注：

- 11.3
- SRY、RPS₄Y、ZFY —— 性决定区
- 11.2
- Yp
- TSPY
- 预防矮小和Turner综合征基因
- 真染色质
- 11.1 中心粒
- 11.21 AZFa —— DFFRY、RBM
- AZFb —— RBM、pY6H
- 11.22 H-Y抗原
- Yq
- 11.23 AZFlc —— SPGY、DAZ
- 异染色质

Sertoli细胞有表达，基因突变或剔除使性腺停滞在胚胎早期阶段。

（2）SF-1基因：定位于9q33，为类固醇生成因子-1。在胚胎的生殖嵴、类固醇激素生成细胞等有表达。基因剔除小鼠表现为性腺和肾上腺缺如。

（3）SOX9基因：定位于17q24.3～25.1，睾丸中有表达，特别是Sertoli细胞。

（4）9p24和10q26.1-ter：9p和10q缺失可引起性腺发育不全和两性畸形，两性同体。

二、内生殖管道的分化发育

内生殖器官是以两侧的中肾管和副中肾管发展起来的。在胚胎早期，中肾管和副中肾管都存在，如果是男性，于胚胎第12周中肾管开始发展为精囊、输精管和附睾，副中肾管则萎缩。女性胚胎的副中肾管向尾端生长，在中线融合成为输卵管、子宫和阴道的上1/3部分，中肾管则萎缩。

（一）内生殖管道的分化发育调控

抗苗勒管激素（anti-Mullerian hormone，AMH），是由睾丸支持细胞所分泌的糖蛋白，分子量145～235kD，基因编码蛋白含560个氨基酸，基因定位于19号染色体短臂末端（19p13.3），通过AMH受体发挥作用；胚胎发育7～8周时开始分泌，持续至8～10周。它可抑制苗勒管分化为输卵管、子宫和阴道上部。若AMH缺乏或者AMH受体缺乏，会导致苗勒管永存综合征。

（二）睾酮分泌受到LH/hCG调控

睾丸在胚胎第7～8周开始分泌睾酮，在15～18周达峰值，以后下降，出生后2周及青春期出现第二次和第三次高峰。睾酮刺激附睾、输精管和精囊腺的形成；若雄激素合成不足或雄激素受体缺乏，将造成男性生殖管道发育不良和第二性征缺乏。

（三）前列腺及精囊的分化及发育

在睾酮的作用下，精囊腺分化自中肾小管的远端。而前列腺和尿道球腺来源于尿生殖窦。在睾酮代谢物双氢睾酮（DHT）的作用下前列腺开始分化，青春期发育时，伴随血清睾酮水平上升，前列腺体积迅速增大，腺管细胞功能分化，PSA蛋白表达。

三、外生殖器的分化发育

（一）外生殖器性分化

外生殖器也是从两性胚胎所共有的组织发展起来的；在胚胎8周时，尿生殖窦的颅侧中央有一个突起，称为生殖结节，其尾侧有一对伸向原肛的皱褶称为生殖褶，两褶之间是尿生殖窦的开口；生殖褶的两侧还有一对隆起称为生殖隆起。在男性，由于雄激素的影响，生殖结节延长为阴茎，生殖褶从下向上融合、关闭。与此同时，尿道口向外移至阴茎顶端。生殖膨隆最后在中线融合成为阴囊，睾丸下降至阴囊内。外生殖器性分化于第14周完成。

（二）阴茎分化

阴茎分化在胚胎期12～14周完成。在胚胎后6个月，阴茎依赖胎儿自身的睾酮继续生长发育，阴茎长度增长20mm（16～38周）；由此可知，小阴茎的发生与胚胎12～14周后的内分泌异常相关；对小阴茎患者生殖器皮肤的成纤维细胞的研究发现，其雄激素作用及其受体活性正常，提示低促性腺素性性功能减退症在小阴茎发病中的关键作用。出生后至青春期前，儿童阴茎随身体生长继续发育，主要依赖生长激素；青春期发育中，雄激素（T及DHT）与生长激素协同作用，使阴茎发育成熟；青春期后，骨骺闭合身高不再增长，而海绵体及白膜雄激素受体显著减少，阴茎生长也终止。不同年龄段男性正常阴茎长度数值，可参考（表1-1）。

四、睾丸下降

1.睾丸下降分为腹内段及腹股沟段。在腹内段下降时，引带及生殖腹股沟韧带发挥重要作用。引带的发育依赖间质细胞表达的Insl-3基因，Insl-3使睾丸引带增大增长，后者将睾丸牵引至腹股沟区。AMH调控睾丸腹内段的下降，生殖股神经释放的CGRP引导睾丸引带移向阴囊。雄激素使睾丸悬韧带退化，控制睾丸两阶段下降。

2.胚胎7～8周时，睾丸位于中肾内侧，颅悬韧带和睾丸引带将睾丸固定在腹腔两侧。胚

表1-1 不同年龄段男性正常阴茎长度

年龄	Mean±SD	Mean−2.5SD
新生儿,孕30周	2.5±0.4	1.5
新生儿,孕34周	3.0±0.4	2.0
0–5个月	3.9±0.8	1.9
6–12个月	4.3±0.8	2.3
1–2岁	4.7±0.8	2.6
2–3岁	5.1±0.9	2.9
3–4岁	5.5±0.9	3.3
4–5岁	5.7±0.9	3.5
5–6岁	6.0±0.9	3.8
6–7岁	6.1±0.9	3.9
7–8岁	6.2±1.0	3.7
8–9岁	6.3±1.0	3.8
9–10岁	6.3±1.0	3.8
10–11岁	6.4±1.1	3.7
成年	13.3±1.6	9.3

胎8～15周，睾丸引带尾端膨大，颅悬韧带退化，睾丸下降至靠近腹股沟。胚胎28～35周，睾丸引带通过腹股沟进入阴囊。

五、男性性分化发育

男性早期性分化发育示意图见图1-3。该过程有3个阶段：性决定，内生殖管道的分化和外生殖器的分化发育。这三个阶段的过程是不可逆的，睾丸的几种不同的激素决定着性分化的方向和程度；睾丸激素的作用时间是一定的，超过某一时期，即失去作用。上述过程中如发生障碍可形成性发育障碍，即两性畸形，两性同体。

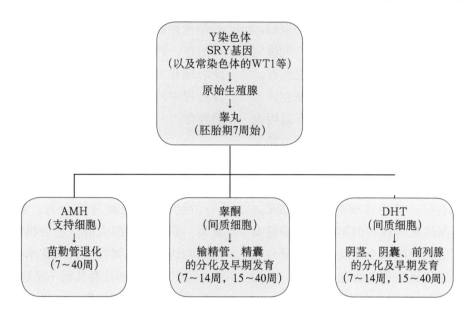

图1-3 男性性分化发育

SRY:Y染色体短臂上的性别决定区域基因;AMH:抗苗勒管激素;WT1:定位于11q¹³的一种转录因子;DHT:双氢睾酮

第二节 人类性别分类

人类的性别可以在不同层次中划分出6种性别,分别是:染色体性别、基因性别、性腺性别、生殖器性别、心理性别和社会性别。人类的6种性别分类详见表1-2。

一、染色体性别

人类具有23对46条染色体,其中22对44条染色体被称为常染色体,而与性别发育相关的被称为性染色体,通常用"X"和"Y"来表达。1959年,学者发现人的性别是由Y染色体

决定的,一个个体无所谓有多少条X染色体,只要没有Y染色体就是女性;只要有一条Y染色体,那么就是男性。如先天性睾丸发育不全综合征,也就是克兰费尔特综合征(克氏综合征),其染色体核型是47,XXY,就是男性;超雄综合征,其染色体核型是47,XYY,也是男性。

二、基因性别

1990年在Y染色体上找到了睾丸决定基因:SRY基因,这个基因具有重要的性别导向作用。胚胎学的研究证明:原始性腺没有性别差异,如果受精卵中有Y染色体,染色体上SRY基

表1-2 人类的性别分类表

染色体性别	XY	XX
基因性别	Y染色体的SRY基因(睾丸决定基因)	
性腺性别	睾丸	卵巢
生殖器性别	输精管、附睾、前列腺、阴茎、阴囊	输卵管、子宫、阴道、阴蒂、大小阴唇
心理性别	男性	女性
社会性别	男性	女性

因发挥正常作用，原始性腺在胚胎到第7周时，会向睾丸方向发展，睾丸再分泌睾酮，就决定这个胎儿的表型也就是第一性征向男性发育，出生后为男婴。如果受精卵中没有Y染色体或是有Y染色体而缺乏SRY基因，或SRY基因失活，在胚胎第8周时，原始性腺就向卵巢方向发展，卵巢分泌的女性激素，促使胚胎内外生殖器向女性方向发展。

性逆转综合征，染色体核型是46，XY，通过染色体判断其是男性，但其临床表型是女性，内外生殖器表现的完全是女性，性征与核型不一致，问题就出在睾丸决定基因上，因为睾丸决定基因在孕早期没有发挥作用。

三、性腺性别

SRY基因使原始性腺在胚胎第7周时，向睾丸方向发展，睾丸分泌睾酮，胎儿向男性发育。如果受精卵中没有Y染色体或是有Y染色体而缺乏SRY基因，或SRY基因失活，在胚胎第8周时，原始性腺就发展为卵巢，出生后看起来就是女性。性腺是睾丸时，不论外阴是男孩还是女孩，都称为男假两性畸形，男性假两性同体；性腺为卵巢时，即使外阴像男孩，也称为女假两性畸形，女性假两性同体。

四、生殖器性别

外生殖器男孩为阴茎、阴囊和睾丸，女孩为阴蒂、阴唇和阴道；内生殖器性别一般需要通过专业检查而确定，男孩为精索、精囊和前列腺等，女孩为子宫、输卵管和卵巢等。

五、心理性别

心理性别是一个人的心理对自己性别的认同，这一方面与基因调控相关，也与家庭教育和角色认定有关。一般认为，性别认定从1～2岁开始形成，3～5岁的幼儿时基本完成。因此，孩子存在性征模糊时，父母一定要及早带去检查和治疗，以免在性别认定上形成"倒错"，造成心理和人格的扭曲。另外，父母要重视在孕育过程中的饮食和用药及养育过程中的性别认同教育。

六、社会性别

社会性别也就是社会上，熟悉的人包括家人、朋友、周围人群、社会机构等对一个人性别的认同，比如祝英台和花木兰，本来是女性，可是，她们的社会性别一度是男性。

总之，这六种性别，如果高度统一，就不存在性别模糊；如果不是很统一，就说明存在问题。

第三节　两性畸形，两性同体

性分化过程中，如睾丸决定因子或其他起关键作用的有关基因、因子或激素发生改变或异常，使性分化方向发生改变或停留在某个中间阶段，出现介于正常男性和女性之间的表型特征，称两性畸形，两性同体。两性畸形，两性同体分为真两性同体与假两性同体，假两性同体又分为女假两性畸形，女性假两性同体和男假两性畸形，男性假两性同体两种。

一、真两性同体

真两性同体的特点为：机体内同时有卵巢和睾丸；染色体为正常男性、正常女性或嵌合型；生殖管道和外生殖器往往为两性畸形，两性同体。

【病因】

1．纯合子性染色体镶嵌：两个细胞系起源于同一原始细胞。

2．非纯合子性染色体镶嵌：两个受精卵融

合或两次受精形成。

3.SRY异位至X染色体或常染色体上。

4.X连锁或常染色体基因突变，使具有SRY的功能。

【诊断】

（一）临床表现

1.染色体核型　46，XX（占60%），46，XX/46，XY（占13%），46，XY（占12%），其他嵌合型（占15%）。

2.生殖腺　卵睾+卵巢（占50%），睾丸+卵巢（占30%），卵睾+卵睾（占20%）。

3.生殖管道　偏向于女性，因卵巢组织功能一般正常，睾丸组织功能不全。睾丸一侧形成附睾和输精管，卵巢或附睾一侧有输卵管。

4.外生殖器　多为两性畸形，两性同体，阴蒂肥大、尿道下裂、腹股沟疝、隐睾。

5.其他　青春期后多有乳腺发育，半数患者有月经来潮，少数46，XX或以46，XX为主的嵌合体患者可生育。男性表型：多有尿道下裂，并有不完全性阴囊阴唇融合，周期性血尿，排卵时睾丸痛。女性表型：多有阴蒂肥大，女性化乳房，有月经。

（二）诊断依据

1.影像学检查

（1）经阴道逆行造影：可见阴道、子宫、一侧输卵管。

（2）排尿性尿道造影：可显示尿生殖窦和阴道袋。

（3）B超、CT：了解性腺的存在、位置。

2.内分泌检查

（1）尿17-酮类固醇：真两性同体水平正常，升高见于先天肾上腺增生所导致的女性假两性畸形。

（2）睾酮、双氢睾酮（DHT）：真两性同体水平正常，降低见于睾酮或DHT合成障碍所导致的男假两性畸形，男性假两性同体。

3.染色体核型检查　染色体核型异常可高度提示，但不能确诊为真两性同体。

嵌合体型：46，XX，注意鉴别女假两性畸形，女性假两性同体；46，XY，注意鉴别男假两性畸形，男性假两性同体。

4.性腺组织学检查　性腺组织学检查是确诊为真两性同体的最终依据。可采用剖腹探查术、性腺活检术，或经腹腔镜性腺活检术。

【治疗】

1.处理原则

（1）基本原则：争取早期诊断，早期治疗，合理的性别选择。

（2）手术治疗：性腺切除术，外生殖器再造手术。

（3）性激素治疗，随访和心理治疗。

2.合理的性别选择　性别选择最主要依据外生殖器形态和心理性别，同时参考性腺、染色体核型等。年龄较大或已至青春期患者，要结合其本人和家属意愿，争取和社会性别一致。

多数学者认为适合做女性抚养，因为塑造功能性阴道远比塑造有功能的阴茎容易。卵巢多发育较好，有生育可能；睾丸多发育不良，很少有生育力。

具有合适大小阴茎者，可考虑做男性抚养。

3.手术治疗

（1）性腺切除术

女性：切除所有睾丸组织，包括卵睾的睾丸端，保留卵巢组织。

男性：切除所有卵巢组织，卵睾应将一小片睾丸组织和卵巢部分一起切除。留下的腹股沟睾丸组织固定于阴囊。

混合性卵睾、腹腔卵睾均应全部切除。

（2）外生殖器再造术

女性：阴蒂、阴唇成形术，阴道成形术，乳房增大术等。

男性：子宫、输卵管切除术（阴道可不切除），阴茎再造、阴囊再造及睾丸假体置入术，乳房切除术等。

4.性激素治疗　保留部分性腺组织者，根据其血浆性激素水平，可适当补充性激素。完全性腺切除者，应予完全性激素替代治疗。

5.随访和心理治疗

（1）随访：对保存性腺者，应长期随访，注意有无相反性腺残留或性腺肿瘤发生。

（2）心理治疗：社会性别、心理性别的再塑。

二、女假两性畸形，女性假两性同体

染色体核型为46，XX，有正常卵巢发育和苗勒管衍化的子宫和输卵管，外生殖器为两性畸形，两性同体。社会性别多为男性。

【病因】

1.男性化型先天性肾上腺皮质增生：皮质醇合成过程中的6种酶功能缺陷，造成皮质醇合成下降，ACTH升高，进而肾上腺皮质增生，孕酮、雄激素等水平升高。

2.胎盘芳香酶（CYP19）缺乏症。

3.少数是来源于母体，即母亲妊娠期服用雄激素或人工孕激素保胎药（具有一定程度雄激素作用），或母亲罹患了男子化卵巢或肾上腺肿瘤。

【临床表现】

（一）男性化型先天性肾上腺皮质增生

男性化型先天性肾上腺皮质增生为常染色体隐性遗传性疾病，是导致女假两性畸形，女性假两性同体的最常见类型。其基本病变为胎儿肾上腺合成皮质醇的一些酶缺乏，其中最常见的为CYP21（21-羟化酶）缺乏症。CYP21缺乏症根据临床表现可分为单纯男性化型、失盐型和非经典型，单纯男性化型最常见。因21-羟化酶缺乏，不能将17α-羟孕酮转化为皮质醇。当皮质醇合成量减少时，对下丘脑和腺垂体的负反馈作用消失，导致腺垂体促肾上腺皮质激素（ACTH）分泌量增加，刺激肾上腺增生，

促使其分泌的皮质醇量趋于正常，但同时也刺激肾上腺网状带异常产生大量雄激素，致使女性胎儿外生殖器有部分男性化。

通常患者出生时即有阴蒂肥大，阴唇融合遮盖阴道口和尿道口，仅在阴蒂下方见一小孔，尿液由此排出。严重者两侧大阴唇肥厚有皱，并有程度不等的融合，状似阴囊，但触及其中无睾丸；子宫、输卵管、阴道均存在，但阴道下段狭窄，难以发现阴道口。随着婴儿长大，男性化日益明显，几岁时即有阴毛和腋毛出现，至青春期乳房不发育，内生殖器发育受抑制，无月经来潮。虽然幼女期身高增长快，但因骨骺愈合早，至成年时反较正常妇女矮小。

实验室检查：血睾酮含量增高，尿17酮（17-KS）呈高值，血雌激素、FSH皆呈低值，血清ACTH及17α-羟孕酮（17-OHP）均显著升高。血清17α-羟孕酮水平增高反映了CYP21酶反应的阻断；尿17-KS主要成分是17-OHP的代谢物孕三醇，是CYP21缺乏症的印证。

出生后3～5天的新生儿刺破足跟采血，用试纸条测定17-OHP水平，可以筛查CYP21缺乏症患儿。

（二）胎盘芳香酶（CYP19）缺乏症

CYP19催化$\Delta 4A$为雌酮（E_1）和睾酮转化为E_2，在体内存在于卵巢、睾丸、肾上腺、脂肪、肝、脑和胎盘。胎盘中的CYP19对保护46，XX女性胎儿免受过量雄激素的影响起着关键的作用。如果CYP19缺乏，胎盘不能将雄激素转化为雌激素，大量的睾酮和$\Delta 4A$进入胎儿和母亲的循环，引起46，XX女性胎儿男性化，母亲在妊娠期亦有可能发生多毛、痤疮和阴蒂肥大等男性化现象。

CYP19缺乏症女婴分娩后表现阴蒂肥大，阴唇阴囊褶部分融合，外阴皮肤皱褶增多，呈现阴囊化改变，尿道和阴道单一开口。子宫和输卵管存在，卵巢的组织学正常。青春期后无

第二性征发育，男性化进行性加重，卵巢增大，多发性囊肿，血清黄体生成激素（LH）和促卵泡激素（FSH）水平增高，E_2和E_1水平很低或不能测出。身材高，骨骺融合延迟，骨质减少。男性胎儿外生殖器正常，青春期发育正常，睾丸大，血清LH、FSH和睾酮水平显著升高，有骨质疏松、高胰岛素血症和高脂血症。

女性男性化在排除了男性化型先天性肾上腺皮质增生后应考虑CYP19缺乏症。血清睾酮、Δ4A、LH和FSH水平增高，而E_2、E_1水平降低是一大特点。睾酮和Δ4A水平升高不被地塞米松所抑制，提示它们的非肾上腺来源。产前诊断依据：①母亲妊娠后期出现痤疮、多毛、阴蒂肥大等男性化表现。②母亲的血清Δ4A和睾酮水平升高，E_1、E_2、E_3水平降低。③羊水中Δ4A和睾酮水平升高，E_1、E_2和E_3水平降低。

（三）母亲摄入雄激素或孕激素

母亲摄入甲基睾酮3mg/d，对母体没有任何不良反应，但是可引起女性胎儿男性化。应用孕激素保胎亦可能引起女性胎儿男性化。达那唑是一种弱雄激素，常用于治疗子宫内膜异位症，若用于妊娠早期保胎或服药过程中同时受孕，会引起女胎外生殖器男性化，临床表现类似先天性肾上腺皮质增生所致畸形，但程度轻，且在出生后男性化不再加剧，至青春期月经来潮，还可有正常生育。血雄激素和尿17酮值均在正常范围。

【治疗】

（一）男性化型先天性肾上腺皮质增生

失盐型发生急性肾上腺危象时应静脉补充盐水，纠正水和电解质失衡，静脉注射琥珀酸氢化可的松钠50mg/m²，静脉滴注50～100mg/（m²·d）。如果存在低钠血症和高钾血症，应鼻饲氢化可的松0.1mg，并根据血清电解质水平、脱水状态、体重和血压的监测结果调整液体和药物的剂量。

单纯男性化型或失盐型稳定期，2岁以内患儿肌内注射醋酸可的松20～25mg/d，连续5天，以后每3天肌内注射15～20mg，直至1.5～2岁。2岁以后改为口服，醋酸可的松22mg/（m²·d）、氢化可的松18mg/（m²·d）或泼尼松3.7mg/（m²·d），尽量不用甲基泼尼松龙或地塞米松等长效制剂，长效制剂容易过量，抑制患儿生长，但可用于青春期后患者。失盐型患者每天还要补充食盐1～3g。糖皮质激素剂量的调整以身体直线生长和骨骼成熟的速度以及24h尿17-KS为依据，血浆睾酮、Δ4A和17-OHP由于波动较大，不宜作为调整剂量指标。盐皮质激素剂量适当的指征是电解质浓度、血压和肾素活性在正常范围。

外生殖器矫形手术应在皮质激素替代治疗纠正了生化代谢异常以后。阴蒂成形术宜在6个月龄以前施行，而阴道成形术可在青春期后进行。

（二）胎盘芳香酶（CYP19）缺乏症

女性患者青春期年龄后可给予雌激素替代治疗，乙炔雌二醇10～20μg或结合雌激素0.625～1.25mg，1次/日，连服22天，最后10天加服安宫黄体酮5～10mg，每月一个周期。可迅速抑制过高的血清促性腺激素、Δ4A和睾酮水平，促进青春期生长、乳房发育、月经来潮和卵巢囊肿退化。

（三）母亲摄入雄激素或孕激素

因患儿在出生后男性化不再加剧，且不影响正常生育，故无须特殊治疗。

三、男假两性畸形，男性假两性同体

【病因】

睾酮决定生殖导管和尿生殖窦的男性分化方向。睾酮的分解产物双氢睾酮促进阴茎、阴囊和前列腺的发育。睾酮和双氢睾酮进入细胞核与雄激素受体结合。T-AR，主要调节下丘脑-垂体的促性腺激素（主要是LH）的释放，而DHT-AR，主要调节胎儿尿生殖窦的男性化和青春期的性成熟。上述睾酮作用过程中的任何步骤出现问题都可能导致雄激素作用缺陷，引起男假两性畸形，男性假两性同体。

【临床表现】

男假两性畸形，男性假两性同体的基本特点：XY；发育不良；生殖导管和（或）生殖器男性化不全。男假两性畸形，男性假两性同体按不同病因，可分为以下四种常见类型。现将男假两性畸形，男性假两性同体的四种常见类型及比较如下，详见表1-3。

（一）雄激素合成障碍

睾酮生物合成酶系包括类固醇激素合成急性调节蛋白、3β-羟类固醇脱氢酶、17α-羟化酶/17，20碳链酶、17β-羟类固醇氧代还原酶、20，22-碳链酶，这些酶发生异常均可导致睾酮合成障碍。其临床表现多样，重度表现为完全性性发育不良，轻度表现为小阴茎、尿道下裂和隐睾。四种常见类型如下：

1.HSD17B3缺陷 这是一种罕见常染色体隐性遗传病，发病率约占新生儿的1/147 000。HSD17B有12种同工酶，其中HSD17B3是睾酮合成的限速酶，选择性表达于睾丸组织，其活性下降导致雄烯二酮转化为睾酮受阻。这类患者睾酮的产生量0.05～0.2mg/d，而正常成年男性为4mg/d。HSD17B3缺乏症患者出生时酶活性和睾酮合成完全缺失，青春期后进行性升高，原因是青春期促性腺激素和Δ4A水平升高，被睾丸外的HSD17B同工酶催化为睾酮。出生时患者外生殖器少数为两性畸形，两性同体，大多数为女性型，睾丸位于腹股沟管内，附睾和输精管存在，无子宫和输卵管，盲袋阴道。一般被当作女孩抚养。到了青春期，促性腺激素、Δ4A和睾酮水平增高，血清睾酮可达到正常成年男性的水平，并出现男性化征象，变声，肌肉容量增加，体重增多，阴蒂生长，可出现男性乳房发育。

表1-3　男假两性畸形，男性假两性同体常见类型及比较

分类	病因	病理生理机制	临床表现	处理原则
雄激素合成障碍	睾酮合成酶缺乏	睾酮合成障碍，使中肾管不发育	外生殖器呈女性型，但阴道盲短，系列酶部分缺乏时尚有少量雄激素合成，外生殖器呈间性	确诊后女性应及早切除睾丸，防止青春期后出现男性化。术后激素替代治疗
雄激素不敏感综合征	X染色体上Tfm基因突变	被该基因控制的雄激素受体蛋白合成障碍，不产生雄激素生物效应	核型男性，女性表型，乳房发育，女性外生殖器、盲端阴道，无子宫和输卵管，睾丸位于腹股沟或大阴唇内	在青春期后切除性腺以防恶变，术后可用雌激素替代疗法，盲端阴道影响性生活者可考虑阴道成形术
睾酮转化为双氢睾酮障碍	类固醇5α-还原酶Ⅱ缺乏	该酶缺乏使睾酮转化为DHT受阻	46，XY，隐睾。外生殖器女性化，血睾酮正常，DHT降低，T/DHT比值升高，可达30；青春期出现男性特征，但无阴毛、腋毛、胡须生长	性别取向男性：阴囊及尿道成形、切除"假阴道"，睾丸固定，补充睾酮；性别取向女性：切除睾丸、阴茎，阴道成形，激素替代
性腺发育不良（Swyer综合征）	Y染色体上SRY基因异常	产生H-Y抗原或缺乏抗原受体，导致胚胎早期睾丸停止发育	女性表型，身材高，睾丸发育不全，隐睾，性腺条索状，有子宫和输卵管，不同程度Turner体征	性腺易转化为生殖细胞瘤，潜在恶变概率较早，在确诊后即切除性腺，青春期激素替代

2.HSD3B2缺陷　　这是一种常染色体隐性遗传病，基因定位于1q13，基因突变引起酶活性缺乏。根据病情轻重，患者可表现为尿道下裂或两性畸形，两性同体等肾上腺皮质功能不全。患者生殖器一般为两性畸形，两性同体，少数为女性型，小阴茎，中或重度尿道下裂，阴唇部分融合，尿生殖窦存留，盲袋阴道，附睾和输精管存在，无子宫和输卵管，睾丸位于腹股沟管下部或阴囊阴唇褶内。出生后1～2周内出现糖和盐皮质激素缺乏症状，可引起死亡。如果酶活性仍有10%的保存，可无失盐表现。青春期时出现乳房发育，原因可能是外周组织中HSD3B1的补偿作用，将DHEA和雄烯二醇转变为Δ4A和睾酮，再经芳香酶转变为E_2所致。治疗原则是给予糖和盐皮质激素替代治疗，外生殖器整形，青春期年龄给予睾酮替代治疗。

3.5α-还原酶缺乏　　这是一种少见的常染色体隐性遗传病，曾称为假阴道、会阴阴囊型尿道下裂。典型临床表现为女性化的外阴：假阴道、小阴茎、隐睾和会阴阴囊型尿道下裂。青春期时，56%～63%患者出现男性化。本病病因是5α-还原酶缺乏导致的双氢睾酮合成障碍，即SRD5A2基因突变导致的Ⅱ型5α-还原酶异常。

4.LH受体基因突变　　LH/CG受体属于G蛋白偶联受体超家族，有2个天然配体LH和hCG。hCG在胚胎发育时诱导胎儿Leyding细胞分化和产生睾酮。LH促进Leyding细胞产生睾酮，特别是青春期。LH/CG受体基因突变可导致胎儿Leyding细胞分化不良，即常染色体隐性疾病。根据LH/CG受体基因活性的抑制程度，可分为：Leyding细胞分化不良Ⅰ型，即女性表型和睾丸缺失、阴道盲端、乳房发育不良、原发性闭经；Leyding细胞分化不良Ⅱ型，即男性表型和尿道下裂或小阴茎。

雄激素合成障碍患者在诊断上除做染色体核型检查外，主要是类固醇激素（甾类激素）的测定与分析，需与先天性肾上腺皮质增生症相鉴别。

（二）雄激素不敏感综合征（Androgen Insensitivity Syndrome，AIS）

雄激素受体基因位于人类X染色体长臂近着丝粒处，含有8个外显子，编码910个氨基酸，中间有两个锌指区，C-末端有一个雄激素结合区。某些部位的基因突变可导致雄激素不敏感综合征，临床表现为核型为XY的个体发育成为貌似正常但无生育能力的女性，睾丸通常停留在腹腔内，无生精过程。

雄激素不敏感综合征为X连锁隐性遗传，染色体核型为46，XY，属于男假两性畸形，男性假两性同体，其睾酮、尿17酮为正常男性值，体内性腺为睾丸，由于外阴组织中缺乏5α-还原酶，睾酮不能转化为二氢睾酮，或因缺乏二氢睾酮受体，而不能表达雄激素作用致使外阴女性化。

临床表现：根据雄激素受体的完全或不完全异常，可再分为完全型（CAIS）和不完全型（IAIS）两大类。临床表现多种多样，可介于表型女性与几乎正常的男性之间。表型为正常女性的CAIS常因原发性闭经就诊而发现，少数则因疝手术在疝囊或腹股沟管中意外发现睾丸而得以诊断。

在完全型AIS患者中，表现为原发闭经、女性体态、青春期有乳房发育，但乳头发育不成熟，无阴腋毛或稀少，女性外阴，阴道呈盲端，无宫颈和子宫，多以原发闭经就诊。性腺可位于大阴唇、腹股沟或腹腔内。在IAIS患者中，临床表现差异很大，可伴有尿道下裂、小阴茎、小睾丸，男性第二性征发育不完善。

（三）睾酮转化为双氢睾酮障碍

病因为类固醇5α-还原酶Ⅱ缺乏，最早叫假阴道会阴阴囊型尿道下裂。外生殖器为两性畸形，两性同体（会阴型或阴囊型尿道下裂），有盲端"阴道"，"阴蒂"肥大，睾丸位于腹股沟管或"阴唇"内；前列腺缺如或发育不良，血清睾酮增高或正常，DHT下降。
5α-还原酶特点：分布于雄激素的靶组织中，分子量28 398kb，含254个氨基酸，基因定位于2p23，含5个外显子。

5α-还原酶缺乏的临床表现：46，XY，隐睾。外生殖器女性化，血睾酮正常，DHT降低，T/DHT比值升高，可达30；青春期出现男性特征，但无阴毛、腋毛、胡须生长。

（四）性腺发育不良

病因为45，X/46，XY，又称为Swyer综合征，是由于Y染色体上SRY基因异常所致。基因突变后不能产生H-Y抗原或缺乏抗原受体，导致胚胎早期睾丸停止发育，不分泌睾酮和副中肾管抑制因子，因此副中肾管未被抑制而发育为输卵管、子宫和部分阴道。同时因缺乏正常男性睾酮水平，影响中肾管及男性外生殖器的发育，结果出现女性外生殖器发育。

临床表现：患者为女性表型，身材高，睾丸发育不全，隐睾，性腺呈条索状，有子宫和输卵管，不同程度Turner体征。

【治疗】

（一）雄激素合成障碍

性别取向一般是作为女性生活，切除睾丸，14岁开始给予雌激素替代治疗。外生殖器两性畸形，两性同体的患者可作为男孩抚养，尽早施行外生殖器整形术，13岁开始睾酮替代治疗，以促进阴茎的生长。外生殖器女性型的患者如在青春期前能明确诊断，性别取向也可以定为男性，并给予小剂量睾酮促进阴茎的生长，如每月肌内注射庚酸睾酮或十一酸睾酮25～50mg，或口服十一酸睾酮（商品名安特尔）10～20mg/d，3个月为1个疗程，一般经过2～3个疗程的治疗，阴茎可以生长到与年龄相应的大小。作为男性生活的患者，通常无精子发生，原因可能与隐睾和睾丸内睾酮水平过低有关。下降不全睾丸发生恶性肿瘤的概率增加。

（二）雄激素不敏感综合征

1.药物治疗　在治疗上尚无新的进展。仍认为异位的睾丸易于发生恶性肿瘤，对患者主张切除睾丸，然后在青春期予以雌激素替代治疗。对IAIS患者当预计青春期发育后能完全达到正常男性化时，仍应保持其男性性别，否则也施行与CAIS同样的治疗方法。

2.手术治疗　关于睾丸切除的年龄，以往认为CAIS患者25岁以前发生恶性肿瘤的机会很少，25岁以后其发生率为2%～5%，而IAIS患者很少发生肿瘤。研究者们认为需要重新考虑以往不在青春期前进行睾丸切除术的主张。

在IAIS中，此类患者的性别选择十分关键，有人主张选择女性为宜，理由是小阴茎患者阴茎发育差，塑造有功能的阴茎很困难。但也应该考虑到具有痛性勃起的阴茎在行矫正后长度增加，因此，具有合适大小的阴茎亦可作男性抚养。按女性生活的IAIS需切除双侧性腺，必要时行外阴整形或阴道成形术。按男性生活的IAIS则需纠正隐睾和外生殖器整形。术后性别的选择应根据外生殖器、生殖管道、手术时的年龄、患者术前心理性别、抚养性别和社会性别、患者及家属的愿望、外生殖器矫形的可能性进行确定。

（三）睾酮转化为双氢睾酮障碍

1.性别取向男性　阴囊成形、尿道成形"假阴道"切除，睾丸固定，庚酸二氢睾酮或大剂量睾酮注射治疗。

2.性别取向女性　切除睾丸，切除阴茎（保留背侧及腹侧的血管神经束及部分龟头形成"阴蒂"），阴道成形（扩张、扩大或肠代阴道），雌激素/孕激素替代治疗。

（四）性腺发育不良

Swyer综合征患者的性腺易转化为生殖细胞瘤，潜在恶变概率较早，在确诊后即切除性腺，青春期以雌、孕激素替代治疗，促使第二性征发育。

第四节　性反转综合征

【病因】

性反转综合征是指染色体性别与性腺性别不一致的病理现象，包括46，XX男性和46，XY女性两型。男性，46，XX，Yp-Xp末端异位，SRY阳性，体征似克氏综合征。女性，46，XY，SRY基因突变（第113密码子发生突变），呈女性外观，原发闭经，外生殖器幼稚，无阴毛、腋毛，乳房不发育，卵巢条索状。

【临床表现】

（一）46，XX 男性综合征

46，XX性反转男性（46，XX reversal male），简称XX男性综合征，本病发病率约为1/20 000。本病的发生机制较复杂，通常不是由单一的原因所引起。常见的原因包括Yp/Xp末端易位和一条X染色体的短臂上能抑制睾丸不发育的片段丢失或失活。SRY基因的存在是XX男性综合征的主要遗传基础。多数XX男性综合征为散在性，但也有家族性病例的报道。

本病的体征类似Klinefelter综合征：皮肤细白，阴毛稀少，外阴部完全男性样，阴茎较小，9%的患者伴有尿道下裂（Klinefelter综合征则极少见）和隐睾，两侧睾丸小。约1/3患者乳房女性化。15%～20%的患者外生殖器性别难辨。可有喉结、胡须、腋毛稀疏。一般无智力障碍及显著躯干畸形。少数病例有家族史。青春期前，血浆睾丸酮和促性腺激素水平与正常男孩无差别；青春期后，前者降低而后者增高。

本病的诊断主要依据为核型分析：46，XX，X染色质阳性。精液检查可见精子少或无精子。睾丸组织学检查见曲精小管发育不良。诊断XX男性综合征必须排除三种疾病：即Klinefelter综合征、肾上腺皮质增生引起的女性假两性同体，女假两性畸形和核型为46，XX的真两性同体。Klinefelter综合征成人患者大都身材较高，比其正常兄弟平均高6cm，很少

有尿道下裂和隐睾。肾上腺皮质增生性女性假两性同体，女假两性畸形早期出现阴毛及男性化体征，部分患者在新生儿期出现失盐症状。46，XX真两性同体患者的尿17-酮类固醇、尿孕三醇以及17-羟孕酮值增高，患者可有子宫和阴道，在发育期可出现月经及其他女性第二性征。

B超检测胎儿外生殖器为男性特征而核型为46，XX者，可用SRY探针进行FISH分析或通过DNA检测SRY基因进行产前诊断。

（二）46，XY女性综合征

46，XY女性综合征表型为女性，而染色体核型为正常男性，没有乳腺发育，有些喉结缺如，没有月经，没有卵巢功能，外生殖系统正常，有些内生殖器没有卵巢，因而绝大多数无法怀孕。

根据上述临床表现，进行染色体核型分析，借助B超检查有无子宫及其发育情况，结合SRY基因的检测则可以做出诊断。病理学检查可见条索状性腺无生殖细胞。核型为46，XY而超声波检查为女性外生殖器时，可以作SRY基因检测进行产前诊断。

【治疗】

（一）46，XX男性综合征

本病目前无特殊治疗。如有第二性征发育不良，可考虑在青春期前补充雄激素。对本病的遗传咨询的重点是患者的性异常，辅以必要的心理指导。由于其发病机制多是因为体细胞性染色体重排或SRY基因突变引起，故再发风险率较低，约为1%。

（二）46，XY女性综合征

对本病患者应注意性腺恶性肿瘤的发生的可能，一般主张出生后对条索状性腺进行切除并进行其他矫正手术。青春期开始可使用雌激素替代疗法。

（肖　飞　闫志安　尹文京　张　锋）

第 2 章

隐 睾 症

隐睾也称睾丸未降，是指婴儿出生时一侧或双侧睾丸未降入阴囊而停留在睾丸下降途径中的某一个部位，如腰腹部、腹股沟管或外环口等处。1786年John Hunter首先报道有关隐睾的研究。隐睾是小儿的一种常见病，其发病率足月儿为3.4%，早产儿可达30%；左侧隐睾的发生率为30%，右侧为50%，双侧为20%。

睾丸下降分为腹内段及腹股沟段。腹内段下降时，引带及生殖腹股沟韧带发挥重要作用。雄激素使睾丸悬韧带退化，控制睾丸两阶段下降，hCG是间接作用。引带的发育依赖间质细胞表达的胰岛素样因子-3（Insl-3）基因及蛋白，Insl-3使睾丸引带增大增粗，后者将睾丸牵引至腹股沟区。胚胎在7～8周时睾丸开始分化，形成鞘状突，12周时睾丸经腹下降至腹股沟内环，26～28周时睾丸引带膨胀形成腹股沟管，随之，睾丸从腹股沟管内环经腹股沟管出外环而进入阴囊为睾丸下降过程。抗苗勒激素（AMH）调控睾丸腹内段的下降，生殖股神经释放的降钙基因相关肽（CGRP）与睾丸引带上的CGRP受体紧密结合，引导睾丸引带移向阴囊。

【病因及发病机制】

隐睾的病因和发病机制尚不清楚，可能与下列因素有关。

1. 遗传因素　隐睾具有遗传倾向性，家族中发病率接近14%。文献报道，与隐睾发生可能相关的基因有Insl-3、Tsg23、Bcl-2、AR基因、诱生型一氧化氮合成酶（iNOS）基因、SRD5A2、热休克蛋白70-2（Hsp70-2）基因、雌激素和雌激素受体基因等。

2. 内分泌因素　睾丸下降过程与睾酮水平密切相关，睾酮-双氢睾酮与精索和阴囊表面的受体蛋白结合，促使睾丸下降。下丘脑-垂体-睾丸轴失衡导致隐睾患者睾酮水平低于正常及AMH分泌不足等导致隐睾。内分泌因素所致的隐睾多为双侧隐睾。

3. 解剖因素　隐睾者鞘状突多终止于耻骨结节或阴囊上方，而异常的引带残余及筋膜覆盖阴囊入口，这些都可阻止睾丸下降。解剖因素引起的隐睾多为单侧。

4. 其他因素　睾丸因素，如睾丸发育不良、睾丸缺如及睾丸融合等。

【病理生理学】

1. 生育能力下降或不育　隐睾导致生精障碍的机制包括睾丸发育不良、性腺轴异常、免疫学损害及梗阻。刚出生的隐睾患者的睾丸中存在生殖细胞，但是到了15个月后，其生殖细胞可能减少。正常情况下，睾丸生殖母细胞从出生后3个月开始转化成A类精原细胞，大约到1岁时完成。隐睾患者中该过程出现异常是由于A类细胞的减少导致精子形成所需的生精干细胞不足，随后导致精子数少以致不育。因此，出生3个月到1岁是能否保存生育力的关键时期。

隐睾位置是生精障碍程度的预测因素，隐睾位置越高睾丸体积越小，生殖细胞受损越严重。近期研究认为单侧隐睾对生育影响小。

2.睾丸肿瘤的发生　隐睾患者睾丸肿瘤发生率平均为9.8%，比正常位置睾丸高近40倍。隐睾睾丸肿瘤发生的原因目前尚未完全明确，一般认为与隐睾温度提高、生殖细胞分化异常、循环异常、内分泌失调等因素相关。推测隐睾睾丸肿瘤发生也可能与部分未降睾丸中多核精原细胞有关。隐睾睾丸肿瘤大多数是生殖细胞性肿瘤，75%～80%为精原细胞瘤，其余为畸胎瘤、胚胎瘤、绒癌等。隐睾睾丸肿瘤发生的发病年龄多在30岁之后。高位隐睾，特别是腹内隐睾，其睾丸肿瘤发生率比低位隐睾高6倍。6岁以前行睾丸固定术而后发生睾丸肿瘤的，比7岁以后手术者低得多。此外，一侧睾丸生殖细胞肿瘤可以增加对侧睾丸发生肿瘤的风险，应密切随访。

【临床分型】

根据睾丸下降程度及隐睾的位置，分为以下3个类型：

1.腹内型　位于腹腔或腹膜后，通常称为高位隐睾。

2.腹股沟型　位于腹股沟区内环与外环之间。

3.腹股沟下型　位于阴囊上部。

【诊断】

隐睾的诊断并不困难，根据临床表现和体格检查多数可以确诊。

1.体格检查　患侧或双侧隐睾者阴囊发育差，阴囊空虚。80%隐睾可触及，其中30%靠近阴囊颈或仅在外环口处；20%位于腹股沟管；45%在阴囊上方；5%异位于会阴或股管。20%为不可触及隐睾。

2.实验室检查

（1）性腺轴激素试验：双侧隐睾伴随阴茎短小、尿道下裂等需要鉴别无睾症，进行hCG刺激试验、雄激素、FSH、LH、MIS/AMH测定等。当血中促卵泡生成激素（FSH）及促黄体生成素（LH）升高，睾酮水平低下，大剂量hCG肌内注射后睾酮水平无升高为激发试验阴性，预示无睾症或先天性睾丸发育极度不良，其hCG阳性预测值为89%，阴性预测值为100%。

绒毛膜促性腺激素（hCG）刺激试验方法为肌内注射hCG 1500U，隔日1次，共3次，注射前后检查血清中睾酮水平，如果注射后血清睾酮水平升高，表示有功能性睾丸组织存在。

（2）染色体核型：如果未找到睾丸，伴随阴茎短小、尿道下裂等，须进行染色体核型、遗传基因及AMH测定。

3.影像学检查

（1）超声检查：超声检查具有无创、简便、价格低廉且诊断率高的特点，可作为隐睾检查的首选方法。对腹股沟部位隐睾的诊断准确性极高，对腹腔内隐睾，因受肠道积气的影响，诊断有一定难度。

（2）CT检查：对腹股沟部位的隐睾诊断有重要意义。主要缺点是辐射强。

（3）MRI检查：对不可触及型隐睾的诊断有重要价值，可更好地区分睾丸组织与周围软组织，特别在肥胖患者，MRI优于超声，但价格昂贵、小儿不易配合。

4.腹腔镜探查　对于没有性发育障碍证据的不可触及隐睾，腹腔镜是诊断的金标准，腹腔镜识别腹腔内睾丸的敏感性和特异性几乎达到100%。

【鉴别诊断】

1.无睾症　体检及影像学检查不能找到睾丸，睾酮基础水平低（青春期前水平），基础FSH和LH水平高（9岁以前可不升高），染色体核型正常。hCG刺激实验睾酮无反应均提示无睾。患者血浆中未检测到 AMH 则进一步提示无睾。无睾症患者一经确诊，在达到青春期年龄时（13-14岁），可以开始睾酮替代治疗。

2.睾丸回缩　是指在寒冷等刺激作用下提

睾肌发生强烈反射，睾丸回缩至腹股沟管内，但待局部温暖后睾丸可复现。如果新生儿期可触及睾丸，但以后的体检中却触及不到，则可能诊断为睾丸回缩。体检如果睾丸位于阴囊上位置，牵拉后可降至阴囊并停留则诊断为睾丸回缩；如果牵拉不能降至阴囊或不能在阴囊内停留则诊断为隐睾。睾丸回缩生育能力一般正常，且有自然降至阴囊内的趋势，多无须手术矫正，可观察。

3. 睾丸异位　睾丸已出腹股沟管外环，未进入阴囊，而在正常下降通路之外，位于浅表腹股沟凹陷、会阴部、股管、耻骨上区，极少数患者位于对侧阴囊内。

【治疗】

隐睾治疗的目的是保护睾丸的正常功能，减少睾丸肿瘤的发生。

1. 观察等待　3.4%的足月男婴和30%早产男婴出现单侧或双侧隐睾，但是大多数在出生后3个月内会降至阴囊（得益于出生后半年内的模拟青春期，性腺轴短期活化）。至1岁时，隐睾的发病率降至0.8%。绝大多数隐睾患者出生后前6个月生殖细胞的总数是在正常范围内，6个月后睾丸下降率明显降低而且睾丸损害增加，隐睾在1岁以上可见到生精上皮的超微结构变化。鉴于3个月到1岁是能否保存生育力的关键时期，推荐观察等待的时间为6~12个月。

2. 药物治疗　由于目前对隐睾尚无统一的分类，疗效也缺乏统一客观的评价标准，各报告者之间成功率有很大差异。文献报道激素治疗成功率为6%~75%，总体约20%左右，治疗后由于睾丸的再次上升而使有效率下降到15%左右。

目前应用的内分泌激素有：

（1）绒毛膜促性腺激素（hCG）：绒毛膜促性腺激素类似于促黄体生成激素（LH），可刺激间质细胞，产生睾酮。一般使用1个疗程，总剂量5000~10 000U，分10次，间隔1~3天，肌内注射完成。

（2）促性腺激素释放激素（GnRH）：GnRH作用于垂体前叶，促使垂体释放LH和FSH，被释放的LH发挥与hCG相同的作用。优点是已可采用鼻黏膜喷雾给药，每侧鼻孔200μg，每天3次，每天总量1.2mg，连续28天。鼻黏膜喷雾给药无任何痛苦，即使感冒流涕时仍可继续治疗。对经术前应用GnRH治疗，睾丸未能下降的隐睾进行活检，结果显示其组织学表现较之未接受激素治疗者有明显改善。

激素治疗的效果与隐睾所处的位置关系密切，位置越低，治疗效果往往越好。腹内隐睾的激素治疗几乎无效。在可回缩睾丸或获得性隐睾的治疗中，激素治疗有效率高。近年来国内外相关研究发现，在1~3岁的小儿隐睾中使用hCG治疗，因生精细胞尚未发育，随访发现成年后出现睾丸发育不良，体积缩小，生殖功能降低。目前，美国及欧洲泌尿外科学会的隐睾治疗指南已不推荐该疗法。

3. 手术治疗　睾丸下降固定术是治疗隐睾的主要方法。睾丸固定术解剖位置固定成功率达到95%，并发症风险率低（1%）。在出生15~18个月后，一些隐睾患者睾丸生殖细胞出现减少，3岁以后生精细胞缺失率高达93%，所以睾丸固定术最佳手术年龄段应该在6~12个月，最迟在18个月内进行手术，一般无须常规活检。如果隐睾是这个年龄段之后发现的，确诊后应尽快手术。

（1）一期睾丸固定术：适用于可触及的低位隐睾。经腹股沟入路需腹股沟斜切口游离精索，结扎未闭的鞘状突或疝囊，放置睾丸于内膜囊（在阴囊皮肤与下方平滑肌层间）。手术中需游离足够长度的精索血管以使睾丸无张力放入阴囊内，当将睾丸通过腹股沟管时，应避免精索血管或腹膜蒂扭转。

（2）分期睾丸固定术：适用于高位隐睾或少数低位隐睾虽经广泛游离，精索长度仍不足以将睾丸无张力放入阴囊的低位隐睾。手术可先将睾丸固定于当前所能达到的最低位置，半年至一年后行二期手术将睾丸固定于阴囊内。这期间可使用一个疗程的hCG，有助于精索的发育增长及睾丸的下降。绝大多数病例分期手术可将睾丸放入阴囊内。为防治二次手术时局部粘连较重而使手术难度增大，使用精索硅胶护套可使二期手术容易完成。

（3）Fowler-Stephens睾丸固定术：适用于长襻输精管、侧支循环丰富且睾丸发育良好的高位隐睾。Fowler-Stephens睾丸固定术在高位离断精索血管，保留足够的侧支循环血管，将睾丸固定于阴囊内。其理论基础是高位离断精索动静脉而保留输精管和输精管动脉，侧支循环能够为睾丸提供足够的血循环。在切断精索血管前需先做睾丸出血试验：在切断精索血管处用无创伤血管钳阻断血循环5分钟后，在睾丸白膜上切一小口。如果无出血或5分钟内停止出血表示供血不足，不宜切断精索血管；如出血5分钟以上，表示侧支循环丰富，可以切断精索血管，再将睾丸固定于阴囊。也可以作分期手术，即一期仅作精索血管离断，待侧支循环增强，睾丸有足够血液供应时（6~12个月后），再游离睾丸并固定于阴囊内。

（4）腹腔镜手术：所有不可触及睾丸，可疑隐睾恶变，腹腔内高位睾丸切除等都可以采用腹腔镜手术。腹腔镜手术疗效确切，目前已成为临床上治疗高位隐睾不可替代的手术方式。低位腹腔型隐睾，精索比较松弛，可通过腹腔镜松解腹腔段精索，结合腹股沟切口将睾丸固定于阴囊内。高位腹腔型隐睾，精索长度足够者可行一期睾丸下降固定术；如果精索长度不够，可行Fowler-Stephens一期或分期睾丸下降固定术。睾丸严重发育不良或可疑恶变者，可在腹腔镜下行睾丸切除术。

（5）睾丸移植术：是治疗腹腔内高位隐睾重要和有效的方法。分为自体睾丸移植和异体睾丸移植。自体睾丸移植主要应用于睾丸发育良好，但由于解剖因素不能经上述手术方法降至阴囊内的患者。异体睾丸移植主要适用于先天性睾丸发育不良、无睾症、严重睾丸萎缩和睾丸坏死者，目前多用于动物实验。

（6）睾丸切除并假体置入：睾丸切除适用于睾丸严重发育不良或可疑恶变及隐睾术后睾丸萎缩坏死者。睾丸假体置入有利于恢复阴囊正常外观，减轻患者心理方面的障碍。目前临床常用硅胶材料睾丸假体。

4.未触及睾丸的处理　双侧触不到睾丸者，视外生殖器情况要做染色体检查，并可通过hCG激发试验来初步判断睾丸的存在与否，但手术探查是唯一可靠的办法。在腹股沟管内未能找到睾丸，但如发现有精索盲端，则提示已无睾丸，不必再作广泛探查。如果只发现盲端输精管或附睾，应考虑输精管、附睾可能与睾丸完全分离，必须继续在腹膜后探查，直至睾丸原始发育的部位。睾丸原始发育虽为腹膜后器官，但不少高位隐睾在腹膜腔内，精索周围常有腹膜包裹，形成系膜，在探查时应加以注意。

对于10岁以上腹腔内隐睾患者，如果对侧睾丸正常，为了减少其恶变风险，建议行隐睾切除术。

5.萎缩睾丸的处理　少数萎缩睾丸估计已无内分泌功能及青春期发现的单侧隐睾，或已有恶变可疑者行睾丸切除。双侧发育不良的小睾丸应尽量保留，放入阴囊或皮下，一旦恶变时易于发现。

总之，隐睾的诊断应在出生后6~12个月进行。腹腔镜是诊断和治疗腹腔内隐睾的最佳方式。睾丸下降固定术是将睾丸降至阴囊最成功的治疗，最佳手术年龄段应该在6~12个月。不推荐激素治疗。

（李建新　梁秀军　白文俊）

第3章

小 阴 茎

小阴茎是指外观正常但阴茎牵拉长度小于相同年龄或相同性发育正常状态人群阴茎长度平均值2.5个标准差以上者（阴茎牵拉长度是自耻骨到阴茎头部的牵拉长度）。小阴茎在临床上并不罕见，是一些内分泌、遗传性疾病的外在表现，是男性化不全的最常见体征。因本病可严重影响患者生理及心理健康，且关系到成年后生育能力及性生活质量，近年来备受家长及临床医师重视。新生儿阴茎平均长度（3.5±0.7）cm，以长度短于1.9cm考虑诊断小阴茎。由于存在着种族和地域差异，小阴茎的诊断尚无统一的标准。目前国内临床

使用的正常男孩阴茎长度参考值是Feldman、Schonfeld及陈瑞冠的数据。见表3-1。

【病因】

阴茎的发育主要依赖睾酮（T）及双氢睾酮（DHT）的刺激。胚胎8周起，母体胎盘人绒毛膜促性腺激素（hCG）刺激胎儿间质细胞（Leydig细胞）分泌睾酮；睾酮在外周组织5α-还原酶作用下转化为双氢睾酮。在双氢睾酮与靶细胞的受体结合发挥作用下，阴茎开始分化；生殖结节分化为阴茎头，生殖褶形成阴茎外皮，生殖隆起迁延至中线，形成阴囊；

表3-1　正常男性阴茎长度参考值

年龄	均值±标准差（cm）	低于2.5个标准差界值（cm）
新生儿（≤30周）	2.5±0.4	1.5
新生儿（>30周）	3.0±0.4	2.0
~5个月	3.9±0.8	1.9
~12个月	4.3±0.8	2.3
~2岁	4.7±0.8	2.6
~3岁	5.1±0.9	2.9
~4岁	5.5±0.9	3.3
~5岁	5.7±0.9	3.5
~6岁	6.0±0.9	3.8
~7岁	6.1±0.9	3.9
~8岁	6.2±1.0	3.7
~9岁	6.3±1.0	3.8
~10岁	6.3±1.0	3.8
~11岁	6.4±1.1	3.7
成人	13.3±1.6	9.3

阴茎分化在胚胎期12周完成。12周后胎儿下丘脑、垂体发育成熟，下丘脑产生的促性腺激素释放激素（GnRH）刺激垂体前叶分泌促性腺激素（Gn），包括促黄体生成素（LH）和卵泡刺激素（FSH），与hCG共同作用，刺激睾丸间质细胞分泌睾酮。在胚胎后6个月，阴茎依赖胎儿自身的睾酮继续生长发育，阴茎长度增长20mm（16～38周）；由此可知，小阴茎的发生与胚胎12周后的内分泌异常相关，因此，下丘脑-垂体-睾丸轴及雄激素合成和转化的任何一个环节出现异常，激素受体及其后信号转导系统的异常，均影响阴茎的发育。

新近研究发现，受体基因的突变是小阴茎发生的重要的分子生物学基础。GnRH、LH、FSH受体属于G蛋白家族，其基因分别定位于染色体4q13·1、2p21和2q21，基因突变导致遗传性受体功能异常。GnRH及其受体缺陷引起低促性腺素性功能减退症。男性患者表现为青春期延迟、小阴茎、隐睾，研究证实GnRH缺乏具有不同遗传模式，其分泌受数个基因的调控，以GnRH受体基因、KAL基因、GPR54基因最为重要。低促性腺素性功能减退症个体中约50%发现有GnRH受体基因突变。Kallmann综合征表现为低促性腺素性功能减退症伴嗅觉丧失或减退，其X连锁型由定位于Xp22·3的KAL1基因缺失引起，而其常染色体显性遗传型与成纤维细胞生长因子受体1（FGFR1）基因突变相关。GPR54是G蛋白偶联糖蛋白膜受体，其基因失活突变影响激素信号传递，是GnRH功能异常的重要原因。人的LH受体cDNA在1989年成功克隆，其后发现LH受体基因突变及LH受体信号转导缺失可导致的Leydig细胞发育不良和男性女性化，患者血清睾酮水平低而LH水平高，其Leydig细胞不能对胎盘充足的hCG做出应答，到青春期，成人型Leydig细胞成熟障碍，第二次性分化时不能产生足够的雄激素，是小阴茎、不育的原因之一。性激素特别是雄激素受体（AR）缺陷所致的雄激素抵抗综合征患者，雄激素受体基因发生突变或受体后信号转导受阻，表现为小阴茎、隐睾、尿道下裂或特发性男性不育。患者的LH、睾酮水平均增高，雄激素受体基因的1～8外显子至今未发现任何突变，其外显子1的CAG重复长度也无异常，表明AR基因的变化在基因其他区域。有关雄激素受体基因突变在小阴茎、隐睾发病中的作用正在进一步研究。此外，有学者认为：环境内分泌破坏物，如二噁英、有机氯杀虫剂等亦可导致小阴茎。临床上以低促性腺素性功能减退症和高促性腺素性功能减退症最为常见。

由于小阴茎的病因复杂，涉及内分泌学、遗传学、分子生物学等方面，分类困难。目前国内外多从内分泌角度，以下丘脑-垂体-性腺轴为参照进行分类。

【分类】

1.低促性腺素性功能减退症，病变原发于下丘脑或垂体。

（1）下丘脑GnRH缺乏：包括先天性或特发性GnRH缺乏及获得性GnRH缺乏。前者如Laurence-Moon-Biedle综合征、Kallmann综合征、Prader-Willi综合征和Demorsier综合征等。后者因下丘脑炎症、肿瘤、损伤引起。

（2）垂体促性腺激素缺乏：包括先天性或特发性及获得性促性腺激素（Gn）缺乏。前者如特发性垂体功能减退症、单纯性LH或FSH缺乏症、GnRH受体缺乏。后者为垂体炎症、肿瘤、损伤等引起。

2.高促性腺素性功能减退症 病变原发于睾丸，有LH、FSH受体缺陷，先天性睾丸缺如，雄激素合成及外周作用障碍（5α-还原酶缺乏症）。

3.性激素作用不全 包括轻型的部分性雄激素不敏感。

4.性染色体或常染色体异常 常见于先天性睾丸发育不全综合征（Klinefelter综合征）。染色体核型有1条Y染色体，男性表型，多了一条或几条X染色体。常见核型为47，XXY，其他尚有48，XXXY、47，XXY/46XY、47，

XXY/46XX、49，XXXXY等。常染色体异常见于唐氏综合征（21-三体综合征）和部分7q三体、14号长臂缺失等染色体异常。

5.特发性小阴茎 原因不明者其中部分患者下丘脑-垂体-性腺轴分泌功能正常，青春期时阴茎能正常增长，正常男性化。

【诊断】

对小阴茎做出正确诊断，首先排除蹼状阴茎和隐匿阴茎。虽然大多小阴茎凭眼观所见即可做出初步诊断，但可因不同年龄段正常阴茎长度不同而判断失误，因此，必须经长度测定，用手尽量拉直阴茎，测量耻骨联合至阴茎头顶端的距离为阴茎长度。并与同龄儿正常值比较，低于其平均值2.5个标准差以上者才可诊断。小阴茎的诊断并不困难，但对今后有无正常的第二性征和生育能力的判断是比较困难的。虽然男科医师和内分泌医师的共同愿望是早期诊断和早期治疗，但如果不是明确的染色体异常或临床综合征，要在学龄期及之前做出结论十分困难。目前临床上多在患者身高增长初步完成，骨龄大于14岁仍没有第二性征出现时，进行相关检查和治疗。首先应详细了解家族中是否有尿道下裂、隐睾、小睾等性器官发育异常的病史，有否近亲婚配史，有无智力异常，有无嗅觉、听力、视觉等异常。体格检查时除测量阴茎长度外，还要重视有无与染色体、脑发育异常有关的体征，如眼距宽、小嘴、耳郭位置低，并指（趾）、多指（趾）等，同时了解阴囊发育情况及睾丸位置、数量和大小、喉结、胡须、阴毛、腋毛、前列腺等。对怀疑为下丘脑、垂体发育异常或有病变者应做头颅CT、磁共振等影像学检查。所有患者均应行染色体核型分析。有关小阴茎的已知基因的筛查和未知基因的研究工作在发达国家已经开展，根据临床表现和各项检查，确定什么情况下进行哪些相应基因的筛查是目前国内将要进一步开展的工作。疑有全垂体功能低下者应检查促肾上腺皮质激素、促甲状腺素、生长激素水平。下丘脑-垂体-性腺轴功能的检测对小阴茎的诊断必不可少，应行睾酮、DHT、LH、FSH的检测并进行hCG刺激试验、GnRH刺激试验及雄激素诊断性治疗。

1.hCG刺激试验 睾丸由支持细胞、间质细胞和精原细胞组成。支持细胞分泌抗苗勒管激素，间质细胞分泌睾酮。hCG刺激试验用于检测Leydig细胞的雄激素分泌功能。hCG刺激试验在hCG的用量、使用次数、间隔时间及采血检测时间点上各家不一。现常用多次注射法：hCG 1500U，肌内注射，隔日1次，共3次。注射前及第3次注射后次日清晨留取血标本，测睾酮、DHT。睾丸功能正常者血睾酮水平增加可达2倍以上；无反应或反应低下多为原发性睾丸功能不全或无睾丸；继发性睾丸功能减退患者反应取决于下丘脑或垂体受损的程度；体质性青春发育延迟者常呈正常反应；反应迟钝者经多次hCG兴奋后血睾酮能上升，可排除睾丸本身的功能不全。

2.GnRH刺激试验 该试验用于检测下丘脑、垂体内分泌功能，在学龄期及之前进行意义不大。刺激物可用GnRH或GnRHa（GnRH拟似物）。当男孩骨龄大于14岁，先给予十一酸睾酮40mg/d，口服7d，再行GnRH刺激试验，通常按2.5μg/kg静脉注射GnRH，于注射前和注射后30、60、90min各采血检测LH、FSH反应峰值。当LH<5U/L可考虑促性腺激素缺乏。现在更主张行GnRHa刺激试验。可用布舍瑞林100mg皮下注射，于刺激前及刺激后4h采血，检测LH、FSH水平。FSH值对诊断意义不大，LH<8U/L可诊断促性腺激素缺乏。该试验敏感性100%，特异性96%，简便易行。Kauschansk等对32例大于14岁仍无第二性征出现的男孩分别进行GnRH（0.1mg/m^2）、GnRHa（曲普瑞林，0.1mg/m^2）及hCG（1500U，隔日1次，共3次）刺激试验，其中13例在试验后1年进入青春发育期（A组），另外19例随访3~4年仍无变化（B组）。比较两组GnRH或GnRHa刺激的差别发现，GnRHa刺

激后,A组LH值(20.4±7.5)mU/ml(范围10.8～32.6),B组(2.3±2.0)mU/ml(范围0.7～6.9),两组LH值范围没有重叠,LH截断值为8mU/ml;而GnRH刺激后,A组LH值(11.4±4.4)mU/ml,B组(2.7±1.1)mU/ml,虽然两组比较有统计学意义,但数据重叠范围较大,影响结果的判断。值得注意的是该研究GnRH刺激前没有用雄激素预充且LH、FSH、睾酮的检测因为测定方法、所用试剂的不同而有差异,各个实验室应根据自己的情况进行摸索。

3.雄激素诊断性治疗 该方法用于检测有无雄激素抵抗。口服十一酸睾酮每日40～80mg,共3～6个月。如阴茎增大,则可除外雄激素抵抗。治疗后有效者阴茎至少应比治疗前增长2.5cm。

【治疗】

小阴茎的治疗目的是尽量恢复阴茎长度,满足其生理功能及有利于身心健康。目前,除针对病因的激素治疗和其后的手术矫正外,近年还提出了必要的性别指派问题。

1.性别指派 因为小阴茎除Klinefelter综合征可染色体异常外,其他多为46XY,因此,过去大多认为无性别指派必要。但近年Mazar在对344例先天性小阴茎患儿进行长期随访,包括曾进行性别转换者,结果表明不论按男孩或女孩来抚养,大多能适应并认同其性别角色,仅有部分存在心理问题甚至有自杀倾向,部分成为同性恋者,并且5α-还原酶2缺乏者如按女孩来抚养成年后易发生性别反转。提示性别转换并无实际临床意义,因此,仍认为对小阴茎患儿按男性来抚养更为合理,并至少可免去复杂的变性手术。但Rainer对84例小阴茎患儿进行长期随访观察,结果发现:5例完全性雄激素不敏感患者,尽管染色体为XY,生后无论按男孩还是女孩抚养,但成年后都有采取女性化生活方式的趋向,因此,认为对完全性雄激素不敏感者宜采用转性别治疗。以上研究表明是否性

别转换仍有待更多的临床资料证实。因此,性别指派宜慎重,目前大多主张只有在雄激素不敏感综合征、出生时阴茎长度小于平均值3个标准差以上或者hCG、T及DHT治疗后无反应者才可考虑转性别。

2.内分泌治疗 内分泌治疗是目前主要的治疗方法,但治疗时机、药物选择、给药途径仍存在争议。

(1)治疗时机:目前内分泌药物治疗的年龄还存在很大争议。虽有人通过分别对7日龄(8例)、28日龄(8例)、56日龄(7例)及84日龄(7例)小阴茎白鼠给予4mg/100d的T,然后随访到98日龄,并对阴茎长度及5α-还原酶2活性进行测定结果发现:早期使用雄激素虽可使阴茎暂时增长,但也可使阴茎雄激素受体下调,并加速5α-还原酶2活性丢失,并导致最终成年后阴茎长度达不到正常水平。因此,认为小阴茎内分泌治疗应始于青春发育期。但Zshij等通过对53例0-13岁小阴茎患儿给予肌内注射庚酸睾酮25mg,并测量肌内注射前及肌内注射4周后阴茎长度,结果发现:治疗后阴茎长度增长差异有统计学意义。提示在婴幼儿期、青春前期及青春期给药均可获满意疗效。由此可见,小阴茎的治疗时机仍有待更多的临床资料研究予以支持。

(2)药物选择及应用:目前治疗小阴茎的药物主要有2种类型。①睾酮替代物如睾酮,可直接促进阴茎增长的睾酮如DHT。②促进T产生的促性腺激素目前应用最为广泛,因为它既可以对下丘脑、垂体病变有效,也可促进睾丸产生T。为达到最终T水平升高,直接针对下丘脑、垂体病变宜首选GnRH,但目前因此药价格较贵,尚未广泛推广应用,作为替代治疗的T多在发育异常睾丸无法产生足够的T以维持血清T水平及为促进阴茎增长时才使用,因此,张桂元认为选择T制剂应遵循以下原则。①宜选择天然T制剂,而不应选那些T分子结构已被改造的烷类化合物;②宜选择能维持血清T水平稳定制剂,避免选用那些导致血清T水平迅速升高

与下降的T制剂。为了达到治疗目的也不使血清T水平明显波动，张桂元建议选择十一酸睾酮注射液，每月注射1次。同时也可选用阴囊皮贴剂，目前此贴剂有2种剂型。①含12mg纯T，其吸收量为4mg/24h；②15mg纯T，其吸收量为6mg/24h。每天早晨换上新贴。此贴剂的最大优点是，能保持血清T水平几乎与正常男性的昼夜节律波动。5α-还原酶2缺乏时T就无法转换为可被雄激素受体结合而促进阴茎增长的DHT，因此，对5α-还原酶2缺乏所致小阴茎只能用DHT治疗。但DHT临床应用虽已有研究报道，但其剂型、剂量、给药途径、治疗方案、疗效及不良反应尚无统一意见。故至今未广泛应用于临床。Charmandari等用DHT外用制剂（DHT胶浆）治疗小阴茎6例，结果发现：给予患儿DHT胶浆0.2~0.3mg/（kg·d），连续应用3~4个月，就能维持其血DHT于正常成人水平，并得出其药代动力学参数：达峰时间2~8h，维持时间24h。提示外用DHT治疗小阴茎有满意的疗效。但该研究样本量较小，还有待进一步研究证实。由于T及DHT为终末激素，存在抑制下丘脑-垂体-性腺轴、内分泌系统紊乱、骨骺过早愈合等不良反应，因此，Arisaka等主张慎用T及DHT。总之，雄激素制剂的临床应用还存在争议，有待进一步探索及总结经验。

3.手术治疗 手术治疗多用于内分泌治疗无效者，由于手术的效果至今仍不能令人满意，选择手术治疗宜慎重。因此，目前大多认为成年男子阴茎疲软状态下小于4cm或伸长状态下小于7cm者才考虑，不主张应用于婴幼儿。目前的阴茎延长术术式主要有：①耻骨弓前阴茎海绵体延长法、阴茎残端延伸法；②切断阴茎浅悬韧带脂肪瓣填塞法；③阴茎残端延伸法等。

【展望】

由上可知，小阴茎并非一孤立的疾病，其病因复杂，研究也比较困难。近年来分子生物学技术有了长足发展，相信对于小阴茎的诊断和治疗将有质的突破。

（刘清尧 马宝乐 张新荣）

第4章

男性青春期发育及发育异常

男性青春期发育是性分化和发育的第四个阶段（胚胎期7~14周分化、15~40周早期发育、0岁~青春期前静默、青春期成熟发育）。此时由于下丘脑刺激垂体分泌促性腺激素，促使性腺发育成熟。性腺分泌充足的性激素，使第二性征进一步发育，并使性腺功能得以完善。

青春期发育包括了生殖功能、躯体器官和精神心理等方面的巨变，是男孩成熟为男人的全过程。

第一节　男性青春期发育的机制

对于男性青春期发育机制的探索从未停止。胎儿出生后，睾丸在组织学上虽然已具备了完整的结构，却不具备完整的功能，要经过近10年的长期抑制才出现青春期发育。睾丸发育成熟后，才具有生殖和完整的内分泌功能，身体也出现骤长，形成男性型体格。

青春期发育的机制不明，目前认为有以下几种可能性：

一、下丘脑性腺调节中枢的敏感性下降

未成熟性腺分泌的少量性激素即足以有效地抑制促性腺激素释放激素（GnRH）、黄体生成素（LH）和卵泡刺激素（FSH）的分泌。至青春期，性腺调节中枢的敏感性下降，导致促性腺激素和性激素的分泌相应增加，达到更高水平上的负反馈平衡。从青春期前至成年，性腺调节中枢的敏感性下降了10倍。

二、中枢神经系统的"内在"抑制解除

无性激素分泌能力者如染色体核型45，XO及其变异型患者的性腺为条索状物，不具有正常儿童那样的性激素分泌能力，但LH和FSH分泌水平在6-8岁时明显低于4岁以前，LH和FSH在10岁以后分泌水平有自然升高，说明中枢神经系统存在不依赖于性类固醇反馈调节的内在抑制机制。

三、躯体测量计启动机制

儿童期下丘脑跟踪循环中反映躯体发育状况的信息，适时启动。

四、青春期"时钟"启动

下丘脑内置基因编码的转录因子网络，构成了青春期时钟。

五、Kisspeptin通过刺激GnRH释放而增加LH、FSH的分泌

Kisspeptins受体gpr-54失活变异可导致青春期延迟或缺失，而gpr-54活化变异导致性早熟。Kiss-1神经元受环境（如光周期）和代谢因素的影响，而瘦素和褪黑素参与了对Kisspeptin的调控。

男性青春期发育机制目前仍未完全清楚；可能是多因素调节的综合机制，是大脑多种神经核与下丘脑神经内分泌细胞间相互作用的结果，受环境（如光周期）和代谢因素的影响，瘦素和褪黑素对Kisspeptin及gpr-54的调节，Kisspeptin-gpr-54对GnRH神经元的控制及下丘脑-垂体-性腺（HPG）轴的适时活化等。

第二节　男性青春期发育的启动标志及发育过程

一、青春期性腺发育前表现

肾上腺雄性激素（脱氢表雄酮，硫酸脱氢表雄酮，雄烯二酮和雄酮）在青春期开始前1~2年（约在8岁时）显著增高，称为肾上腺功能初现。肾上腺雄激素与阴毛和腋毛的生长有关。

二、青春期启动的标志

青春期启动的内在表现：出现与非快速眼球运动相睡眠相关的GnRH脉冲分泌峰，约每90分钟一个周期，此后在白天亦出现分泌峰，但白天的分泌峰比夜间者小，随着青春期的进展，这种差别逐渐消失。在成人，24小时平均为12个分泌周期（峰）。LH和FSH的分泌受GnRH分泌的驱动，亦出现和GnRH同步的分泌脉冲，但是，FSH与GnRH同步的特性不像LH表现的那样完全，可能与FSH分泌量小、半衰期长、分泌颗粒形式储备的激素量少等因素有关。

青春期启动的外在表现：阴囊增大，变红而痒，睾丸增大（长径超过2.5cm或容积大于4ml）。

青春发育期的激素分泌：睾丸的Leydig细胞分泌睾酮、少量雄烯二酮、雄烯二醇、二氢睾酮（DHT）和雌二醇（E_2）。青春期启动后，睾酮水平显著升高，为青春期前的20~40倍，E_2水平也有增加。如表4-1所示。

三、男性青春期发育过程

Marshall和Tanner将男性青春期发育的主要指标阴毛（PH）和生殖器（G）发育过程分为五期。阴毛的发育。Ⅰ期（PH1）：无阴毛

表4-1　男性不同年龄性激素水平

年龄	T (nmol/L)	DHT (nmol/L)	LH (U/L)	FSH (U/L)
1~3d	<12	1.5~4.5	hCG	0~10
4~7d	0.5~3.0	0.1~0.7	0~1	0~5
0.5~4个月	4~14	0.1~4.5	0~1	0~20
0.5~9岁	<0.5	<1	<1	<5
P1	0.1~1.0	0~0.2	0.5~2.5	0.5~3
P2	0.1~2.0	0.1~0.2	1~3	0.5~4
P3	0.3~12	0.2~0.9	1~4	2.5~4.5
P4	5~25	0.4~2.2	2~7	3~5.5
P5	10~32	0.6~3.5	2~7	2~5.5

期；Ⅱ期（PH2）：阴茎根部有少数着色不深的长毛生长；Ⅲ期（PH3）：毛色变黑，变粗，扩展至耻骨联合；Ⅳ期（PH4）：毛的特征和成人相同，但是覆盖的面积较小，尚未扩展至股内侧面；Ⅴ期（PH5）：阴毛进一步向脐部、股内侧和肛门四周扩展，典型的分布呈菱形（图4-1）。

男性生殖器发育。Ⅰ期（G1）：青春期前状态；Ⅱ期（G2）：睾丸开始长大，长径大于2.5cm。阴囊亦长大，肤色变红；Ⅲ期（G3）：阴茎开始生长、增长、增粗，睾丸和阴囊进一步生长；Ⅳ期（G4）：龟头开始发育，阴茎、睾丸和阴囊进一步生长，阴囊皮肤皱褶，色素加深；Ⅴ期（G5）：生殖器的大小和形态如成人。

睾丸开始增大的年龄为9-14岁，平均11.5岁；睾丸长径超过2.5cm或容积大于4ml是青春期起始的标志；整个青春期过程历时4～5年，但生殖器官和阴毛的发育不同步，在生殖器发

育之前已有阴毛生长或G4期仍无阴毛出现都可能是正常的（图4-2）。

青春期生精中GnRH、FSH、LH、睾酮（T）、雌二醇（E_2）、抑制素等激素均参与调控；睾酮及其代谢物对生精细胞减数分裂的完成及精子细胞成熟是必需的；多种旁分泌激素和细胞因子也参与其中。FSH对支持细胞合成雄激素结合蛋白（ABP）及血睾屏障（BTB）的形成是必需的；ABP维持曲细精管内的睾酮水平，并转运睾酮至附睾；支持细胞功能正常发挥后，睾酮能单独维持生精过程，但FSH存在，精子生成增多，因为FSH能防止A型精原细胞分化的阻滞。

男性青春期精液的变化：男性的首次射精大约出现于青春期启动后的12个月，表现为手淫或遗精形式；首次射精，精液量少；初期的精液清亮，胶冻状，不能液化；初期的精液，多数（90%）不含精子；少数有精子者，精子（97%）缺乏动力，或动力异常（3%）；伴随青春期发育的进展，精液质量逐渐提高；首次射精后12～14个月，射出的精液可在短时间内液化；首次射精后24个月内，精液量、精子数量、精子活动力等指标达到成人水平。

在青春期，身体的身高生长加速，称为青春期骤长。骤长过程约在青春期启动后2年开始，在G4期达到最高生长速度，此时平均生长速度为10.3cm/年；从骤长开始至生长停止，平均身高增长约28cm。骤长最先表现为双足的生长，4个月后是小腿，然后是股；腿达到最高生长速度后约6个月，躯干才达到最高生长速度；在躯干达到最高生长速度前，身高已达到生长速度的最高点。男孩骤长的动力是雄激素（加速度），生长激素类亦有一定作用。同时还需要适量的甲状腺激素类和肾上腺皮质激素。

睾酮是很强的生长刺激激素，可刺激骨细胞增殖，加速毛细血管和血管周围间质细胞增生及钙盐沉积，从而促进骨骺的成熟和纵向生长。生长激素类（GH）和促性腺激素缺乏的患者如只补充GH，不出现正常的骤长。只补充睾

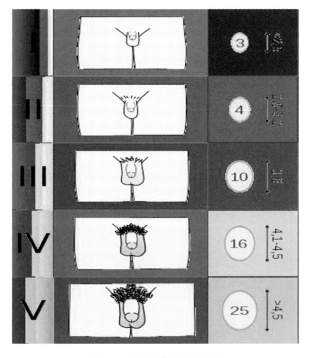

图4-1 男性青春期阴毛分期

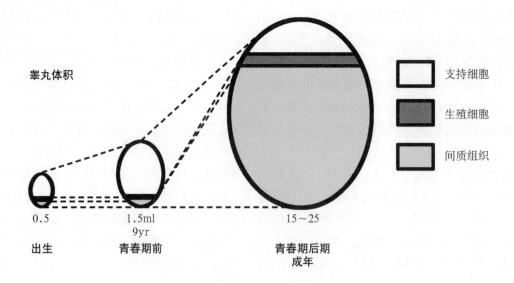

睾丸体积

支持细胞

生殖细胞

间质组织

0.5　　　　　1.5ml　　　　　　　15~25
　　　　　　9yr

出生　　　　青春期前　　　　　　青春期后期
　　　　　　　　　　　　　　　成年

图4-2　青春期前后睾丸组分的变化

酮，生长低于最适水平。现已证明青春期少年的GH水平比青春期前儿童高，血IGF-1水平在青春期亦显著增高。青春期前两性的瘦体量、骨量和体脂量是相同的，青春期后，男性的瘦体量和骨量分别为女性的1.5倍，而女性的体脂量为男性2倍。男性肩带的软骨细胞受雄激素刺激产生增殖反应，形成肩宽，骨盆小的男性体型。

青春期大脑结构与功能也出现重塑：青春期生殖行为的成熟需要涉及性刺激感受、性冲动和性能力神经回路的重塑和活化。青春期大脑结构和功能的重塑有激素依赖和激素非依赖两种机制。

正常青春期发育必须具备正常的内源性和外源性环境和条件。内源性环境因素包括调节青春期发育的激素、局部旁分泌激素和细胞因子及它们之间的正常调节关系、垂体、性腺的组织学和激素的靶细胞正常等。外源性因素包括适当的体力活动和营养供应。如果体力活动过度、过少、营养不良或营养过剩均可影响正常的青春期发育，导致青春期发育异常。

第三节　男性青春期发育异常诊断与治疗

男性青春期发育异常临床表现不一，种类繁多，分类目前无统一标准。笔者根据临床实践，将其进行系统分类：按程度分类：发育能或不能（启动或完成）；发育早或晚（性早熟或青春期发育延迟）；发育快或慢（发育期缩短或延长）；发育完全或不完全。

【病因】

按原因分类：① 大脑原因如瘦素，kisspeptin，gpr-54等异常；②下丘脑原因如基因异常，gpr-54异常，Kallmann综合征等；③垂体原因除基因异常外，更多为发育异常，肿瘤，损伤，多轴性等；④睾丸原因包括隐睾，无睾，睾丸炎，克氏综合征，LH受体异常等；⑤靶器官原因如雄激素受体、5α-还原酶、芳香化酶异常等。

青春期发育延迟：是指男孩14岁以上，睾

丸长径<2.5cm 或体积<4ml，阴毛未现。性早熟是指男孩9岁前，睾丸体积>4ml，或阴毛发育。青春期发育延迟的病因以体质性发育延迟（时钟慢）最常见，主要是启动晚。继发性（下丘脑-垂体及以上）性功能减退症次之，属于青春期启动障碍，也难以完成。原发性（睾丸）性功能减退症导致的青春期发育延迟较少见，此类患者青春期发育能启动，可能发育慢而不完全。雄激素不敏感综合征罕见，青春期发育能启动，表现为发育障碍或发育不完全。

【诊断】

1.首先应全面了解病史 出生及生长发育史，生活史，智力水平，泌尿生殖系感染，外伤史，腮腺炎睾丸炎史，用药及避孕措施，特殊食物史，嗅觉等。家族史：父亲发育（身高骤长）的大概年龄，兄弟姐妹发育情况。另外还需要了解患者（患儿）及家长对疾病的认识及治疗期望。

2.体检方面 重点是身高、体重、体态、四肢长度、皮肤、发音等；第二性征，胡须、腋毛、阴毛，乳房发育等；阴囊及睾丸，阴茎等。

3.实验室检查 血清LH、FSH、T，主要是LH和FSH，T上升慢。对身高及骨龄明显低于同龄者，应测三碘甲状腺原氨酸（triiodothyronine，T_3）、甲状腺素（thyroxine，T_4）、促甲状腺激素（thyroid stimulating hormone，TSH）、促肾上腺皮质激素（adrenocorticotropic hormone，ACTH）、皮质醇、GH等。对LH、FSH高于正常者，应做染色体核型分析。根据需要，做精液常规检查。

4.影像学检查 B超、CT，检查肾上腺、双肾、膀胱、前列腺及精囊腺的情况，并了解乳腺发育及隐睾位置。MRI检查鞍区及垂体有无肿瘤及发育异常。做左手正位X线片，判断骨龄（注：用X线测定不同年龄长骨干骺端骨化中心的出现时间、数目、形态的变化，并将其标准化，即为骨龄。骨龄提前可见于性早熟和各种原因引起的雄激素增多，骨龄落后见于各种原因引起的生长发育延迟。男孩的骨龄与青春期启动有一定关系，一般约在青春期Ⅱ期

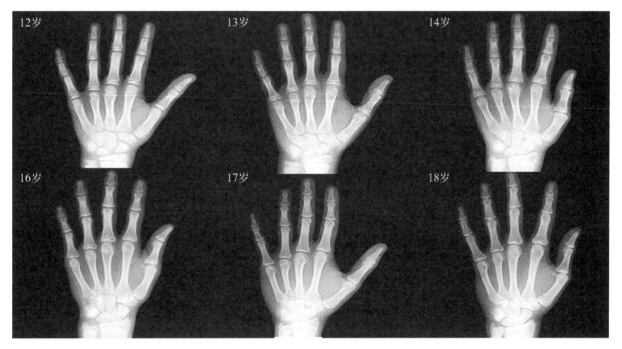

图4-3 青春期部分年龄左手正位X线片

（G2）相对应的骨龄为12岁。如骨龄超过14岁仍无青春期发育，则应进一步查找原因。现多采用左手腕部X线拍片，根据骨化中心的发育形态来计算年龄（图4-3）。骨密度：脊柱、股骨头等部位，检查性功能减退导致的骨质疏松情况。

5.特殊检查　①人绒毛膜促性腺激素（hCG）反应试验：明确青春期前儿童体内有无睾丸及Leydig细胞功能，hCG 2000～3000肌内注射，测血清T（连续1～3d），正常男童血睾酮可达0.41nmol。②雌激素拮抗剂反应试验：检验下丘脑-垂体-睾丸轴的完整性，氯米芬（克罗米芬）25～100mg/d×7d，正常人血LH和FSH升高2倍以上。③GnRH刺激试验：鉴别诊断下丘脑性和垂体性性腺功能减退症，GnRH，100μg，肌内注射，30～45min，LH上升3～6倍，FSH仅上升约50%。

男性青春期发育延迟的诊断和病因鉴别流程

见图4-4，表4-2。

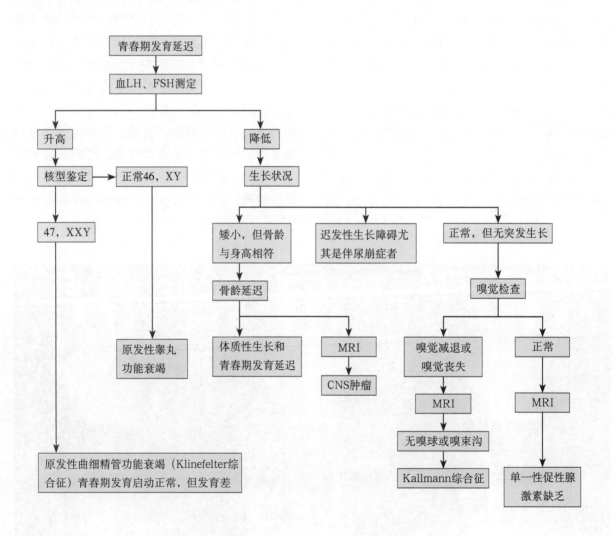

图4-4　男性青春期发育延迟的诊断

表4-2 青春期发育延迟的实验室检查

	身材	血浆促性腺激素	LHRH试验	血浆性腺激素	血DHEAS	核型	其他
体质性	常较矮小	青春期前水平	青春期前水平	低，以后多正常	与年龄比↓，与骨龄比正常	正常	嗅觉正常
低促性腺激素性性腺功能减退症							
单一性促性腺激素缺乏	正常，无青春期生长	↓	青春期前水平或无反应	↓	与年龄比正常	正常	
Kallmann综合征	矮小，自幼起有生长发育障碍	↓	多无反应	↓	↓	正常	嗅觉缺失
特发性多发性垂体激素缺乏	迟发性生长速度下降	↓	多无反应	↓	与年龄比正常或下降	正常	
下丘脑-垂体肿瘤	自幼起有生长发育障碍，身材矮小	↑	过度反应	↑	与年龄比正常	45，XO或变异型	
原发性腺功能减退症							
Klinefelter综合征	正常或高度	↑	过度反应	↓	与年龄比正常	47，XXY或变异型	
家族性XX或XY性腺发育不全症	正常	↑	过度反应	↓	与年龄比正常	46，XX或46，XY	

【治疗】

处理前，应鉴别体质性发育延迟与性腺功能减退，原发性性腺功能减退症或雄激素不敏感者可能较容易，因为有高促性腺素（FSH、LH）和染色体核型异常（如克氏综合征）。而继发性性腺功能减退者鉴别较困难，除非有其他临床表现（如嗅觉减退或缺失等）。同时，要了解患者（患儿）的治疗预期。

等待观察：如年龄尚小，可等待观察，每半年随诊1次，观察第二性征，外生殖器发育状况、LH、FSH等性激素水平、骨龄、身高、第二性征等。优点是减少人为干预，可能等到自然启动发育，缺点是身体、第二性征发育慢于同龄人；心理不良影响；可能影响学习成绩等。

处理选择（模拟青春期发育）。全模拟：GnRH脉冲泵，适用于下丘脑异常者；部分模拟：基因重组人卵泡刺激素（r-FSH），人绝经期尿促性腺激素（HMG）、hCG注射，适用于下丘脑或垂体异常者；终端模拟（睾酮替代或补充）：适用于睾丸异常或睾酮受体异常者。

对于体质性发育延迟：为改善性征及心理感受，可以人工诱导（模拟）青春期发育。治疗应在14岁后开始，短期应用小剂量睾酮（如十一酸睾酮，40~80mg/d）；治疗数月后暂停2~3个月，检测LH、FSH、T，观察自身发育情况；如仍未启动，则根据具体情况及患儿要求在治疗中观察。

对于继发性性腺功能减退症患者无生育要求者，行睾酮替代治疗，以症状改善为主，兼顾血清睾酮生理水平（不同发育期）。但延期促性腺治疗，患者睾丸生精细胞凋亡及反应情况有待对照研究。有生育要求者，可以采用全模拟（GnRH类似物注射泵脉冲式治疗）或部分模拟（hCG或联合hMG）治疗。

对于原发性性腺功能减退症患者，青春期发育不能完成者（如无睾症），或发育不完全者（如克氏综合征），予以睾酮替代或补充治疗。

雄激素不敏感综合征（不完全型）患者，可考虑大剂量睾酮补充治疗，改善阴茎及第二性征发育情况，效果不理想。

雄激素补充治疗的注意事项：初始治疗时，采用小剂量口服雄激素制剂（如口服十一酸睾酮），模拟青春发育早期雄激素分泌模式；达到满意身高或骨骺闭合、雄性化充足后可过渡到较大剂量雄激素制剂；hCG治疗也宜从小剂量（如500U/周）起始。

对于垂体多种激素缺乏的患者，因病情复杂，建议与内分泌医师协商治疗方案。如生长激素缺乏（GH、IGF-1、激发试验）：可补充生长激素治疗，骨骺闭合前应用，越早效果越好。如甲状腺激素缺乏：左甲状腺素钠（优甲乐）小剂量（25~50μg）开始治疗，密切观察。如肾上腺皮质激素缺乏：因代谢需要，优先补充，氢化可的松或泼尼松（2.5~10mg/d）；垂体激素缺乏，常需终身替代治疗。

男性青春期发育延迟治疗的疗效评价应以生殖器（睾丸、阴茎），第二性征（毛发、喉结），体型（身高、肌肉）及体能，情绪及代谢的变化为主，血清睾酮水平为辅。

（于志勇 吴 宁 王晓峰）

第5章

男性乳房发育症

男性乳房发育症（GM）是男性一侧或两侧乳房呈女性型发育，类似女性乳房那样膨大，有时有触痛或疼痛，也有乳汁样的分泌物，可伴或不伴有性功能低下。

乳腺是人体最复杂的内分泌靶器官之一，乳腺增生的发生与内分泌有直接关系，其中乳腺组织内雌激素受体（ER）、孕激素受体（PR）的水平以及乳腺组织自身敏感性的增高起重要作用。在病理组织学上，男性乳房发育与女性乳房不同，男性乳房发育无分泌乳汁的腺小叶，仅有乳管的增生和乳管的囊状扩张，同时伴有纤维脂肪组织的增生。

【病因】

男性乳房发育是体内雌激素、睾酮、孕酮、催乳素等激素的分泌、代谢及它们之间的平衡失调引起，多数是因为体内雌激素的升高，或者雌激素不能被肝脏灭活以及由于乳腺组织对雌激素的敏感性增高而出现。引起男性乳房发育的因素主要有以下几种：

1.睾丸发育不良 青春发育期的男孩常可出现无明显激素异常的乳房女性化，有时可持续至青春期后，常与先天性睾丸发育不良有关，传统将其描述为克氏综合征的症状之一。患者有时具有女性化征象，如声音尖锐、无胡须、无喉结、臀部宽阔等，同时伴有生殖器畸形，如假两性畸形，假两性同体、尿道下裂或隐睾等。

2.肝功能受损者（肝炎、肝硬化等） 睾丸、肾上腺皮质产生的雌激素在肝内代谢并失去活性，此时，雌激素的代谢过程发生障碍，而雄激素的代谢过程并不受影响，继续正常代谢并失活。因此，导致雌激素与雄激素的比例失去平衡，雌激素的量相对增多，从而引起乳房发育。

3.应用雌激素或其他药物 近年来，由于应用外源性雌激素制剂、洋地黄制剂、螺内酯（安体舒通）、异烟肼等药物导致男性乳房发育病例也逐渐增多，如前列腺癌患者用雌激素治疗，转性男性长期使用雌激素。

4.其他因素 男子乳房发育也可见于成年人，如继发于炎症或外伤后的睾丸萎缩、睾丸恶性肿瘤（分泌雌激素的肿瘤）、肾上腺皮质肿瘤等，但这几种病因较为少见。

有关研究显示其中：药物性占10%～25%；无明确异常25%；持续性青春期表现25%；肝硬化或营养不良8%；原发性性腺功能减退症8%；睾丸肿瘤3%；继发性性腺功能减退症2%；甲状腺功能亢进1.5%；慢性肾功能不全1%。

【诊断】

（一）高发年龄段

1.新生儿 60%～90%的瞬态由于高的母体雌激素，通常在2～3周内回归。这是在怀孕期间母体产生的雌激素和孕激素水平高造成的，刺激新生儿乳腺组织增生。

2.青春期 男性乳房发育的发生可能是由于雄激素水平降低或雌激素水平升高，从而引起乳房的变化。一般可于10~12岁发病，多见于13~14岁患儿，通常18岁以上和持久性发育患者少见。

3.老年期 随着年龄增大脂肪的增加可能会导致外周芳香酶活性增加，再加上逐渐的性腺功能低下，雄激素受体阻滞及与性激素结合球蛋白（SHBG）的结合增加。老年患者可能服用多种药物也可能与男性乳房发育有关。此时期发病率24%~65%，年龄在50~80岁的男性患病率最高。

（二）临床分型

1.真性男性乳房发育症 男性乳房类似女性乳房那样膨大，乳头周围对称分布，同心圆式，弹性肿块，为乳腺腺体增生所致。通常是双侧但可以单侧发病。

2.假性男性乳房发育症 男性乳房膨大为脂肪堆积而成，无腺体组织增生，多位双侧发生。

3.乳腺癌 发生在乳腺腺上皮组织的恶性肿瘤。乳腺肿块多为单发、质硬、边缘不规则，表面欠光滑。大多数乳腺癌为无痛性肿块，可能与皮肤粘连致皮肤凹陷，乳头回缩，并可伴有腋窝淋巴结肿大。乳腺癌中99%发生在女性，男性仅占1%。

（三）临床表现

1.组织学改变 早期腺管系统增生，腺管变长，出现新的管芽和分支，基质的成纤维细胞增生。晚期（数年后）上皮增殖退化，渐进性纤维化和透明样变性，腺管数目减少，并有单核细胞浸润。当病情发展至广泛的纤维化和透明样变性阶段，乳腺不可能完全消退。

2.外观改变 男性的一侧或两侧乳房呈女性型发育，类似女性乳房那样膨大，有时有触痛或疼痛，也有乳汁样的分泌物，有的乳头下

或乳晕周边不规则硬结、肿块等，可伴或不伴有外生殖器发育异常，如阴茎短小，睾丸发育迟缓等。

男性乳房发育症是一种男性乳腺生长过程中比较常见的疾病。因此，为了正确诊断男性乳房发育症，临床医师应了解参与乳腺发育的内分泌因素，与女性乳腺的发育类似，生长激素（GH）和胰岛素生长因子-1（IGF-1）是男性乳腺发育的因素。在男性的雌激素和雄激素之间存在一个平衡状态，任何疾病或药物治疗，可以提高或降低雌激素或雄激素，雌激素升高导致雄激素比值下降，可引起男性乳房发育症。由于多样性的可能的病因，包括肿瘤等，进行详细的病史和体格检查是必需的。

（四）诊断依据

1.采集病史 需要收集患者的起病、双侧、单侧、疼痛、大小变化、乳头溢液、药物使用、既往史、家族史等。

2.体格检查

（1）全身检查：寻找肝、肾疾病的体征。评估甲状腺功能亢进情况，如甲状腺肿、体重减轻、心动过速、震颤、突眼等。寻找性腺功能减退的征象，如阳痿、性欲减退、睾丸体积改变等。检查腹部及睾丸肿块等。

（2）乳腺检查：临床检查应对男性乳腺进行视诊与触诊，主要检查其有无腺体组织。检查的最佳方法是让患者将手放在头后面，使其胸部肌肉伸展而易视诊和触诊。并需要对外生殖器发育情况进行检查。

3.实验室检查 临床诊断时还应检查性激素六项，其中血清催乳素、睾酮和雌激素水平有助于确诊。除此以外甲状腺功能、肝功能、肾上腺功能等检查可有助于鉴别诊断。

4.其他检查 X线胸片检查看有无肺占位性病变；腹部B超查看有无肝、肾上腺等病变；脑CT或MRI查看脑垂体病变；阴囊B超查看睾丸情况等。

【治疗】

一旦被确诊为男性乳房发育症，针对病因治疗是必要的。如果没有发现确切的原因，可以进行密切观察。但是如果男性乳房发育症状严重，影响正常的社会活动，造成心理问题，需尝试药物治疗，如果无效，则采用手术切除腺体组织等方法治疗。

（一）等待观察

6个月后重新评估：①健康青少年，正常发育阶段此症一般不需特殊治疗，常能自愈。②药物引起的男性乳房发育症：需停药然后重新评估。以上两种情况85%患者会出现乳腺复原。

（二）药物治疗

持续男性乳房发育患者，例如青春期晚期，出现乳房严重疼痛、触痛，社会心理窘迫等，可以表明患者持续性男性乳腺发育。

1. 睾酮　虽然还没有被证明比安慰剂更有效，但可减少肝硬化男性乳房发育发生率。选用雄激素丙酸睾酮25～50mg，每周2次，肌内注射，连用1～3个月。若乳房发育不太严重，可十一酸睾酮口服40～100mg/d或应用注射剂（100～250mg/月）。

2. 双氢睾酮（DHT）　双氢睾酮是由睾酮与人体内5α-转化酶反应后生成的一种雄激素，广泛分布于全身血液当中。是睾酮的双键在5α处被还原的甾醇。对附属腺（前列腺、精囊腺等），起着所谓的真的雄激素的作用。一项研究表明应用DHT可使75%患者乳房体积缩小，25%患者消退，未发现不良反应，触痛1～2周内减轻。

3. 达那唑　本药为合成雄激素，具有弱雄激素活性，兼有蛋白同化作用和抗雌激素作用，但无孕激素和雌激素活性。本药是促性腺激素抑制药，可使卵泡刺激素（FSH）和黄体生成素（LH）释放减少。口服100mg，2/d，治疗1个月乳房胀痛即可减轻，治疗2～3个月症状消失，连续治疗4～6个月，乳房的结节消退。如停药后1年内症状复发，可再给药。在一项安慰剂对照研究中，23%患者出现完全消退，安慰剂仅12%。达那唑安全、高耐受性，但有一些不良反应如水肿、体重增加、痤疮、恶心及肌肉痛性痉挛。

4. 氯米芬　又称克罗米芬，具有较强的抗雌激素作用和较弱的雌激素活性。低剂量能促进垂体前叶分泌促性腺激素，从而诱发排卵；高剂量则明显抑制垂体促性腺激素的释放，对男性则有促进精子生成的作用，对少精子症有效。用法及用量：口服：25mg，1次/d，一般3～12个月疗效较好。服用有效率36%～95%，但是青春期男性乳腺发育的两个主要的研究发现，只有不到1/2的患者有可减少乳房体积20%或更多的效果。

5. 他莫昔芬　为一种选择性雌激素受体调节剂（SERM）。这种药物能干扰雌激素的某些活动，模拟其他雌激素作用。他莫昔芬用于治疗乳腺癌和卵巢癌。该药为雌二醇竞争性拮抗药，能与乳腺细胞的雌激素受体结合，不刺激转录或作用微弱。用法及用量：口服10mg，2次/d。两个随机双盲研究，共有16例患者使用他莫昔芬。口服10mg，2次/d显示疼痛和乳房大小出现没有完全缓解的统计学显著减少。患者接受治疗达4个月，没有严重的不良反应，除了偶尔的不适和恶心。

6. 其他　另外中药龙胆泻肝丸或逍遥散也有一定的疗效。

（三）手术治疗

若情况比较严重，明显影响外观，药物治疗无效或病程较长患者可考虑手术。手术方式：①吸脂；②保留乳头手术切除乳腺组织。或两者联合。手术治疗并发症包括持久麻木、血肿、轮廓不规则、创口感染等。

（庞　华　白文俊）

第6章

男性性腺功能

男性性腺功能包括睾丸的两项主要功能：生精功能和睾酮合成分泌功能，分别由Sertoli细胞（支持细胞）、生精细胞和Leydig细胞（间质细胞）协同完成。男性性腺功能减退是各种因素引起睾丸功能降低，导致睾酮合成分泌功能异常和生精功能障碍，临床表现为两性畸形、两性同体、尿道下裂、隐睾、小阴茎、青春期发育异常、男性不育及性功能障碍等。本章主要介绍和讨论睾丸的内分泌功能。

睾丸是男性的性腺，决定睾丸生长发育和正常功能的因素涉及生殖（精卵结合），遗传（染色体、基因），内分泌（下丘脑和垂体等）等多个因素的影响和调控。

一、睾丸组成

睾丸由精曲小管及其周围的间质构成。正常成人睾丸长3.5～6cm，宽2.3～4cm，厚2～2.8cm。临床体检以睾丸容积测量器作为衡量男子生殖功能的一项参考指标，一般成年男子睾丸容积若小于12ml，则提示其功能不良。精曲小管也称生精小管，其内衬为生精上皮，它的外层为基底膜，里面由两种结构和功能不同的细胞组成。一种是处于各种不同发育阶段的生精细胞，由它逐步发育成为精子。另一种是支持细胞；生精细胞附着于其上，它起到支持、保护生精细胞的作用，故得名支持细胞。位于曲精小管之间的组织呈疏松状，称为间质，里面有丰富的血管、淋巴管；间质中有分泌雄激素功能的细胞，叫间质细胞（图6-1）。

（一）生精小管（精曲小管）

精子发生于睾丸内的生精小管，其占睾丸总容积的60%～80%。包括：支持细胞和生精上皮细胞。

支持细胞主要功能：①为各级生殖细胞提供营养及支持。②合成分泌活性物质：分泌抑制素（inhibin），能选择性抑制FSH分泌，对下丘脑-垂体-睾丸轴起调节作用。在胚胎早期分泌抗苗勒管激素（AMH），参与胚胎早期的性别分化调节。分泌的雄激素结合蛋白可维持

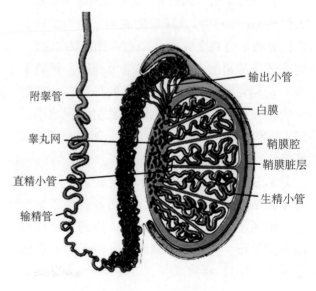

图6-1　睾丸的构成

曲精小管内的高雄激素水平。③为生精细胞的分化发育提供合适微环境，支持细胞形成的血睾屏障防止生精细胞的抗原物质进入血循环而引起免疫反应。

每个睾丸大约包含600根生精小管。原始的生精细胞为精原细胞，紧贴于曲细精管的基膜上，从青春期开始，精原细胞分阶段发育形成精子，精子生成的过程为：精原细胞→初级精母细胞→次级精母细胞→精子细胞→精子。在曲细精管管壁中，各种不同发育阶段的生精细胞是顺次排列的即由基膜至管腔，分别为精原细胞、初级精母细胞、次级精母细胞、精子细胞、分化中的精子，直至成熟精子脱离支持细胞进入管腔，从精原细胞发育成为精子约需2.5个月。新生精子释入曲细精管管腔内，本身并没有运动能力，而是靠小管外周肌样细胞的收缩和管腔液的移动运送至附睾内。在附睾内精子进一步成熟，并获得运动能力。附睾内可贮存小量精子，大量精子则贮存于输精管及其壶腹部。而性活动中，通过输精管的蠕动把精子运送至尿道。精子与附睾、精囊腺、前列腺和尿道球腺的分泌物混合形成精液，在性高潮时射出体外。

（二）间质细胞

睾丸间质占睾丸容积的12%～15%，睾丸内包含大约$200×10^6$个间质细胞。间质细胞分泌睾酮和胰岛素样因子。间质细胞产生的雄激素，维持男性性征和性功能，同时有促使生精细胞发育成精子和促使睾酮合成代谢的重要作用。

二、睾丸激素

睾丸可合成和分泌睾酮、雌激素、抑制素、活化素和许多旁分泌与自分泌激素。睾丸是下丘脑垂体促性腺激素的靶器官，其内分泌功能和生精功能受下丘脑及垂体LH和FSH等的调节。同时睾丸分泌的激素对LH和FSH有反馈调节作用。

（一）睾酮合成与分泌

1. 人体内源性雄激素的来源 睾酮是男子最丰富和重要的雄激素。在LH调控下，95%以上循环睾酮由睾丸间质细胞产生；肾上腺皮质网状带（受ACTH控制）每天可以直接分泌或由其分泌的脱氢表雄酮、雄烯二酮间接转化产生的睾酮，不足4%。相反，人类每天合成很少量的双氢睾酮，大多数循环双氢睾酮由睾酮经$5α-$还原酶作用转化而来（图6-2）。

2. 睾酮的合成转运及代谢

（1）睾酮的合成及转化：睾丸每天合成睾酮5000～7000μg、双氢睾酮（DHT）15μg、雌二醇（E_2）6μg。睾酮在外周组织经$5α-$还原酶作用转化的DHT约为每天300μg（20倍），睾酮经芳香酶作用转化为E_2约为每天39μg（6倍半）。

（2）睾酮转运：白蛋白-T的半离解时间<1秒，SHBG-T为22秒；大脑毛细血管的通过时间约为1秒，因此白蛋白-T在大脑能全部离解并被脑细胞摄取，而SHBG-T基本上不被脑组织摄取；肝毛细血管的通过时间约5秒，对睾酮的摄取与大脑相似。

（3）睾酮代谢：睾酮主要在肝脏代谢灭活；睾酮及其代谢产物（90%）从尿中排出（其中约半数为17-酮类固醇，其余为二醇和三醇类化合物），少量可经粪便排出。

3. 人血清内睾酮的存在形式 在血液中睾酮大部分与蛋白质结合，称蛋白结合型，占97%以上。其中与性激素结合蛋白结合的睾酮50%～60%，与白蛋白结合的睾酮30%～40%，游离睾酮仅占2%。与性激素结合蛋白结合的睾酮无生物活性，白蛋白与睾酮结合的亲和力低并可快速解离，因而是有生物活性的。与性激素结合蛋白的睾酮一般比较稳定，其主要作用是调节甾体激素的代谢廓清率（图6-3）。

4. 正常成年男性睾酮水平 参考值：总睾酮12～35nmol/L；生物活性睾酮2.5～4.2nmol/L。

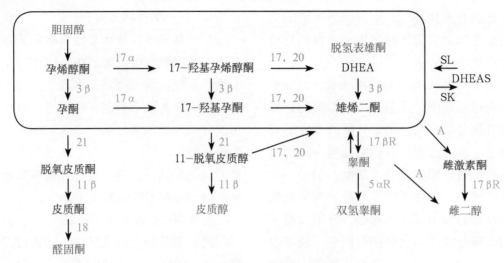

图6-2　人类睾酮的生物合成途径

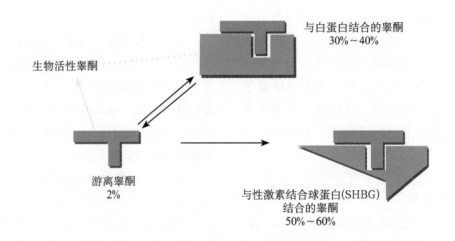

图6-3　人血清内睾酮的存在形式

（二）雄激素受体（Androgen Receptor, AR）

基因定位在Xq11-12，有A-H8个外显子，分别与受体基因转录（A）、DNA结合（B-C）及雄激素结合（D-H）相关；AR既能与睾酮结合，亦能与DHT结合，但是DHT的作用比睾酮强2倍以上（DHT-受体复合物更为稳定）；AR与脱氢表雄酮、雄烯二酮等亲和力弱。在前列腺，雌二醇（E₂）通过增加雄激素受体（AR）的数目而起增强作用；在男性的乳腺，E₂对雄激素表现为拮抗作用，E₂的作用超过T作用时，发生男乳女化。男性附属性腺的生长发育及功能依赖雄激素。

（三）抑制素（inhibin）

主要由支持细胞分泌，合成分泌受FSH调节，并能选择性抑制FSH分泌，为负反馈。抑制素是精子发生和睾丸功能的标志物。

（四）胰岛素样因子（INSL3）

是由间质细胞产生的松弛素样蛋白质激素，是间质细胞分化及男性进入青春期的标志物。INSL3水平受hCG/LH的影响。

（五）雌激素旁分泌调节男性生殖功能

睾丸及其附件可合成雌激素，主要在局部起旁分泌调节作用。E_2是睾丸生精细胞的保护因子，并可抑制生精细胞凋亡。雌激素对间质细胞的发育及其功能也有调节作用。睾丸的支持细胞、间质细胞和生精细胞中均含有芳化酶。男性1/3雌激素来源于睾丸，2/3来源于睾丸外组织，并且都是由雄激素转化而来。芳化酶是雄性体内唯一将雄激素转化为雌激素的酶系，因此芳化酶缺陷可造成雌激素减少，从而抑制雌激素对雄性生殖的作用。

三、睾丸内分泌的调控——性腺轴调节

2003年学者发现Kisspeptins受体gpr-54失活变异可导致IHH，表现为青春期延迟或缺失，而gpr-54活化变异导致性早熟；Kisspeptin通过GnRH释放而增加LH、FSH的分泌，Kisspeptin及gpr-54也介导了T和E_2对HPG的负反馈作用；从而证实Kisspeptins及其受体gpr-54对HPG轴的调控作用。

Kisspeptins及其受体gpr-54可直接作用于下丘脑GnRH神经元，调节促性腺激素黄体生成素LH和卵泡刺激素FSH释放，从而对性发育产生影响。而瘦素和褪黑素参与了对Kisspeptin的调控。

（一）下丘脑

在胚胎发育过程中，GnRH神经元的前体从嗅球的基板移动到下丘脑的固定区域。位于视交叉前区的下丘脑神经元的轴突延伸到正中隆起，并分泌促性腺激素释放激素（GnRH），进入垂体门脉系统，即下丘脑垂体回路。合成和分泌GnRH的中枢主要有2个区域：①弓状核和室内侧核控制GNRH经常性或者张力性分泌；②视交叉上核和视前内核调节排卵的周期性分泌高峰。下丘脑分泌GnRH受3种节律性的影响：①季节性，春季为高峰；②昼夜节律，清晨时水平最高；③脉冲性，成年男性，平均90～120分钟释放1次脉冲。控制GnRH分泌节律的"起搏点"在室上核。

（二）垂体

分为前叶（腺垂体）和后叶（神经垂体）。LH/FSH都是由腺垂体分泌的糖蛋白类激素，调控性腺的发育成熟和功能。FSH与睾丸支持细胞上的特异膜受体结合，刺激曲细精管的成熟并调控精子的生成。男性LH也称间质细胞刺激素，与睾丸间质细胞的特异性膜受体结合，刺激睾丸类固醇激素生成和睾酮分泌。

（三）睾丸

睾丸间细胞在LH与间质细胞的特异性膜受体结合，刺激睾丸类固醇激素生成和睾酮分泌。支持细胞在FSH与支持细胞上的特异膜受体结合，刺激曲细精管的成熟并调控精子的生成。睾酮及活性代谢产物对LH和FSH分泌有强烈的负反馈抑制作用。支持细胞分泌的抑制素能抑制垂体FSH和下丘脑GnRH的分泌。雌激素和甲状腺激素可使SHBG升高，而睾酮和生长激素使之降低。

（四）LH/FSH

GnRH刺激LH/FSH的分泌，性腺类固醇激素抑制LH/FSH分泌。GnRH经垂体门脉系统到达垂体前叶，与促性腺激素细胞的特异性受体结合，刺激黄体生成素（LH）和卵泡刺激素（FSH）的合成与释放，两者呈脉冲式分泌。LH促进睾酮分泌/FSH促进精子生成。睾酮分泌也呈脉冲式，健康男性睾酮水平呈昼夜变化，峰值在上午8时，低谷在夜间9时。血中只有游离睾酮才能进入靶细胞发挥生理功能，

大部分睾酮与血浆中白蛋白和雄激素结合球蛋白（SHBG）结合。睾酮进入靶细胞后，以原型或经5α-还原酶作用转化为双氢睾酮后与雄激素受体结合，产生生物学效应。

（五）下丘脑-垂体-睾丸轴

见图6-4。

（六）男性不同年龄阶段睾酮水平的变化

见图6-5。

四、雄激素（睾酮等）在男性中的作用

（一）雄激素对靶器官的作用

见图6-6。

（二）雄激素与性欲

大脑兴奋性通路（多巴胺系统）与抑制性通路（5-羟色胺系统）严格的平衡关系可能决定了性欲及性功能表现；多巴胺提高性欲及性兴奋，去甲肾上腺素影响性唤起和性高潮；

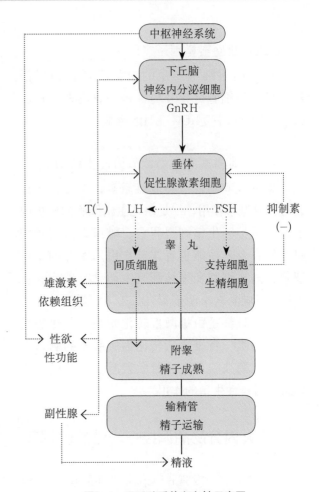

图6-4 下丘脑垂体睾丸轴示意图

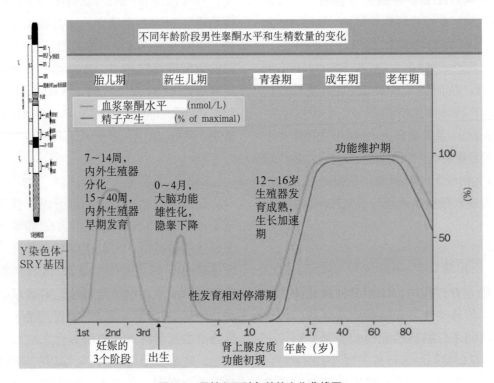

图6-5 男性睾酮随年龄的变化曲线图

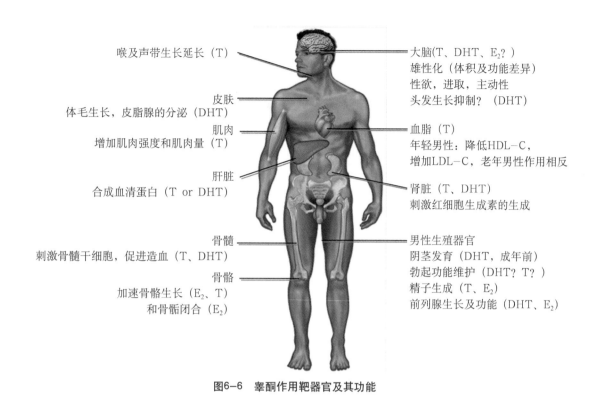

喉及声带生长延长（T）

皮肤
体毛生长，皮脂腺的分泌（DHT）

肌肉
增加肌肉强度和肌肉量（T）

肝脏
合成血清蛋白（T or DHT）

骨髓
刺激骨髓干细胞，促进造血（T、DHT）

骨骼
加速骨骼生长（E$_2$、T）
和骨骺闭合（E$_2$）

大脑（T、DHT、E$_2$？）
雄性化（体积及功能差异）
性欲，进取，主动性
头发生长抑制？（DHT）

血脂（T）
年轻男性：降低HDL-C，
增加LDL-C，老年男性作用相反

肾脏（T、DHT）
刺激红细胞生成素的生成

男性生殖器官
阴茎发育（DHT，成年前）
勃起功能维护（DHT？T？）
精子生成（T、E$_2$）
前列腺生长及功能（DHT、E$_2$）

图6-6 睾酮作用靶器官及其功能

5-HT在性反应的消退期发挥作用，5-HT系统过多活跃可致性欲减退和性高潮延缓；睾酮是调节性欲最重要的性激素，但血清睾酮水平与性欲低下的关系仍不明确；睾酮还可转化为雌二醇，睾酮对性欲是直接作用或通过雌二醇的间接作用，尚不得而知。

（三）射精功能的激素控制

有证据显示，催乳素通过外周、中枢及脊髓多个层面参与了性高潮和射精的调控；射精延缓与早泄分别与甲状腺功能减退和甲状腺功能亢进症相关；从严重早泄到不射精患者，PRL与TSH水平逐步增高，T水平逐渐降低；动物模型研究发现糖皮质激素参与了射精反射的调控，但来自人类的研究证据不足；雌激素控制附睾蠕动，睾酮也在中枢和外周层面影响射精过程。总之，内分泌系统参与射精控制的证据为射精功能障碍开辟了新的治疗途径。

（四）睾酮与勃起功能

睾酮与性欲及夜间勃起相关。睾酮对其他形式（心理性及反射性勃起）的勃起功能也可能有调控作用；睾酮缺乏时，海绵体平滑肌会发生萎缩。阴茎NOS的表达依赖雄激素。去势后影响PDE$_5$基因的表达。对于性腺功能减退的患者，PDE$_5$抑制药的作用可能不明显。

（张　锋　侯建平　肖　飞　闫志安）

第7章

男性性腺功能减退症

第一节　概述

雄激素在男性生殖健康和性功能维护中发挥了至关重要的作用。男性性腺功能减退症是一种综合征，雄激素缺乏可能对多器官功能和生活质量产生不利影响。男性性腺功能减退症约占成年男性的10%，男性性腺功能减退和不育占全部夫妇中的2%～7%，男性原因者高达40%～50%。

【病因】

在一些国家和地区发病率正在增高，可能与环境污染、不良生活行为和营养，现代社会高度紧张和生活压力等造成男性性功能、生殖功能损害日益加重及杀虫剂、重金属污染、外源性雌激素污染等有关。

【分类】

根据影响的部位、病因及程度等级不同把性腺功能减退症分为以下4类：

1.原发性性腺功能减退（高促性腺素性功能减退症）　是指性腺疾病本身病变导致的性腺功能减退。

2.继发性性腺功能减退（低促性腺素性功能减退症）　是指先天或后天原因导致下丘脑和垂体病变引起促性腺激素释放激素或促性腺激素生成和分泌减少导致性腺功能减退。

3.雄激素作用异常　雄激素受体异常，5α-还原酶缺乏，芳香酶缺乏等（详见本书第1章"男性性分化与性分化异常"相关章节）。

4.睾酮缺乏综合征　迟发性性腺功能减退症（LOH）（详见本书第8章"男性迟发性性腺功能减退症"）。

因后两类病因在本书其他章节中已有详细阐述，故本章节重点介绍和讨论前两类病因。此外，还有少数临床上原因不明的性腺功能减退病例，表现为青壮年间断性出现，考虑可能与精神心理因素导致神经肽异常分泌，或者GnRH/LH异常有关。

男性性腺功能减退症的分类，详见图7-1。

【临床表现】

男性性腺功能减退症是由于雄激素缺乏、减少或其作用不能发挥所导致的性腺功能减退性疾病。雄激素水平低，可伴有以下的临床症状和体征。

（一）胚胎期（潜在患儿）

1. 7～14周（分化期）　两性畸形，同性同体，尿道下裂。

2. 15～40周（发育期）　小阴茎，隐睾。

（二）出生后以年龄分类

1.少儿期　发育延迟，小睾丸，小阴茎，第二性征不足。

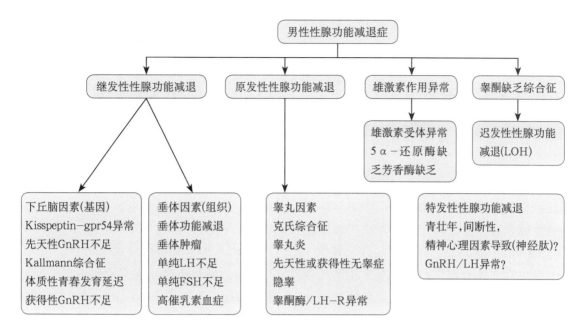

图7-1 男性性腺功能减退症的分类

2.青壮年期 性功能减退，不育症等。

3.中老年期 精神心理症状，体能症状，性功能障碍，代谢紊乱等。

（三）出生后以青春期为界分类

见表7-1。

表7-1 青春期前后临床表现

青春期前表现	青春期后表现
睾丸体积<5cm³	性欲减少
小阴茎	自发性勃起减少
隐睾、嗅觉缺失	睾丸体积减少
（Kallmann综合征）	
阴囊低色素	乳房发育
阴囊皱褶缺乏	潮热
乳房发育	骨量减少
类无睾症	个子变矮或微小创伤骨折
体毛减少	阴毛或腋毛减少
声音尖细	刮胡子次数减少
发际线低	溢乳
性欲减少	视野缺损
骨量减少	肌肉体积减少
肌肉体积减少	活力、动力减少
视野缺损（垂体损害）	
小前列腺	

第二节 男性性腺功能减退症各论

一、低促性腺素性功能减退症

又称继发性性腺功能减退症，原发病变是在下丘脑垂体以上，下丘脑促性腺激素释放激素（GnRH）缺乏，导致了青春期年龄仍无GnRH分泌脉冲出现或脉冲频率和（或）脉冲幅度过低不足以刺激垂体促性腺激素的脉冲式分泌，或垂体因为肿瘤、肉芽肿、囊肿或炎症等引起破坏，垂体促性腺激素缺乏，不能兴奋性腺的发育。低促性腺素性功能减退症患者的性腺解剖结构是正常的，只是由于长期缺乏促性腺激素的兴奋而处于幼稚状态。表现为：血清FSH/LH及睾酮水平低下。通过促性腺激素治疗有可能恢复生育功能。

【病因及临床表现】

（一）下丘脑-垂体肿瘤、炎症、创伤、手术、肉芽肿等

影响GnRH的产生和释放，垂体促性腺激素分泌不足，从而影响睾丸发育，雄激素产生

减少和精子发生缺陷，男子睾丸缩小，生殖器萎缩、阳萎，性欲减退，不育，可伴有下丘脑综合征或垂体前叶功能障碍的其他表现。垂体前叶功能减退：如垂体柄中断综合征。

（二）特发性促性腺素性功能减退症（IHH和Kallmann综合征）

特发性低促性腺素性功能减退症（IHH）是下丘脑促性腺激素释放激素（GnRH）缺乏引起的性腺发育不全，可伴有嗅觉缺失或减退（又称Kallmann综合征）。在家族性患者中，同一家系可存在伴有嗅觉异常和嗅觉正常两种类型的患者。本征是先天性的，染色体核型为46XY，病因可能是常染色体显性、隐性或X-连锁遗传。因胚胎发育时嗅球形成不全，可引起下丘脑GnRH分泌低下，导致性腺功能低下，睾酮分泌减少，睾丸生精障碍。表现为嗅觉缺乏，第二性征发育不良，类似无睾状态（详见Kallmann综合征）。

（三）单纯性LH缺乏症

患者有类无睾症的特点，伴男性乳房发育，血清LH和睾酮低，FSH可正常，曲细精管能生精有生育能力，hCG可引起睾丸的成熟。

（四）单纯性FSH缺乏症

较少见，间质细胞可正常分泌睾酮，男性性征正常，由于FSH缺乏影响生精，引起不育。

（五）Prader-Willi综合征

病因明确，为染色体15q11-13所致，出生后即肌张力低下，嗜睡，吸吮与吞咽反射消失，喂养困难。数月后肌张力好转，出现多食、肥胖。智力发育障碍，性腺发育缺陷，第二性征发育不良，可有隐睾，男性乳房发育，轻度糖尿病、下颌短小、眼眦赘皮、耳郭畸形等先天异常。

（六）Laurence-Moon-Biedl综合征

为常染色体隐性遗传，因下丘脑-垂体先天缺陷，引起促性腺激素分泌不足，睾丸功能继发性低下，患者有智力障碍，生长发育迟缓，到青春期不出现第二性征，阴茎及睾丸均不发育，出现肥胖。肾异常，精神发育迟缓，色素性视网膜炎造成视力减弱或失明。有多指（趾）或并指（趾）畸形。

（七）Alstrams综合征

为常染色体隐性基因发病，本病少见，临床上和Laurence-Moon-Biedl综合征有许多相似之处，如视网膜色素变性、肥胖、性幼稚，但本症无智力障碍和多指（趾）畸形。

（八）Froehlish综合征

任何原因（如颅咽管瘤）引起下丘脑-垂体损害均可引起本病，其特点为在短期内迅速出现肥胖、嗜睡、多食，骨骼发育延迟，可有男性乳房发育或尿崩症，外生殖器及第二性征发育不良，血LH、FSH低于正常。

（九）皮质醇增多症

肾上腺皮质分泌大量皮质醇和雄激素，两者反馈抑制垂体释放促性腺激素，使睾酮分泌减少，性腺功能减退。

（十）先天性肾上腺皮质增生症

是指在肾上腺皮质类固醇激素合成过程中某种酶先天性缺乏，导致皮质醇合成减少，由于反馈抑制作用减弱，垂体分泌ACTH增多，造成肾上腺皮质增生。胆固醇合成睾酮的过程中需要5种酶的参与，其中胆固醇碳链酶（20，22-碳链酶）、3β-羟类固醇脱氢酶、17α-羟化酶既存在于肾上腺，又存在于睾丸组织中。它们的缺陷导致肾上腺合成糖皮质激素及盐皮质激素障碍，导致睾丸合成睾酮障碍。男性胚胎早期如有严重睾酮合成缺陷，则影响胎儿的男性化分化，可出现盲端阴道，尿道下裂，隐睾，但无子宫与输卵管。

1.胆固醇碳链酶缺陷 胆固醇不能转化为孕烯醇酮，皮质醇、醛固酮和性激素合成都有障碍，大量胆固醇沉积，引起类脂性肾上腺皮质增生。临床上肾上腺皮质功能减退症，男假两性畸形，男性假两性同体，患者常早期夭折。

2.3β-羟类固醇脱氢酶缺乏症 导致慢性肾上腺皮质功能减退，ACTH增多，肾上腺皮质增生；男性生殖器官分化发育不全，有尿道下裂、隐睾、乳房发育等，尿中17-酮类固醇增高。

3.17α-羟化酶缺乏症 皮质醇分泌减少，ACTH升高，11-脱氢-17-羟皮质酮增高，男性外生殖器是女性型或假两性畸形，输精管可有不同程度的发育，血中孕烯醇酮升高有助于诊断。

（十一）高催乳素血症

高催乳素血症（HPPL）系指由内、外环境因素引起的以泌乳素（PRL）升高、（男性）乳房发育、性欲减退、阳萎及不育的综合征。最常见原因为垂体腺瘤。其垂体功能：FSH、LH降低，LH/FSH比值升高，PRL升高。PRL抑制LH和FSH分泌，对男性而言使睾丸分泌睾酮和曲细精管生精功能减低（详见高催乳素血症）。

（十二）家族性小脑性运动失调

呈家族性发病，表现为性幼稚，外生殖器小，睾丸小而软，腋毛少，呈女性型阴毛，音调高，身材较高呈类无睾体形。患者智力低下，甚至痴呆，缓慢出现小脑共济失调。可伴神经性耳聋、视神经萎缩。

（十三）血色病常染色体隐性遗传

因肠黏膜吸收铁过多和网状内皮细胞储铁障碍，过多铁沉着于下丘脑垂体，促性腺激素分泌减少，性腺功能减退，睾丸萎缩，男性乳房发育。

二、高促性腺素性功能减退症

又称原发性性腺功能减退症，是由于原发病变在性腺，性激素（睾酮或雌二醇）的合成和分泌减少，垂体的促性腺激素（LH和FSH）反馈性分泌增多，形成外周血中促性腺激素水平增高。常见表现为：血清FSH/LH升高及睾丸发育异常及功能水平低下。

【病因及临床表现】

（一）先天性睾丸发育与结构异常，睾酮合成及生精功能异常

1.Klinefelter综合征 常见的一种性染色体畸变的遗传病。本病男性人群发病率0.2%。病因为先天性性染色体数目异常畸变为47，XXY，因此又称47，XXY综合征。本综合征最常见，是与47，XXY核型有关的输精管发育不良，76.7%的染色体核型为47，XXY，18%为46，XY/47，XXY嵌合型等。这是通过母体（少数是父体）非分离性减数分裂而获得一条额外的X染色体。青春发育以前，大多数患者的诊断仍不明确，直到性发育异常或因不育而检查时才注意到。本病特点为患者有类无睾身材、男性乳房发育、睾丸小而硬、无精子，促性腺激素水平升高。男性第二性征发育差、智力发育迟钝，可伴有糖尿病、自身免疫性疾病和慢性阻塞性肺疾病等。

2.无睾症 遗传性别男性，单侧或者双侧睾丸组织缺如成为无睾症。无睾症需要与部分或者完全性睾丸萎缩相鉴别，如继发睾丸扭转或者睾丸炎者。无睾症分为先天性和获得性两类。双侧先天性无睾症发病率1/20 000，单侧无睾症约为前者4倍。这些患者有正常的外生殖器和正常的Wolffian结构，但缺乏苗勒管；因此可以肯定在胚胎形成的最初12周睾丸组织分化时，睾丸是存在的，而且睾酮和苗勒抑制因子二者也产生，但在出生或孕后期被吸收。病因：血管疾病、遗传疾病、宫内感染、创伤

及各种致畸因素等。临床表现类似于双侧隐睾症，但这些患者注射人类hCG后，血中睾酮不升高。

3.隐睾症（睾丸下降不全） 病因尚不完全清楚，常发生于下丘脑-性腺轴功能紊乱或者睾酮合成或作用障碍患者。同时可伴有肾和泌尿生殖系统发育缺陷。双侧容易导致：生精障碍及睾酮合成分泌异常。同时有恶变或睾丸扭转的风险，约5%睾丸发生退变，如纤维化或钙化。治疗：早期纠正隐睾症，6个月前不必治疗，6个月之后到1岁前可激素疗法完成下降。如激素治疗失败，应在1岁后及时行睾丸固定术。对于青春期及成人隐睾者，及时彩超监测睾丸，警惕恶变。

4.精索静脉曲张 目前尚没有确凿证据可以证明精索静脉曲张本身可以降低生育力。同时也没有足够证据证明对精索静脉曲张的治疗能够改善生育能力。精索静脉曲张伴随的不育症本身表现为：少精子症，弱精子症，畸形精子症或无精子症等。目前推测其影响生育的机制：静脉压增加导致睾丸血流灌注减少引起睾丸的供血不足和营养不良，影响睾丸发育。阴囊局部温度升高，影响精子质量，肾产生毒性代谢物经曲张静脉反流到睾丸影响精子等。（详见精索静脉曲张）

5.间质Leydig细胞发育不良 表现为先天性Leydig细胞缺失引起的睾酮减少与外生殖器异常有关的男假两性畸形，男性假两性同体。虽然有部分Wolffian管发育，但没有足够的睾酮产生来引导正常的男性外生殖器的分化。检查发现有促性腺激素的升高和睾酮浓度低下，而且注射hCG后循环中睾酮不升高。

6.唯支持细胞综合征 完全性生殖细胞发育不良时，生精小管直径缩小，其内除了支持细胞（Sertoli cell）外不含其他生精组织细胞（SCO综合征，即唯支持细胞综合征），患者无生育能力。在更常见的局灶性SCO综合征，其睾丸组织中不同比例的生精小管含有生殖细胞，但是其数量和质量都不足。SCO综合征是

非梗阻性无精子症最常见的病因。

7.强直性肌营养不良 大约80%肌营养不良的男性患者有原发性睾丸异常，睾丸活检：精子生成混乱，透明样变，纤维化。除了肌无力和萎缩以外，还可以发现前额秃发，智能迟缓，白内障，糖尿病，原发性甲状旁腺功能减退症及颅内高压。实验室检查：促性腺激素升高而睾酮水平低或在正常低水平。

8.Noonan综合征 本病为染色体显性遗传。男、女均可患病，大多数病例为散发性，家族性患者为常染色体显性遗传，基因定位于12q-q，基因突变是基本的病因。主要表现为原发性性腺发育不全小睾丸小阴茎，也常表现为隐睾，睾丸中曲细精管发育不良但间质细胞常增生。体态外形常与特纳综合征相似：皮肤超弹性、低位耳、身材矮小、项蹼、眼距增宽、面容呆板、盾胸、乳头间距增大肘外翻、指甲过凸及其他畸形，故称男性或假性的Turner综合征，目前已废弃不用。常伴肺动脉瓣狭窄等心脏畸形。智力常低下并伴睑下垂。睾酮水平低伴有高促性腺激素。无明显家族史。

9.性腺发育不良 性腺发育不良包括一组有基因异常导致的性腺分化和发育异常的疾病。在组织活检中，患者的性腺组织呈条带状，不仅缺乏生殖细胞，也没有Sertoli细胞和Leydig细胞，只能见到部分间质组织。主要分成3大类：①Turner综合征，染色体45，X；②完全性性腺发育不良：双侧性腺呈条带状；③混合型性腺发育不良：一侧性腺成条带状，另一侧性腺基本完全分化，睾丸下降进入阴囊。性腺发育不良在染色体为46，XX和46，XY的患者均可发生。

10.睾酮合成异常 患者染色体为XY，并且有睾丸存在，但是表现型为女性。酶缺乏导致睾丸内雄激素合成障碍，导致外生殖器向女性化发展，形成男假两性畸形，男性假两性同体。胆固醇向睾酮转化过程中需要多种酶的共同作用，其中任何一个酶的缺乏或减少，都可能导致睾酮合成缺乏或减少。以17，20裂解酶

缺乏和17α-羟化酶缺乏为多见。酶的缺乏还可能导致盐皮质激素和糖皮质激素合成减少，ACTH升高，肾上腺组织增生。因为睾酮和雌激素水平降低，FSH和LH明显升高。根据雄激素缺乏的程度不同，患者的表现型可以有很大的差异：从完全男性的表现型过渡到完全女性的表现型。睾丸可以位于阴囊，也可以位于腹股沟或腹腔内。很多表现型为女性的患者因为多毛、原发闭经或者青春期不发育来诊。

11.促性腺激素受体失活性突变 Leydig细胞和Sertoli细胞上有LH、FSH的受体。受体突变有激活性受体突变和失活性受体突变之分。Leydig细胞上的LH受体失活突变会导致男性假两性畸形，而激活突变会引起性早熟。Sertoli细胞上的FSH受体失活突变会导致不育，而激活突变使得精子生成不再依赖FSH的刺激。

12.多发性内分泌自身免疫性功能减退综合征 两个或两个以上的内分泌腺体自身免疫病可以发生于同一患者，有的还并发其他自身免疫病，被称为多内分泌腺自身免疫综合征（APS），分为以下类型。

（1）Ⅰ型：APS-Ⅰ主要于儿童早期发病，为自身免疫调节基因（AIRE）突变引起。可有下列临床表现：皮肤黏膜念珠菌病、甲状旁腺功能减退症、艾迪生病、外胚层发育不良、性腺功能减退症、恶性贫血、1型糖尿病、顽固性便秘、甲状腺功能减退症、无脾、腹泻、肝炎等。

（2）Ⅱ型：APS-Ⅱ较常见，指同一个体发生2个或2个以上的疾病，如自身免疫性甲状腺功能减退症、1型糖尿病、艾迪生病、白癜风、恶性贫血、脱发、IgA缺乏、Graves病、原发性性腺功能减退症、重症肌无力、麦胶性肠病等。

（3）其他APS：X连锁免疫失调多内分泌腺病肠病综合征可表现为早发1型糖尿病、肠病、甲状腺功能减退症、淋巴腺病、溶血性贫血和血小板减少症。B型胰岛素抵抗综合征是由于抗胰岛素受体抗体引起，可合并自身免疫性甲状腺病、继发性闭经等。POEMS综合征中

20%～50%可有糖尿病，55%～70%患原发性性腺功能减退症。

临床表现：个别腺体缺陷表现总和。个别腺体破坏出现无特殊顺序。

Ⅰ型发病常在儿童或35岁前。甲状旁腺功能减退最多见，其次是肾上腺皮质衰竭。慢性黏膜念珠菌病常见，糖尿病很少发生。通常为常染色体隐性遗传。

Ⅱ型腺体衰竭一般见于成人，高峰在30岁，累及肾上腺和甲状腺（施米特综合征）和胰岛，产生胰岛素依赖型糖尿病（IDDM）。常有抗靶器官抗体，特别是抗P450细胞色素肾上腺皮质酶。有些患者开始有甲状腺功能亢进症状和体征。

（二）获得性睾丸疾病

1.药物：如酮康唑、螺内酯、洋地黄、H_2受体阻滞药。

2.放射损伤。

3.病毒性腮腺炎引起睾丸炎。

4.手术和外伤。

5.化学因素：如重金属及其化合物（铅、镉、汞、锰、镍、铝、砷等），农药（有机磷类、有机氯类、有机汞类、TCDD等），硝基苯类（氟化物、甲醛等）。

6.大量酗酒。

7.全身性疾病，包括糖尿病、慢性肝病、肾功能不全和恶性肿瘤等。

三、雄激素作用异常

睾酮决定了生殖导管和尿生殖窦的男性分化方向。睾酮本身刺激中肾管（Wolff管）分化成附睾，输精管，射精管，精囊腺。睾酮的分解产物双氢睾酮促进阴茎、阴囊和前列腺的发育。睾酮和双氢睾酮进入细胞核与雄激素受体结合。T-AR，主要调节下丘脑-垂体的促性腺激素（主要是LH）的释放，而DHT-AR，主要调节胎儿尿生殖窦的男性化和青春期的性成

熟。上述睾酮作用过程中的任何步骤出现问题都可能导致雄激素的作用缺陷，引起男子假两性畸形。

（一）雄激素不敏感综合征

因雄激素受体前睾酮转化为二氢睾酮障碍（5α-还原酶缺乏症）、受体功能异常或受体后异常引起患者性发育异常。缺陷严重者表现为完全女性化，外表女性，外阴模棱两可，尿道下裂，隐睾等；病情轻者为男性外表，第二性征发育正常，精子生成异常，婚后不育。

1.完全性雄激素不敏感（睾丸女性化） 又称完全性男性假两性畸形，核型为46，XY，在胚胎期，在腹腔或外阴部有已发育的睾丸，由于中肾管对雄激素不敏感，不能进一步分化发育为输精管、精囊、前列腺和射精管，外阴部不能向男性方向分化，但胎儿睾丸支持细胞仍能分泌MIF，所以副中肾管退化萎缩，无输卵管、子宫和阴道上段。出生时外生殖器完全是女性型，有较浅的盲端阴道，在小儿腹股沟或外阴部可触及睾丸。在青春期，由于靶器官对雄激素不敏感，引起LH分泌增多，从而睾酮增多。睾酮转换生成雌二醇，似女性第二性征，如乳房充分发育，但有原发性闭经，少数病人阴蒂增大，有轻度男性化的表现。青春期后，患者睾丸易恶变，应予切除。

2.不完全性雄激素不敏感 又称不完全性男性假两性畸形I型，Reifenstein综合征，核型为46，XY，病因为雄激素受体部分缺陷或受体后缺陷。表型偏向于男性，但男性化程度差异很大，严重者外生殖器明显两性畸形，有盲端型阴道、会阴阴囊型尿道下裂。轻者表现为发育不良的男性外生殖器、阴茎小、有尿道下裂和阴囊分叉。青春期，男性化发育差，可有男性乳房发育，多无生育力。睾酮，LH及雌二醇均升高。

（二）5α-还原酶缺乏症

又称不完全性男性假两性畸形II型，是常染色体隐性遗传，核形为46，XY，由于5α-还原酶缺乏，睾丸酮转化为双氢睾酮不足使男性外生殖器发育障碍，表现为小阴茎，会阴尿道下裂，阴囊为双叶状，患者有睾丸、附睾、输精管和精囊，无子宫、输卵管和卵巢。在青春期，出现男性化，无男性乳房发育。精子计数正常，血清睾酮水平正常或增高，双氢睾酮降低，LH增高。T/DHT比值增大是5α-还原酶缺乏症最有力的诊断证据。

四、男性迟发性性腺功能减退症(LOH)

内容详见本书第8章"男性迟发性性腺功能减退症"。

【诊断】

（一）诊断依据

1.病史采集 对性腺功能减退的评价是通过细致的询问病史：了解患者生长发育史，性功能和生育史，有无慢性疾病、药物、毒物接触史和烟酒嗜好等。了解全身性疾病的诊治情况和家族有无遗传疾病等。

2.体格检查 认真的体格检查，测量身高、指距、上下部量，注意毛发的分布和数量，男性乳腺发育情况，男性第二性征的发育，睾丸的部位、大小和质地。

3.性激素水平的检测

（1）卵泡刺激素（FSH）、黄体生成素（LH）、睾酮（T）、双氢睾酮、性激素结合蛋白（SHBG）和催乳素（PRL）是常用的检查指标。睾酮测定，正常成年男性血睾酮水平为10～35nmol/L，它反映间质细胞的功能。测定结果受性激素结合蛋白（SHBG）的影响，雌激素和甲状腺激素可使SHBG升高，而睾酮和生长激素（GH）使之降低。

（2）分析性激素水平检查结果对男性生殖损害有定位提示作用，见表7-2。

提示：①当FSH、LH和T水平均低时，表明可能有下丘脑、垂体的损害，应考虑进一

表7-2 性激素水平检查结果解读

睾丸功能状态	T	FSH	LH	PRL
正常	正常	正常	正常	正常
生精阻滞/梗阻性无精子症	正常	正常	正常	正常
原发性性腺功能减退（生精细胞发育不良）	相对低	高	正常/高	正常
继发性性腺功能减退	绝对低	低/正常	低/正常	正常
高催乳素血症	低	低	低	高
间质细胞瘤	高	正常/低	低	正常
服克罗米芬或雄激素抵抗	高/正常	高/正常	高/正常	正常

步做垂体和下丘脑功能测定和影像学检查；②FSH、LH呈高水平，而T呈低水平时，提示睾丸间质细胞和生精上皮受损；③如果精液检查为无精或少精，而血FSH、LH、T水平正常，应考虑输精管的损害或射精障碍，可做进一步的睾丸活检和输精管检查；④如果LH和T水平正常，FSH高于正常，则表明原始生精管道有异常，而睾丸间质细胞不伴有损害，这种情况不必做睾丸活检。

4.GnRH兴奋试验　通过GnRH刺激，了解垂体促性腺激素的储备量。方法为GnRH 50μg，静脉注射，分别于0、15、30和120min采血测LH和FSH。正常男性峰值出现在15～30min，LH升高2～5倍，FSH升高约2倍。垂体功能受损者的试验结果为低弱反应。下丘脑病变者呈延迟反应。原发性睾丸病变者呈过高反应。

hCG的分子结构和生理功能与LH相似，hCG刺激兴奋睾丸分泌睾酮的反应程度反映了间质细胞的储备功能。方法为肌内注射hCG 4000U，1次/d，共4天，第五天抽血测血睾酮。正常人血睾酮应成倍增加，低促性腺素性功能减退症者明显增高，高促性腺素性功能减退症者血睾酮无明显增高。

5.精液检查　精液分析的目的在于了解睾丸的生精功能、精子形态、附性腺的分泌功能及精子遗传物质是否完整。精液分析项目包括：精液量、液化程度、酸碱度、精子计数、精子活力、精子存活率、精子形态等。（详见生精功能章节）

6.染色体检查　染色体核型分析及Y染色体微缺失检查。正常男性染色体核型为46，XY。口腔黏膜涂片检查性染色质，男性应为阴性。其适应证为：怀疑先天性导致的性腺功能低下，如严重弱精子，少精子或者无精子症，性分化异常等。

7.睾丸活组织检查　经上述检查未明确诊断时，可作细针活组织病理学检查。

免疫组织化学法：凝集素（Lectin）能识别糖蛋白及肽，特别是细胞膜表面的碳水化合物决定簇。已知一种凝集素具有只对某一种特异性糖基专一性结合的能力，凝集素同时又有多价结合能力，能与荧光素、生物素、酶、胶体金、铁蛋白等示踪物结合，在光镜、电镜水平显示所标记部位。应用凝集素进行了输精管和睾丸研究，在支持细胞的分离、分析Leyding细胞形态改变和隐睾症的睾丸、附睾变化等取得了成果，为从细胞分子水平研究生殖组织微观生理变化和病理改变提供了更直观的依据。

8.其他检查

（1）生化全项：包括肝肾功能、血脂等检查，了解患者全身情况及其他异常。

（2）头颅蝶鞍区影像学检查：包括CT或MRI，对区别继发性男性性腺功能低下症的原因很有帮助。垂体前叶（腺垂体）功能测定，包括ACTH-F、TSH-T₃、T₄、GH等，确定为单纯性腺或垂体前叶多系统功能受损。怀疑垂体病变者需检查。

（3）泌尿系统彩超及生殖系统彩超。

（4）骨龄片（左手X线片）观察骨龄是否与

年龄相一致，间接判断性腺发育程度。

（二）诊断流程及鉴别诊断

1.性腺功能减退的诊断流程 见图7-2。

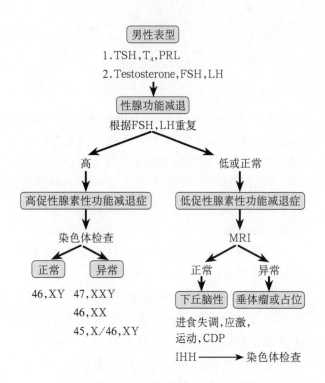

图7-2 性腺功能减退的诊断流程

2.男性性腺功能减退症的分类鉴别 见表7-3。

【治疗】

（一）治疗原则

男性性腺功能减退症的治疗关键在原发病。针对原发疾病治疗可使部分患者恢复性功能和生育能力，如无效，可对症处理：如提升睾酮或促生精及做辅助人工受孕治疗。

（二）治疗选择

原则上模拟睾丸正常功能。

1.全模拟 GnRH脉冲泵，适用于低促性腺素性功能减退症患者，原理是设定间隔时间周期性皮下注射GnRH类似物（戈那瑞林），全模拟人下丘脑脉冲分泌GnRH，间隔时间一般设定为90~120min，每次皮下注射的剂量GnRH 5~25mg连续应用。

2.部分模拟 部分模拟：一般采用促性腺激素hCG或hCG+hMG联合治疗低促性腺素性功能减退症患者，以促进睾丸生长和诱导精子发生。

3.性激素替代 目的是促进第二性征的发育和维持性功能，睾酮替代治疗以小剂量开始，逐渐增量到成人剂量。

（三）治疗方案

1.低促性腺素性功能减退症 由于下丘脑-垂体缺乏分泌促性腺激素引起，补充这类激素后可促进睾丸发育，精子生成。

（1）绒毛膜促性腺激素（hCG）治疗：1000~2000U，每2~3天1次，肌内或皮下注射，连续治疗3~4个月，复查相关性激素。其作用类似于LH，能使睾丸体积增大，睾酮分泌增加，出现男性第二性征。如果要产生精子，必须同时加用人绝经期促性腺激素（每支内含LH和FSH各75U）。每天或隔日肌内注射1次，每次1~2支，疗程同上3~4个月复查。一般先用绒毛膜促性腺激素，等睾丸体积增大到一定程度，身体出现男性化后加用人绝经期促性腺激素。

（2）促性腺激素释放激素脉冲治疗：效果比较好。身上携带一个小型给药泵，模仿生理性促性腺激素释放激素的分泌节律，一般每90min自动注射1次少量的促性腺激素释放激素（GnRH，戈那瑞林），兴奋垂体黄体生成素和卵泡刺激素的分泌，可促精子生成，已应用于Kallmann综合征患者。

2.高促性腺素性功能减退症

（1）因睾丸本身病变，体内促性腺激素水平已经很高，再用促性腺激素无济于事。补充睾酮，促进和维持男性第二性征。青春期前雄激素缺乏的男性少年，雄激素治疗能刺激和维持男性第二性征发育、躯体发育和性功能发

表7-3 男性性腺功能减退症的分类及特点

	低促（继发）	高促（原发）	雄激素作用异常	迟发性性腺功能减退（LOH）
病因	先天性GnRH缺乏不足、获得性GnRH缺乏、Kallmann综合征、特发性低促（IHH）、垂体功能减退症、单纯LH或FSH缺乏症、高泌乳素血症、分泌性促性腺激素肿瘤、体质性青春期延迟	无睾症、睾丸下降不全、生殖细胞发育不良、精子发生阻滞、克氏综合征、XX男性综合征、结构性染色体异常、性腺发育不全、睾酮合成障碍、促性腺激素受体基因突变、睾丸肿瘤、睾丸炎、精索静脉曲张	雄激素受体异常、5α还原酶缺乏、芳香酶缺乏	随年龄增大，患者血睾酮逐年下降，而促性腺激素反应性逐渐升高。但下丘脑-垂体性腺轴也因为老龄功能逐渐低下，导致睾酮不足
就诊原因	大多患者是因到青春期无性发育而求医，少数有青春期启动，但中途停滞，性成熟过程未能完成。智力较差	不育，性功能低下就诊。智力影响较小	两性畸形，两性同体，尿道下裂，隐睾，男性乳腺发育，不育	性功能低下和精力不足
临床表现	睾丸容积较大，可达到青春期Ⅱ期或Ⅲ期的水平。约90%患者喉结小，阴毛和腋毛缺如，少数可有少量阴毛生长（Tanner阴毛Ⅱ期）。80%的患者骨龄落后于实际年龄。40%有嗅觉缺失或嗅觉减退。20%有男子乳腺增生。可有小阴茎、隐睾和输精管缺如	不育，性功能低下，类无睾身材，男性乳房发育，睾丸发育差，体积小于2ml，无精子	两性畸形，两性同体，尿道下裂，小阴茎，附睾及输精管发育不全，乳腺发育，睾丸小，无精子生成，不育	情绪异常，抑郁，烦躁，性功能低下和精力不足
实验室检查	T低，LH/FSH低下	T低LH/FSH高		FSH正常或轻度升高，LH升高明显
治疗	给予GnRH或者hCG终身睾酮替代治疗	睾酮替代治疗	视患者社会性别给予相应措施	睾酮替代治疗

育，成年男性治疗的目的是恢复、维持性欲和第二性征。儿童使用性激素可能导致长骨骨骺过早闭合，影响身高，应慎重使用。

（2）睾酮制剂：目前推荐十一酸睾酮。长期用药，保持男性化状态。外源性睾酮能抑制垂体FSH和LH的分泌，进一步抑制精子的生成。

3.雄激素作用异常（受体酶缺乏）

（1）因雄激素不敏感或LH抵抗综合征，5α-还原酶缺乏，受体功能异常或受体后异常引起患者性发育异常。缺陷严重者表现为完全女性化，外表女性，外阴模棱两可，尿道下裂，隐睾等。

（2）治疗原则：外生殖器有两性畸形者，性别的选择十分重要，要求选择的性别能使患者更好地适应社会生活及在青春期有较好的性发育。决定性别后，需进行生殖系统的矫形手术及必要的激素替代治疗。按女性抚养者，在适当时期应采用雌激素及孕激素周期治疗；按男性抚养者，宜在青春期开始长期应用雄激素治疗。

4.男性迟发性性腺功能减退症 详见本书

第8章"男性迟发性性腺功能减退症"相关章节内容。

（张　锋　侯建平　董丙洲　肖　飞）

第三节　病例分析

男性性腺功能障碍主要表现为性腺功能减退，指睾丸的两项主要功能减退：生精和（或）睾酮合成分泌功能减退。临床上分为高促性腺素性功能减退症（即原发性性腺功能减退症，睾丸自身功能结构功能异常）、低促性腺素性功能减退症（即继发性性腺功能减退症，垂体－下丘脑及以上结构功能异常）、男性迟发性性腺功能减退症（即LOH）和雄激素作用障碍（如雄激素受体异常）。所以，睾丸功能减退表现为雄激素不足或精子发生障碍。此外，若其他内分泌功能紊乱，也可影响精子的发生与性功能。临床上我们经常遇见男性性腺功能减退的患者，分析典型病例如下。

病例一

患者，男性，14岁，因"体检发现双侧睾丸发育不良半年"在当地治疗（绒毛膜促性腺激素2000U，肌内注射1周2次，治疗2个月；十一酸睾酮250mg，肌内注射，每月1次，治疗3个月）后检查，已有2个月未治疗。

既往体健，否认毒物接触史及电离辐射史，否认外伤、手术史，否认药物过敏史。父母发育无异常。

体格检查：一般情况良好，嗅觉完全缺失，身高156cm，体重50kg，胡须（+），乳腺（－）；PH2～3，双侧睾丸约1ml，阴茎长约5cm，包皮已环切。

性激素：黄体生成素（LH）0.09U/L（1.24～8.62U/L），卵泡刺激素（FSH）0.36 U/L（1.27～19.26 U/L），睾酮（T）5.06 nmol/L（6.07～27.1nmol/L），雌二醇（E$_2$）0.058pmol/L（0～0.24pmol/L），催乳激素（PRL）0.39nmol/L（0.12～0.60nmol/L）。手部骨龄：约14岁；MRI（鞍区）：未见异常；染色体核型分析：46，XY；B超：前列腺及精囊腺发育欠佳。

问题

1.完整全面的诊断？是否需要深入检查？

2.青春期发育有无问题？什么问题？

3.胡须、PH2～3、骨龄如何解释？

4.当地治疗有无错误或不当？

5.下一步如何处理？观察？hCG注射？剂量？克罗米芬？剂量？十一酸睾酮肌内注射？注射剂量？口服？

讨论

1.本病例完整全面的诊断是什么？是否需要深入检查？

本病例首先应与体质性青春期发育延迟（CDD）相鉴别。该患者因"体检发现双侧睾丸发育不良半年"就诊，双侧睾丸约1ml，阴茎长约5cm，其症状和体征符合青春期发育延迟，手部骨龄约14岁，符合实际年龄，嗅觉减退，提示病变在下丘脑水平，可基本排除CDD的诊断。青春期发育延迟是指青春期特征出现的时间比同龄青少年明显延迟（超过2.5年）。一般认为，男孩在14岁时双侧睾丸小于4ml，或15岁时阴毛未现则可考虑为青春期发育延迟。造成青春期延迟的原因很复杂，大致可分为两大类，即先天遗传方面和后天营养、疾病等方面。体质性青春期发育延迟患者在出生至学龄前期身高和体重均在正常范围之内，但自学龄期起，其生长发育开始变得比同龄人缓慢，青春期以前的身材较同龄人矮小，性发育也显著延缓，他们的青春期一般出现较晚，多数到十六七岁后才开始出现青春期发育特征，其最终身高及生殖器官的发育大多能达到正常人水平。体质性青春期延迟患者大多有家族史，追溯其父母的生长发育史往往亦有青春发育延迟的情况（下丘脑GnRH启动晚）。对此类体质性青春延迟患者，一般只需定期测量其生长速度，观察其生长的总趋势，无须特殊治疗。慢性疾病或营养不良导致功能性青春发育延迟，通常由一些慢性病如甲状腺功能低下、先天性心脏病、肝硬化、尿毒症、镰状细胞贫血、糖尿病、慢性腹泻、神经性厌食、慢性炎症性肠疾病（溃疡性结肠炎、克罗恩病）、严重的营养不良、营养代谢障碍等引起，上述疾病可对全身代谢及功能产生不良影响，导致下丘脑－垂体－性腺轴功能低下，出现青春期发育延迟。去除原发病，改善患者的营养状态后，患者青春期发育会自发出现并表现出追赶生长现象。

其次与克氏综合征相鉴别。患者血清性激素检查：LH 0.09U/L（1.24～8.62U/L），FSH 0.36U/L（1.27～19.26U/L），T 5.06nmol/L（6.07～27.1nmol/L）。染色体核型分析为正常男性，B超提示前列腺及精囊腺发育欠佳，提示患者为低促性腺素性功能减退症，可除外克氏综合征。

性腺功能减退症分原发性（睾丸异常，少见）和继发性性腺功能减退症（下丘脑－垂体异常，多见），雄激素抵抗（靶器官利用异常，罕见）。该例患者下丘脑－垂体MRI正常，雄激素治疗后第二性征发育良好，因此可排除原发性性腺功能减退症及雄激素抵抗。

综上所述，本病例完整全面的诊断为：继发性低促性腺素性功能减退症伴嗅觉缺失综合征，结合患者的症状体征及相关检查，符合Kallmann综合征的诊断。

该病具有促性腺激素分泌缺乏，在临床上具有下列特征：

（1）性腺功能减退，雄激素水平下降，T<6.07nmol/L。

（2）低促性腺激素水平，因为促性腺激素释放激素（GnRH）分泌缺乏或降低。伴有嗅觉缺失。

（3）垂体前叶其他激素试验正常。

（4）铁蛋白水平正常。

（5）下丘脑－垂体影像学检查多为正常。追问患者其父母发育史，测定甲状腺激素排除甲状腺功能低下、排除其他慢性病导致的青春期发育延迟，有助于进一步明确诊断。

Kallmann综合征：1856年，Maestre de San首先报道大脑嗅觉结构与小睾症关联；1944年，美国医学遗传学家 Kallmann总结性腺功能减退症与嗅觉缺失为综合征，认为有遗传倾向；1950年，瑞士解剖学家de Morsier进一步证实嗅球和嗅束发育不良或缺失与性腺功能减退症相关，其后数年发现性腺功能减退的原因是促性腺激素释放激素（GnRH）缺乏。

该综合征表现为低促性腺素性功能减退症及嗅觉缺失，是病因及临床表现差异较大的一组综合征。发病率男性约1:8000，女性约1:40 000。病因包括：X连锁隐性遗传，KAL1基因（位于Xp22.3）变异，黏附蛋白功能缺陷，胚胎发育时GnRH神经元及嗅球神经元移动障碍，GnRH未能与门脉系统会合；Y染色体KAL1是假基因，男性受累是Kallmann综合征的主要病因。因此Kallmann综合征患者脑MRI可能发现嗅球及嗅束的发育不良。

Kallmann综合征的临床表现：

胚胎期（潜在患儿）：在胎儿第15～24周（早期发育）胎儿易出现小阴茎，隐睾。25～40周时出现小阴茎，隐睾。

出生后患者，新生儿－学龄期前表现为隐睾，小阴茎；少年时期表现为青春期发育延迟，第二性征不足；青壮年患者则多因不育症、性功能减退等就诊。此外，部分患者有眼动异常、先天性睑下垂、听力损害、单侧肾发育不良及缺齿等其他表现。

Kallmann综合征的治疗：

（1）新生儿/婴儿：通常因隐睾就诊。0～6个月婴儿可予以观察；如6～12个月患儿睾丸仍未下降至阴囊，可给予hCG肌内注射，500U/BIW，总量<10 000U；有学者认为hCG治疗可能导致生精细胞凋亡增加的风险。12个月以上婴儿可采取睾丸下降固定术。

（2）幼儿/学龄期儿童：通常因小阴茎就诊。小阴茎即勃起时阴茎长度短于平均值以下2~2.5SD；由于缺乏循证医学证据，目前对该年龄段Kallmann综合征患者的处理尚无统一共识。有学者根据患者年龄给予十一酸睾酮40mg/d治疗3个月，发现患者阴茎及睾丸部分呈明显生长趋势。但过早应用雄激素对患者骨龄的影响尚不明确。因此不作推荐。

（3）青春期发育异常：Kallmann综合征患者青春期发育异常的表现为青春期发育不能启动或不能完成、启动晚、启动慢或发育慢、发育不完全。对该时期的Kallmann综合征患者，根据患者不同表现，部分患者可采取等待观察，其优点为减少了人为干预，可能等到自然启动发育；缺点是患者身体、第二性征发育慢于同龄人，可能对患者造成心理上不良影响，导致自卑情绪，可能影响学习成绩。模拟青春期发育在多数男科中心得到较为广泛的应用，模拟青春期发育有全模拟（GnRH脉冲泵）、部分模拟[rFSH（hMG）、hCG]、终端模拟（睾酮替代或补充）三种方式，根据患者具体情况选择相应治疗。

（4）青壮年：无生育要求者，睾酮替代治疗，以症状改善为主，兼顾血清睾酮生理水平；但延期促性腺治疗，患者睾丸生精细胞凋亡、生育潜力及反应情况有待对照研究。有生育要求者可采取全模拟（GnRH脉冲泵）、部分模拟[rFSH（hMG）、hCG]方式治疗，直至生育完成。初始治疗时，选小剂量、短效雄激素制剂（如口服十一酸睾酮），模拟青春发育早期雄激素分泌模式；达到满意身高或骨骺闭合、雄性化充足后可过渡到长效雄激素制剂；hCG治疗也宜从小剂量起始。

2.青春期发育有无问题？什么问题？

Kallmann综合征的临床表现，出生后患者，新生儿至学龄期前表现为隐睾，小阴茎；少年时期表现为青春期发育延迟，第二性征不足；青壮年患者则多因不育症、性功能减退等就诊。该患者14岁，双侧睾丸约1ml，阴茎长约

5cm，第二性征发育慢于同龄人。

3.胡须、PH2~3、骨龄如何解释？

患者就诊前在当地已给予hCG2个月＋十一酸睾酮250mg肌内注射3个月治疗，大剂量的外源性睾酮促使患者第二性征及骨骼迅速发育。

4.当地治疗有无错误或不当？

对青春期发育延迟的Kallmann综合征患者的治疗上，应考虑到男性性腺发育与第二性征发育的同时治疗。早期可予观察，14岁以后可予小剂量、短效雄激素制剂（如口服十一酸睾酮）治疗，模拟青春发育早期雄激素分泌模式，以促进男性第二性征发育，维持正常性功能、骨密度，同时有助于维持正常的情绪和认知。雄激素用量过大可导致骨骺早闭，影响患者成年后的终身高，因此治疗过程中要监测骨龄情况。hCG治疗也宜从小剂量起始。在睾丸间质细胞及支持细胞未能有效增生时，hCG治疗效果通常较差，因此hCG治疗同时应予以hMG治疗。在达到满意身高或骨骺闭合、雄性化充足后，可过渡到长效雄激素制剂。

5.下一步如何处理？观察？hCG注射？剂量？十一酸睾酮肌内注射？剂量？口服？

Kallmann综合征的临床表现复杂，根据不同时期不同表现给予相应治疗。新生儿/婴儿的隐睾处理：0~6个月通常予以观察；6~12个月可予以人绒毛膜促性腺激素（hCG）肌内注射，500U/BIW，总量<10 000U；12个月以上建议行睾丸下降固定术。幼儿/学龄期儿童的小阴茎处理：目前对该年龄段患者的处理尚无统一共识。有学者根据患者年龄给予十一酸睾酮40mg/d治疗3个月，发现患者阴茎及睾丸部分呈明显生长趋势。但也有学者认为过早应用雄激素对患者骨龄的影响尚不明确，因此不作推荐。

青春期发育异常的处理：Kallmann综合征患者青春期发育异常的表现为不能启动或不能完成，或者启动晚，启动慢，发育慢及发育不完全。根据不同表现可作出的选择有：①等待观察。优点是减少人为干预，可能等到自然启

动发育；缺点是身体、第二性征发育慢于同龄人及心理不良影响。等待观察还可能影响学习成绩。②模拟青春期发育：全模拟（GnRH 脉冲泵注射）；部分模拟（rF-SH 或 hMG、hCG）；终端模拟（睾酮替代或补充）。本例患者在当地已行绒毛膜促性腺激素2个月+十一酸睾酮250mg肌注3个月，治疗后第二性征开始发育，建议可先继续给予低剂量的睾酮治疗，如十一酸睾酮治疗80mg，1/d口服，以使患者维持男性发育；促性腺激素（hCG/hMG）治疗：剂量为hCG 1000U，每周2次，肌内注射；hMG 75U肌内注射，每周2次，以上两种方法治疗的疗程要2年或2年以上，使患者的睾丸容量增加，一旦患者性发育的目的达到，再换用睾酮治疗，以充分补充雄激素的缺乏。如患者达到生育年龄有生育要求时，促性腺激素治疗剂量加倍。睾酮的替代治疗应该是终身的，以维持第二性征和雄激素依赖的功能及防止骨质疏松，但对嗅觉障碍尚无有效的治疗方法。

病例二

患者，27岁男性，婚后不育1年，性功能正常。

体格检查：身高174cm，体重79kg，发音尖细，皮肤细白，胡须稀少，无喉结，双上肢长度179cm，外生殖器PH2，阴茎长4.0cm，双侧睾丸约3ml，双侧乳腺发育。

精液常规：无精子，精液量2ml，pH 7.2。

既往病史：否认腮腺睾丸炎、棉籽油食用及睾丸损伤史。

患者在门诊各项检查报告如下：

血清性腺轴激素：LH 16.1U/L（1.24～8.62U/L），FSH 28.5U/L（1.27～19.26U/L），T 7.69nmol/L（6.07～27.1nmol/L），E_2 0.133pmol/L（0～0.24pmol/L）；染色体核型分析：47，XXY；骨密度测定：骨质疏松，骨密度低于正常值的2.9SD；乳腺B

超：双侧乳腺增生，符合男乳女化。

问题

1.该病例初步诊断是什么？可能的病因是什么？

2.为明确诊断，下一步需行哪些检查项目？

3.最后诊断是什么？

4.治疗方面：

（1）患者有无睾酮缺乏情况，是否需要补充？

（2）上肢过长的原因是什么？

（3）生育问题如何解决？

（4）乳腺增生及骨质疏松如何治疗？

5.克氏综合征造成性腺功能减退的原因是什么？

讨论

1.该病例初步诊断是什么？可能的病因是什么？

初步诊断为无精子症，男性性腺功能减退，男性乳腺增生症。患者第二性征发育不足，双侧睾丸小，精液中无精子，无腮腺睾丸炎、棉籽油食用及睾丸损伤史，考虑克氏综合征可能性大，需进一步检查明确诊断。

克氏综合征又称先天性曲细精管发育不全，是一种性染色体异常所致的疾病，为临床上最常见的男性性功能减退疾病，系高促性腺素性功能减退症。本病为1942年Klinefelter等报道，报道中9例患者主要表现为乳腺增生，体毛减少，小睾丸，无精子症。1959年研究发现Klinefelter综合征的染色体核型为47，XXY。该病患病率占新生男性婴儿1/1000，其智力障碍发生率为1/100，占男性不育症的1/10。典型克氏综合征的染色体核型为47，XXY，非典型克氏综合征患者的染色体核型或是嵌合型有：46，XY/47，XXY、46，XX/48，XXXY、46，X/46，XY/47，XXY等；或是有两条以上X染色体，如48，XXXY、49，XXXXY等，为变异型。发病原因为配子在减数分裂（I、II）及受精卵细胞分裂时，性染色体未分离，目前认为父系可能性更大，母亲年龄越大风险越高。

本病患者的睾丸小而硬，组织学检查可见睾丸曲细精管纤维化或透明样变，管腔闭塞，无精子发生，间质细胞增生或聚集成团，偶可见支持细胞或精子，且功能低下，睾酮生成减慢，血睾酮浓度降低，对外源性促性腺激素（hCG）刺激反应低，血FSH升高，血LH可升高或正常。由于血睾酮降低，血雌二醇水平升高，升高的雌二醇使睾酮结合蛋白增多和睾酮/雌二醇比值降低，从而使患者乳房发育呈现女性化倾向。男性乳房发育取决于睾酮/雌二醇的比值，比值越小，男性乳房发育越明显。患者易伴有其他疾病，如隐睾、尿道下裂等泌尿男性生殖疾病，也常合并一些内科疾病，如糖尿病、甲状腺功能减退。此外，这类患者还易患肺部疾病及乳腺癌等疾病。

克氏综合征患者青春期前一般无明显症状，部分患者的学习成绩较差，可能与智力水平较低有关。至青春期，患者症状逐渐明显，阴茎短小，睾丸小而硬，男性第二性征发育延迟甚至不发育，皮肤细白，全身体毛发育较差，阴毛、胡须稀少而腋毛常常缺如，喉结不明显，身材高，骨质疏松，下身长于上身，近半数患者乳房发育似女性乳房。患者性欲低下，性功能不良，除个别患者外，几乎均为无精子症而不能生育，因而常因不育或性功能障碍而来就诊。不少患者智力较低，性格改变，行为异常，不易与人相处。究其原因可能与青春期大脑的重塑（结构与功能）有关，青春期大脑结构和功能的重塑有激素依赖和激素非依赖两种机制（如染色体）；部分克氏综合征患者有智力减退，表现为语言和学习能力弱，原因是遗传因素或认知不良。

2.为明确诊断，下一步需行哪些检查项目？

由于克氏综合征是一种性染色体异常所致

的疾病，睾丸小而硬，睾丸曲细精管纤维化或透明样变，无精子发生，间质细胞功能低下，睾酮生成减慢，血睾酮浓度降低，血FSH升高，血LH可升高或正常。因此，检查血清性腺激素、染色体核型可进一步明确诊断。

3.最后诊断是什么？

经检查患者血清性腺轴激素：LH 16.1U/L（1.24～8.62U/L），FSH 28.5 U/L（1.27～19.26U/L），T 7.69nmol/L（6.07～27.1nmol/L），E_2 0.133pmol/L（0～0.24pmol/L）；染色体核型分析：47，XXY；骨密度测定：骨质疏松，骨密度低于正常值的2.9SD；乳腺B超：双侧乳腺增生，符合男乳女化。结合患者第二性征发育不足、双上肢长、双侧睾丸小、双侧乳腺发育、精液中无精子等临床表现，患者最后诊断为克氏综合征。

4.治疗方面 患者有无睾酮缺乏情况，是否需要补充？上肢过长的原因是什么？生育问题如何解决？乳腺增生及骨质疏松如何治疗？

克氏综合征患者睾丸小而硬，组织学上睾丸间质细胞增生，但睾丸间质细胞功能低下，睾酮生成减慢，血睾酮浓度降低，因此睾酮浓度处于缺乏状态。由于睾酮在男性青春期发育期间刺激骨质发育，加速骨骼生长，对成人骨骼的维持具有重要作用，因此克氏综合征患者因睾酮缺乏通常合并有骨质疏松。而E_2是影响青春期发育长骨骨骺闭合的重要因素，克氏综合征患者体内睾酮生成不足致使转换后的E_2不足，患者长骨发育时间延长，多有四肢过长的表现。随着患者年龄增大，睾酮缺乏越明显。此类患者即使血睾酮和（或）性功能正常，如有LH升高、雄性化不足、男乳女化、骨质疏松等，主张尽早补充睾酮。补充睾酮的剂量可从小剂量开始，可按十一酸睾酮胶丸80mg，1/d口服并定期复查性激素，直至LH维持正常水平。

克氏综合征患者出生时，多数睾丸内有精原细胞。大约在青春期发育早到中期，精原细胞及初级精母细胞发生大规模凋亡（不能进入减数第一分裂），以致发生无精子症；许多克氏综合征患者生育的男孩具有正常的染色体核型，提示在生殖干细胞增殖的早期或减数分裂（纺锤体期）时，有检测机制，能够克服X染色体多体；克氏综合征患者可能合并Y染色体微缺失。约50%非嵌合型克氏综合征患者（精液中无精子者）睾丸显微取精成功，多数克氏综合征患者以ICSI方式生育的孩子具有正常倍体染色体（49/50），但是值得注意的是，迄今为止这种患者后代的核型几乎都异常。克氏综合征正常倍体精子是来源于正常倍体精原细胞或经减数分裂纠正，尚不得而知。

克氏综合征患者由于LH过度刺激及芳香化酶活性高，性激素结合球蛋白（SHBG）高，FT/FE_2比例失调，导致男乳女化多发（1/3～1/2），乳癌发生率3%～5%。患者在青春期发育过程中，乳腺发育早期以腺管上皮增生为主，晚期有管周结缔组织增生，并发生纤维化和透明样变；对于乳腺发育的克氏综合征患者，早期补充雄激素通常可取得较为理想的治疗效果；乳腺发育病程长者，药物治疗效果差，则需手术治疗。

5.克氏综合征造成性腺功能减退的原因是什么？

性腺功能减退的原因不清，可能是以下机制：（1）减数分裂检测点：纺锤体期不容许非整倍体的初级精母细胞进入周期。（2）性染色体的剂量效应：多余的X染色体逃避了选择性失活。（3）睾丸内激素不平衡。（4）精原干细胞缺陷。（5）支持细胞及间质细胞凋亡异常。

病例三

20岁男子，因发育异常就诊，学习成绩差（高考200余分）。

体格检查：身高152cm，体重54kg，第二性征未发育，无男乳女化；双侧睾丸约2ml，弹性好，阴茎3cm×2cm。

进一步检查：

性腺轴：LH 0.24U/L（1.24～8.62U/L），FSH 0.82U/L（1.27～19.26U/L），T 10.69nmol/L（6.07～27.1nmol/L）。

甲状腺：T_3 0.8nmol/L（0.9～2.8nmol/L），T_4 36.5nmol/L（41.2～162.5nmol/L），FT_3 2.86pmol/L（3.5～6.5pmol/L），FT_4 10.1 pmol/L（11.45～23.17pmol/L），TSH 0.484mU/L（0.35～5.5mU/L）。

肾上腺：皮质醇45.54nmol/L（240.12～662nmol/L，8am），促肾上腺皮质激素（ACTH）3.44pmol/L（0～10.20pmol/L）；生长激素（GH）0.12nmol/L（0.144～12nmol/L）。

垂体MRI：垂体柄先天性异常。

B超：肝、胆、脾、双肾、肾上腺未见异常，前列腺小。

右腕骨X片：骨龄约12.5岁。

问题

1.该病例诊断是什么？

2.该疾病如何治疗？

3.甲状腺素缺乏、肾上腺皮质激素缺乏如何处理？

讨论

1.本病例患者身材矮小，外生殖器及第二性征未发育，考虑生长激素及促性腺激素产生不足，提示垂体病变。进一步化验垂体相关激素水平，提示多种垂体激素产生不足，MRI提示垂体柄先天性异常，因此本病例诊断为先天性垂体柄中断综合征（PSIS）。该病是近年来在MRI的临床应用过程中被发现和认识的。其发病率极低，在活产新生儿中为1/10 000～1/4000。其发病原因目前尚不明确，有学者认为围生期异常因素，包括胎位不正、难产、新生儿窒息、新生儿缺血缺氧等，会引起垂体血液供应障碍，致垂体柄损伤。生长发育迟缓是PSIS患者的主要表现。PSIS患者通常有以生长激素缺乏为主的单一或多种腺垂体功能减退。原因可能为垂体前叶正常血液供应被破坏，垂体前叶发育不良，而且垂体柄阻断后，下丘脑分泌的激素不能完全到达垂体前叶，使垂体前叶功能减退。但PSIS患者一般不出现尿崩症。

垂体是人体最重要的内分泌腺，分前叶和后叶两部分；前叶分泌多种激素，如生长激素、促甲状腺激素、促肾上腺皮质激素、促性腺素、催乳素等；后叶能够贮藏下丘脑分泌的抗利尿激素。下丘脑-垂体-性腺轴功能障碍时，必须特别注意有无下丘脑-垂体-靶腺轴的功能减退。任何一种垂体占位性病变往往首先损坏的是下丘脑-垂体-性腺轴和（或）下丘脑-垂体-生长激素轴。损伤性腺轴会导致性发育延迟，而损伤下丘脑-垂体-生长激素轴则导致生长速度慢而身材矮小。因此凡是生长迟缓伴青春发育延迟者均应关注这一问题。无论是鞍区占位性病变还是垂体发育不良，下丘脑-垂体-生长激素轴、下丘脑-垂体-甲状腺轴均有可能同样受到损伤，造成靶腺的功能减退，并可能具有明显的临床表现，但也可能表现得隐匿。

垂体疾病最多见的是垂体肿瘤，其中绝大部分是良性的，根据肿瘤细胞能否产生激素分为功能性垂体瘤和无功能性垂体瘤两大类。功能性垂体瘤分为生长激素瘤，表现为巨人症或肢端肥大症；催乳素瘤；促肾上腺皮质激素瘤，表现为库欣综合征及其他少见的肿瘤。垂体激素产生不足有如垂体性侏儒（生长激素不足）、性腺功能低下（促性腺激素不足），有时整个垂体前叶功能都受损，多种激素分泌不足，如产后大出血引起的席汉综合征。

垂体后叶功能低下的病有尿崩症。

垂体前叶功能紊乱：垂体前叶功能紊乱可仅影响某一种前叶细胞（单激素性），或同时影响数种前叶细胞（多激素性）。垂体功能紊乱的病因位于垂体者称为原发性垂体功能紊乱，位于下丘脑者称为继发性垂体功能紊乱。

垂体本身破坏或受压症候群，一般认为垂体前叶组织破坏60%以上才出现症状，75%以上症状较明显，95%以上症状严重。根据垂体受累程度可分为全垂体前叶功能低下和部分性垂体前叶功能低下（仅选择性地损伤1～2个垂体激素），一般GH及GnRH常先受累，TSH及ACTH后受累。

该患者第二性征发育差，外生殖器呈现幼稚型，前列腺小，均提示患者青春期发育延迟，睾酮水平低下。学习成绩差与患者青春期大脑结构与功能的重塑过程中睾酮缺失有关。垂体MRI示垂体柄先天性异常，垂体前叶各项激素水平低下，垂体受累程度已累及全垂体前叶。

2.关于PSIS的治疗，主要是针对垂体功能是否减退而进行激素替代治疗。对于生长激素缺乏、身高矮小患者，应先补充GH治疗，同时加小剂量口服的雄激素，促进GH作用，但对骨骺已闭合患者作用较小。

3.对于同时有甲状腺及肾上腺皮质功能减退者，应首先使用肾上腺皮质激素，或者两者同时应用，不宜先使用甲状腺素后使用盐皮质激素，以避免基础代谢率升高促使肾上腺皮质功能进一步衰竭。遇有应激情况，应适当增加剂量，此外还应给予对症支持疗法，尤其是迅速纠正各种代谢紊乱。肾上腺皮质激素补充不足或过量均抑制GH的促生长作用。性激素过早使用会加速骨骺闭合，如有性腺功能不全，身高达到患者的要求，可使用雄激素替代治疗。甲状腺激素类通常在GH治疗2～3个月后可见明显升高，补充治疗可提高GH疗效。

病例四

21岁"女子"，原发性闭经。

体格检查：身高162cm，体重62kg；第二性征女性表型（声音尖细，无喉结），乳腺B2期，体毛（-），女性外阴，阴毛PH1期。

血清性腺激素：LH 23.1U/L（1.24～8.62U/L），FSH 28.5U/L（1.27～19.26U/L），T 11.7nmol/L（6.07～27.1nmol/L），E_2 0.05pmol/L（0～0.24pmol/L），PRL 0.21nmol/L（0.12～0.60nmol/L）。

染色体核型分析：46，XY。

B超：前列腺及精囊腺发育不良；子宫残基。

CT：双侧睾丸位于髂血管内侧，体积为4.1～5.3ml。

问题

1.如何处理？观察或检查？

2.下一步检查项目是什么？

3.诊断是否明确？是否需要进一步检查？

4.LH为何升高？乳腺为何发育？体毛为何（−）？

讨论

该病例为男假两性畸形，男性假两性同体病例。患者外生殖器为女性，内生殖器为男性并发育不全，系典型的睾丸女性化综合征表现。

性分化过程中，如睾丸决定因子或其他起关键作用的有关基因、因子或激素发生改变或异常，使性分化方向发生改变或停留在某个中间阶段，出现介于正常男性和女性之间的表型特征，称两性畸形，两性同体，分为真两性同体和假两性同体两类。假两性同体又分为女假两性畸形，女性假两性同体和男假两性畸形，男性假两性同体。男假两性畸形，男性假两性同体是指染色体为46，XY（或 45，X/46，XY嵌合型），性腺为睾丸，而生殖导管和（或）外生殖器男性化不完全的一种临床现象。根据病因可分为睾酮生成障碍、睾酮利用障碍两类。睾酮利用障碍都会导致雄激素的作用缺陷，引起男假两性畸形，男性假两性同体，又称雄激素不敏感综合征。其病因包括

5α−还原酶缺乏或雄激素受体缺乏。分为完全型雄激素不敏感、不完全型雄激素不敏感两类。5α−还原酶缺乏者通常胎儿发育成为女性外生殖器或为发育不全的男性外生殖器，内生殖器为男性。雄激素不敏感综合征（AIS）又称睾丸女性化综合征，是一种先天性遗传性疾病，在胚胎期由于AR缺陷而引起的一种男假两性畸形，男性假两性同体；该疾病因受体缺陷的严重程度不同而使临床表现不均一；雄激素受体（AR）功能全部缺失者，称为完全性性激素不敏感综合征（CAIS），表现为男假两性畸形，男性假两性同体，胎儿发育成为女性外生殖器，内生殖器为男性。AR部分缺陷者称为部分性AIS（PAIS），后者又称为Refenstein综合征，表现为尿道下裂，隐睾，小阴茎。AR轻微缺陷者，表现为不育症。AR基因定位在Xq11-12，有A−H8个外显子，分别与受体基因转录（A）、DNA结合（B−C）及雄激素结合（D−H）相关。AR既能与睾酮结合，亦能与双氢睾酮（DHT）结合，但是DHT的作用比睾酮强2倍（DHT−受体复合物更为稳定）。AR与脱氢表雄酮、雄烯二酮等亲和力弱。

该患者为原发性无月经"女性"，需进一步检查性腺激素及内外生殖器官发育情况，染色体核型检查可明确其真实性别。患者原发闭经，女性体型，体检乳房有发育但乳头发育差，无阴、腋毛，女性外阴，睾酮和雌二醇在男性水平，B超及CT提示内生殖器为男性，染色体为46，XY，故诊断为完全型雄激素不敏感综合征。患者社会性别为女性，可继续按其社会性别生活。

在下一步处理上，可采取腹腔镜下切除患者隐睾防止恶变，并补充雌激素维持或增强其女性化治疗。对于已分化出子宫的患者，可给予雌激素、孕激素诱导人工月经。无子宫患者，采取单纯补充雌激素，以维持其女性功能及特征。完全型雄激素不敏感综合征患者青春期前T和LH水平与正常人无差异。青春期后

LH、T、E_2显著升高，FSH水平正常或轻度升高。这是由于下丘脑－垂体水平的雄激素抵抗素抵抗使T对促性腺激素的负反馈减弱，LH脉冲频率和幅度增高，刺激睾丸增加T和E_2的分泌，外周组织（肝、皮肤等）产生的雌激素也增多，引起女性化表现如乳腺发育和青春期身体直线生长加速。由雄激素介导的体毛则缺如。

（龙　伟　杨其顺　董丙洲　肖　飞）

第8章

男性迟发性性腺功能减退症

中老年男性雄激素部分缺乏综合征（PADAM），以前曾称为男性更年期综合征，男性绝经期，雄激素缺乏，老年男性雄激素水平低下等。1994年奥地利泌尿学会在欧洲男科学研讨会上提出将男性更年期综合征更名为中老年男性雄激素部分缺乏综合征（PADAM）。随着研究的深入，人们发现PADAM这一命名仍不精确，更科学的名称应是男性迟发性性腺功能减退症（LOH）。LOH是一种与男性年龄增长相关的临床和生物化学综合征。其特征为具有典型的临床症状如性功能障碍、瘦体质量减轻、易疲劳、记忆力和认知能力减退、注意力不集中、烦躁不安、骨质疏松、多汗和过敏等和血清睾酮水平低下相关表现，此种状态可能严重影响患者生活质量，并给多器官、多系统的功能带来不良影响。依据病变在腺体本身或在垂体及下丘脑部位，性腺功能减退可分为原发性和继发性。而发病于中老年时期的性腺功能减退症，可能为综合因素所致，故称为迟发性性腺功能减退症。

【病因】

LOH病因复杂，发病机制目前尚未明确，目前认为随着年龄增加导致的雄激素部分缺乏（主要是指睾酮缺乏）是LOH的主要发病机制。其中睾丸、下丘脑-垂体-性腺轴、性激素结合蛋白、雄激素受体、局部和全身性疾病及药物影响、过度肥胖、不良生活方式及环境因素等在LOH的形成过程发挥着不同作用。

（一）睾丸因素

随着对LOH研究的不断深入，大多数学者认为睾丸间质细胞（Leydig cell）细胞数量减少和功能下降是LOH的核心发病机制。睾丸作为体内合成睾酮的主要器官，约95%睾酮由Leydig细胞生成（5～7mg/d），Leydig细胞合成和分泌睾酮主要受下丘脑-垂体-性腺内分泌轴调控。睾酮合成需要黄体生成素（LH）与Leydig细胞膜LH受体结合，通过一系列酶联反应完成生物转化，Leydig细胞的功能状态和睾酮的生成有着直接的关系。男性随年龄增长，Leydig细胞数量逐渐减少，即睾丸实质开始衰老，男性睾丸体积会减小，质地变软，出现睾丸纤维化病变和血液灌注不足，睾丸中Leydig细胞不但数量减少，而且细胞内的线粒体和滑面内质网空泡化，对促性腺激素的反应降低，睾酮合成相关酶的活性下降，造成Leydig细胞合成和分泌睾酮的功能下降。

（二）下丘脑-垂体-性腺轴因素

Leydig细胞合成和分泌睾酮受下丘脑-垂体-性腺轴严格调控，任何因素造成其功能和结构的改变都会影响睾酮的生成。随着老龄化，下丘脑促性腺激素释放激素（GnRH）神经元细胞团减少，GnRH脉冲式分泌下降，造成GnRH分泌减少和功能紊乱，而垂体对GnRH应答减少，导致LH脉冲频率增加但不规则，振幅减小，睾酮昼夜节律消失，睾酮生成减少。

（三）性激素结合蛋白（SHBG）因素

在血液中睾酮以三种形式存在：2%的睾酮以游离形式存在（FT），具有生物活性；30%～40%与清蛋白较弱地结合（Alb-T），这种结合的亲和力低，在组织毛细血管床中容易离解，释放出睾酮，也具有生物学效应；50%～60%与性激素结合球蛋白（SHBG）紧密结合，几乎没有生物学活性。FT和Alb-T称为生物可利用睾酮（Bio-T）。马萨诸塞男子老龄化研究（MMAS）报告40-70岁男子每年总睾酮下降约0.4%，FT下降约1.2%，Alb-T下降约1.0%，患病或肥胖者的下降率还要增加10%～15%，SHBG则上升约1.2%。随着老龄化，虽然总睾酮水平下降不明显，由于SHBG逐渐升高，Bio-T水平下降明显。对于总睾酮水平处于正常低值的中老年男子，雄激素的部分缺乏可能提前出现，临床症状更为明显。

（四）雄激素受体因素

研究发现只有雄激素与雄激素受体（AR）功能都正常才能发挥雄激素的生理作用。一些中老年男子体内的雄激素水平没有明显改变（在正常值的低限值以上），却也出现了雄激素作用部分缺乏的临床症状，可能与AR的水平及其敏感性异常有关，衰老过程可造成AR水平下调及其敏感性降低。随年龄下降的血浆睾酮水平似乎是由遗传决定的：雄激素受体基因中短CAG重复长度与迟发性性腺功能减退有关。

（五）局部和全身性疾病及药物影响因素

许多常见的急慢性疾病和药物可以干扰睾酮的产生，可直接通过睾丸水平或间接通过下丘脑、垂体起作用，加速中老年男性雄激素水平下降速度。先天性或获得性的睾丸损伤，如睾丸下降不全、睾丸扭转、睾丸炎和精索静脉曲张、睾丸外伤等导致睾酮分泌减少。睾丸

肿瘤的治疗、睾丸活检和抽吸精子都可能损伤睾丸组织，使雄激素作用缺乏的临床症状提前出现。全身急慢性疾病通常也会与睾酮水平低下有关，患病男子的雄激素水平降低速度比健康男子要加快10%～15%。己烯雌酚、聚氯联二苯、毒品和兴奋剂、阿片制剂、酮康唑、巴比妥类、苯妥英钠、促同化类激素、糖皮质激素、螺内酯（安体舒通）、西咪替丁、地高辛、GnRH促效药或拮抗药、黄体酮、噻嗪类利尿药、乙胺碘呋酮及许多作用于精神系统的药物都可以影响睾酮的分泌。

（六）过度肥胖

肥胖时脂肪细胞内的芳香化酶增加，使雄激素转化为雌激素的作用增强，导致肥胖男性体内雌激素水平升高及雌/雄激素比例明显增加，并因此改变下丘脑-垂体-性腺轴的调节功能。雌激素水平增高又反过来对抗雄激素的作用，促进脂肪组织形成和男性乳房发育。

（七）不良生活方式与环境因素的影响

1. 吸烟 烟草内的尼古丁使睾丸和附睾的血流动力学发生改变，影响睾丸功能。吸烟者体内雌二醇（E_2）水平增高，并使FSH下降，GnRH脉冲式释放减少，抑制睾酮的合成。

2. 饮酒 酒精的主要成分乙醇可以直接或通过其代谢产物乙醛抑制参与睾酮合成的酶，抑制睾丸合成与分泌睾酮。

3. 环境污染 有些食品添加剂、着色剂、防腐剂等物质可以引起睾丸生殖细胞变性，长期食用影响睾酮分泌。有机磷、有机氯等农药及某些重金属如铅、镉、锰、汞等，对人类的健康和环境造成巨大的威胁，并可以使睾丸的曲细精管变性、坏死，使睾酮分泌减少。

【诊断】

（一）临床表现

LOH是一种临床综合征，其特征为具有典型的临床症状和血清睾酮水平低下，特别是生

物可利用睾酮水平低下，可能会导致骨骼、肌肉、脂肪、情绪和认知功能、性功能、血液和心血管等器官出现一系列病理生理学改变，使总体健康状况下降。这种状态可能严重影响患者生活质量，并给多器官、多系统的功能带来不良影响。其主要特征有：

1. 性功能减退症状　性欲减退、性幻想频率减少，阴茎清晨勃起的频率减少，性生活减少，阴茎勃起功能障碍，性满足感下降、精液量减少，射精力弱，性毛脱落或生长速度减慢，睾丸萎缩。

2. 血管运动症状　潮热、阵汗和伴随而来的烦躁、心悸、失眠。

3. 神经心理症状　睡眠障碍（嗜睡或失眠）、烦躁不安、易怒、恐惧感、注意力不集中、近期记忆力减退、忧伤、抑郁、自我感觉不好、生活兴趣下降、自信心下降。

4. 体能下降症状　瘦体质量减少，伴有肌肉体积和肌力下降，肌肉萎缩，体力下降、耐力下降，疲乏无力。

5. 骨矿物质密度下降　可引起骨量减少和骨质疏松、骨痛、骨折相关不良事件增加。

6. 脂量增加　致动脉粥样硬化性脂谱升高，内脏脂肪沉积，腹型肥胖，胰岛素抵抗，心血管不良事件发生率增加。

7. 血细胞比容降低，贫血，体毛减少和皮肤干燥等　上述症状不一定全部出现，其中可能以某一种或某几种症状更为明显，缺乏特异性。

（二）诊断依据

LOH临床症状缺乏特异性，需详细询问病史，结合实验室检查甚至需行诊断性睾酮补充治疗进一步确定诊断。

1. 病史　由于LOH的临床症状没有特异性，易与许多疾病相互混淆，而且中、老年阶段也是许多疾病高发阶段，合并性腺功能低下的患者将会加重各种疾病的症状和体征。因此采集病史时应详细询问患者的既往史及现病史及药物应用史，寻找引起LOH临床症状提前出现的诱发因素，并与慢性肝肾功能疾病、恶性肿瘤、甲状腺疾病，精神疾病，如阿尔茨海默病、精神分裂症、神经衰弱、抑郁症等相鉴别。由于公众对LOH的知晓率较低，而我国患者临床症状中性功能障碍症状比较突出，患者就诊描述症状比较隐晦，需去伪存真，由表及里，使病史完善、真实。

2. 体格检查　注意观察患者的神志、精神，肌肉力量、瘦体质量，第二性征，毛发及皮下脂肪的分布，皮肤是否干燥脱屑，是否合并腹型肥胖，有无男乳女化，阴毛生长情况，阴茎发育情况、睾丸的质地、大小等。

3. 实验室检查

（1）一般检查：血常规、尿常规、空腹血糖、肝功能、肾功能、血脂，对于发现糖尿病、血脂代谢异常、贫血、血细胞比容降低、红细胞增多症及慢性肝肾功能疾病是必要的。

（2）生殖内分泌激素：T、FT、FSH、LH、PRL、E_2及甲状腺素检测。男性体内睾酮水平呈24小时节律变化，一般要在清晨7:00－9:00采集血标本测定睾酮及游离睾酮水平。凡低睾酮水平伴LH水平低者即所谓继发性低睾酮患者，应做垂体磁共振检查，排除垂体及下丘脑异常。催乳素：高催乳素血症可引起性欲低下及勃起功能下降，常由垂体肿瘤所致，服用雌激素、甲氰咪胍、克罗米芬、甲基多巴、吩噻嗪等也可以引起催乳素增高，当催乳素≥100ng/ml时应考虑催乳素瘤，应行垂体磁共振检查进一步明确。甲状腺素：甲状腺功能异常可引起勃起功能障碍，凡怀疑甲状腺功能亢进及低下者，均应做甲状腺素功能测定。

（3）前列腺评估：直肠指检、前列腺特异性抗原、经直肠前列腺超声。LOH合并良性前列腺增生症的患者应评估下尿路症状的严重程度及前列腺癌发生的可能性，伴有严重下尿路梗阻及怀疑前列腺癌的患者为雄激素补充治疗的禁忌证。

4. 诊断标准

（1）临床症状＋血清睾酮测定。欧洲多

中心临床研究表明，诊断 LOH要同时满足至少3种性功能减退的症状（阴茎清晨勃起的频率减少，性幻想频率减少，阴茎勃起功能障碍），并且伴随血清睾酮下降（血清总睾酮低于11nmol/L或3200ng/L，游离睾酮水平低于220pmol/L或64ng/L）。国内也有学者提出具有潜在或明显睾酮缺乏症状，而且晨间睾酮水平<12 nmol/L，可以考虑使用TST（睾酮补充治疗），或者使用症状评价表（表8-1，表8-2）进行自我评价然后进行诊断性的TST，即3T试验（Testosteone Therapy Test）。

（2）诊断性睾酮补充治疗：睾酮补充治疗前、睾酮治疗期间（4周后）、睾酮治疗后（3个月后），治疗前后量表各项症状积分如果有明显改善，即可初步诊断为LOH，排除禁忌证后可长期使用。

有效检验：ADAM调查表敏感度为88%，特异度为60%。

ADAM问卷敏感度高，省时，易操作，可作为筛查量表使用，而AMS量表特异性高，可作为疗效监测使用，只有将两者联合应用于LOH的筛查、诊断和监测，才能发挥更高的效应。

【治疗】

LOH主要是由于体内雄激素水平降低引起，治疗和预防的有效途径就是睾酮替代治疗。此外，养成良好的饮食和生活习惯、坚持适度的体育锻炼、保持开朗和乐观的情绪及运用中医学的食补和养生之道都可以帮助老年男性患者延缓衰老，并对治疗有较大帮助。

表8-1 中老年男子症状问卷（AMS）

症　　状	无症状	轻微	中度	严重	非常严重
	1	2	3	4	5
1.感到总体健康状况下降（总体健康状况，主观感受）	☐	☐	☐	☐	☐
2.关节痛与肌肉痛（腰痛、关节痛征、四肢痛、全背痛）	☐	☐	☐	☐	☐
3.多汗（非预期的或突然的阵汗，非劳力性潮热）	☐	☐	☐	☐	☐
4.睡眠障碍（入睡困难、睡眠过程障碍、早醒和感觉疲劳、睡眠不好、失眠）	☐	☐	☐	☐	☐
5.需要增加睡眠时间，常常感到疲劳	☐	☐	☐	☐	☐
6.烦躁易怒（爱发脾气、为小事生气、情绪化）	☐	☐	☐	☐	☐
7.神经质（内心压抑、焦虑、烦躁不安）	☐	☐	☐	☐	☐
8.焦虑不安（感到惊恐）	☐	☐	☐	☐	☐
9.体力极差，缺乏活力（表现总体下降、活动减少、对休闲活动缺乏兴趣、感到做事少和收获少、感到必须强迫自己参加一些活动）	☐	☐	☐	☐	☐
10.肌肉力量减少（感到无力）	☐	☐	☐	☐	☐
11.情绪忧郁（情绪低落、忧伤、几乎落泪、缺乏动力、情绪波动、感到做什么事都没有意思）	☐	☐	☐	☐	☐
12.感到个人已走了下坡路	☐	☐	☐	☐	☐
13.感到精疲力竭，人生已到了最低点	☐	☐	☐	☐	☐
14.胡须生长减少	☐	☐	☐	☐	☐
15.性活动的能力及频率减少	☐	☐	☐	☐	☐
16.晨间勃起次数减少	☐	☐	☐	☐	☐
17.性欲减退（性活动失去愉悦感，缺乏性交欲望）	☐	☐	☐	☐	☐

除了上述的症状之外，您是否还有其他的症状？如果有，请描述：　　　是　☐　　　　否　☐

总分	17～26分	27～36分	37～49分	≥50分
症状严重程度	无	轻度	中度	重度

表8-2 中、老年男子雄激素缺乏（ADAM）问卷

1.是否有性欲减退？

2.是否有体能下降？

3.是否有体力和（或）耐力下降？

4.是否有身高降低？

5.是否有生活乐趣降低？

6.是否有忧伤和（或）脾气不好？

7.是否有勃起不坚？

8.体育活动能力最近是否有下降？

9.餐后是否爱打瞌睡？

10.最近的工作表现是否不佳？

评价：对每个问题回答"是"或"否"；问题1或问题7或任何3个其他问题回答"是"即定为阳性答卷

目前LOH的治疗方法主要是睾酮补充治疗（TST）。TST可安全有效地治疗LOH，可改善患者的阴茎勃起功能障碍（ED）、下尿路症状、性欲、红细胞生成、情绪、认知力和心血管疾病，影响骨密度、肌肉量和脂肪量。对于改善生活质量、健康状况、工作能力及延年益寿都有益处。一般认为TST应达到：能补充睾酮的生理需要（3~10mg/d），与睾酮水平相应的双氢睾酮和雌二醇的水平在正常生理范围内。能模拟人体雄激素分泌晨高、晚低的自然节律，不抑制自身睾丸的激素分泌及生精功能，无前列腺、血脂、肝或呼吸功能方面的不良反应，使用方便，患者愿意接受。但随年龄增长，睾酮补充治疗后前列腺病、心血管病和红细胞增多等不良反应的危险性增大。因此对于雄激素缺乏的老年男性，较宜选用短效制剂，发现不良反应后及时停药。

（一）治疗目的

1.适度恢复血清睾酮水平，以提高性欲，改善勃起功能。

2.纠正心理和情绪障碍。

3.增加肌肉容量，恢复体能。

4.减少体脂量（特别是腹部和内脏脂肪），减少发生心血管病和2型糖尿病的危险。

5.保存和增加骨量，预防跌倒和骨折。

（二）适应证

中老年男性出现LOH临床症状，并有血清睾酮（FT、TT、Bio-T）水平降低。血总睾酮水平<8nmol/L（230ng/dl）或血清游离睾酮<8.5pg/ml，推荐睾酮补充治疗。若血清总睾酮水平处于8~12nmol/L之间，重复测定血总睾酮及性激素结合蛋白（SHBG）水平，并计算游离睾酮水平，血清游离睾酮8.5~11.8pg/ml，如LOH症状明显可进行睾酮补充治疗。血清总睾酮水平高于12nmol/L（350ng/dl）或血清游离睾酮>11.8pg/ml，不推荐睾酮补充治疗。

（三）禁忌证

合并前列腺癌、乳腺癌、红细胞增多症、严重睡眠呼吸暂停综合征、良性前列腺增生伴有严重下尿路梗阻患者，严重心脏或肝功能衰竭患者。PSA>4μg/L怀疑前列腺癌患者慎用。

（四）睾酮制剂的种类和用法

1.口服药 口服睾酮制剂有十一酸睾酮。十一酸睾酮口服后从小肠淋巴系统吸收，经胸导管进入体循环，避免了烷基化睾酮的弊端。十一酸睾酮40mg含睾酮25mg，治疗剂量120~160mg/d，维持量40~120mg/d，分2次饭后口服，空腹服用基本上不吸收。

2.注射剂（酮酯类） 常用的睾酮酯类有十一酸睾酮，推荐的治疗剂量为250mg/4~6周，肌内注射1次。

3.睾酮皮肤贴剂 阴囊皮肤贴剂：每贴面积40cm^2（含睾酮10mg），每天释放出睾酮4mg，或60cm^2（含睾酮15mg），每天释放出睾酮6mg，相当于正常成年男子每天睾酮的产量。用法为剃毛后予早晨贴于阴囊皮肤上，每天1次，2~4h血药浓度达高峰，不良反应有局部不适和瘙痒。非阴囊皮肤贴剂：每贴面积37cm^2（含睾酮12.2mg），每天释放出睾酮5mg，含透皮增强剂。每天1次于睡前贴于躯干或四肢皮肤上，8h血药浓度达峰值，不良反应有局部瘙痒和红肿。

4.睾酮皮肤凝胶　水乙醇性凝胶，含睾酮1%，即每克凝胶含睾酮10mg，每天1次，剂量5~10g，涂抹于皮肤上，峰浓度在20~40nmol/L之间，剂量越大，峰浓度越高。涂抹后5min内迅速变干，皮肤表面不遗留明显的残余物痕迹，不污染衣物。

（五）睾酮制剂的评价

以十一酸睾酮软胶囊为首选，口服给药方便，疗效肯定，价格适中。睾酮贴剂：优点是能模拟生理性睾酮释放，使用方便。缺点是阴囊贴剂需隔日剃毛，有较高的皮肤反应率，价格较贵。睾酮酯注射剂：国产十一酸睾酮注射液较便宜，疗效肯定。但是单剂注射后的峰浓度为超生理高浓度，5周后下降至正常低值以下，不是很适合于中老年男性，注射给药途径也有不便之处。皮下置入睾酮：需要手术植入，可发生局部感染或置入物脱出等并发症，此外价格不菲。

（六）选择雄激素制剂原则

安全、有效、使用方便，短期内可撤退，倾向于选择睾酮短效制剂。

（七）睾酮补充治疗的益处

睾酮补充治疗可以使患者总体健康状况明显提高，改善生活质量，全面有效地缓解LOH临床症状，并给多器官、多系统的功能带来良性影响。

1.睾酮可以增加肌蛋白合成，使肌量和肌力增加，可以提高骨密度，减少发生骨折的危险。

2.睾酮刺激红细胞生成素的合成和分泌，也直接刺激骨髓红系干细胞造血，可引起红细胞增多、血红蛋白和血细胞比容升高，改善贫血。

3.睾酮影响肌肉和内脏脂肪的产生，睾酮

补充治疗可以使体脂减少，腹围缩小，患者体能明显改善。

4.睾酮可提高肌肉细胞的胰岛素敏感性，降低TG、CH、LDL-C、Lp（a）和ApoB，升高HDL-C和APOA1，改善HDL-C/LDL-C的比例，动物实验证明睾酮能抑制主动脉斑块形成。睾酮补充治疗有助于预防和改善2型糖尿病和代谢综合征的症状，如胰岛素抵抗、肥胖、血脂异常和高血压，心血管危险因子的改善将对心血管病产生良性影响。

5.睾酮补充治疗能提高性欲，晨间自发勃起和性活动次数增加，性幻想和性满足感提高。

6.改善认知功能，纠正情绪障碍。睾酮补充治疗改善了语言流利、注意力集中和记忆力等方面的能力。能使烦躁不安、紧张、忧伤、疲乏无力、抑郁和愤怒等负性情绪的表现下降，同时使敏锐、友善、精力和自我感觉良好等正性情绪的表现上升。

（八）睾酮补充治疗的安全性

目前的研究证实短期TST（至少3~4年）是安全的。在临床工作中仍应该警惕因TST引起的不良反应。

1.红细胞、血红蛋白、血细胞比容　迄今的文献资料显示：常规的TST大多只引起红细胞、血红蛋白和血细胞比容指标的轻度增高，不影响治疗。

2.肝功能　烷基化睾酮口服后曾引起胆汁淤积性黄疸等严重肝功能损害，甚至有发生肝肿瘤的报道。临床上建议使用脂类睾酮，避免肝脏首过效应及肝毒性，十一酸睾酮胶丸为非烷基化脂类睾酮，已有长达10年的治疗观察报道，未发现有肝功能损害问题。

3.前列腺增生和前列腺癌　目前尚无有力证据证明TST治疗导致前列腺增生及前列腺癌，治疗前进行直肠指检、PSA监测来评估风险，治疗后3~6个月及12个月时评估前列腺，以后至少每年评估1次。良性前列腺增生伴有严重下尿路梗阻患者合并LOH时，TST治疗应谨慎选择。前列腺癌是TST的禁忌证，但对于前列腺癌患者前列腺切除术后诊断为性腺功能低下，有研究报道给予睾酮补充治疗并不增加前列腺癌生化复发的概率，但能显著改善患者性腺功能减退的症状。对前列腺癌前列腺全切术后的患者中，接受睾酮补充治疗的性腺功能低下患者应该谨慎选择，还需要长期前瞻性随机研究来进一步评估这类患者进行睾酮补充治疗的风险和获益。

4. 精子生成 过度大量使用睾酮制剂，会引起下丘脑－脑垂体－睾丸性腺轴负反馈，导致精子发生障碍。

5. 心脑血管系统 研究证实TST治疗对心血管系统是有益的，但超过生理剂量时应注意风险。

6. TST对于睡眠呼吸暂停综合征的安全性尚存在争议，有待更高质量的研究结果来证实。

7. 其他 关于TST的不良反应还包括男性乳房发育、皮肤油脂分泌增加和痤疮等。

【随访】

（一）试验治疗期（初始治疗3个月内）

每月随诊1次，了解症状改变及不良反应，及时调整药物的使用。3个月评估症状改善程度，如果症状无改善，暂停治疗，寻找病因。

治疗期（LOH治疗通常需长期进行）：治疗第1年，每3个月随访1次，以后每6个月随访1次。

（二）随诊内容

1. 应用量表逐项核查症状的变化，评价症状改善程度，判断睾酮补充治疗疗效。观察治疗过程中患者的依从性问题及药物可能出现的不良反应。

2. 下尿路症状问诊、直肠前列腺指检及PSA检查，了解LOH合并良性前列腺增生患者下尿路症状的变化及前列腺癌发生的可能性，判断进一步睾酮补充治疗的可能性及必要性。

3. 观察患者体重及腹型肥胖的改善程度。

4. 血常规检查了解红细胞、血红蛋白、血细胞比容变化，如果血细胞比容大于54%，应停用睾酮治疗直到恢复至正常安全范围，红细胞增多症患者应禁用TST。

5. 肝功能、血脂和睾酮测定：了解TST对肝功能及代谢综合征指标的影响。

6. 血清性激素测定：了解TST对下丘脑－脑垂体－睾丸性腺轴的影响。

7. 加强健康宣教：合理的营养、良好的睡眠、适度的体育锻炼、和谐的夫妻关系、规律的性生活更有利于提高LOH患者的治疗效果，协助TST更好地发挥疗效。

（李荣强 赵素顺 白文俊）

第二部分

男性生殖器及相关疾病

第9章

小儿包皮

小儿包茎或包皮过长，极为常见，多数对排尿及阴茎发育没有明确影响，处理应该慎重。

【包茎和包皮过长的病因】

1.**生理因素** 每一个正常男性新生儿及婴幼儿均会出现包茎，这是生理性的。一般包皮和阴茎头之间可能会存在粘连，生后数月其粘连可以吸收。之后，随着阴茎体及阴茎头的生长及出现的包皮垢可使包皮与阴茎头逐渐分离，最终阴茎头可以显露在包皮口外。1周岁时包茎会减少50%，3周岁左右89%的男性包皮可以翻上，6~7岁时包茎会减少到8%，16~18岁时包茎者不足1%。

2.**解剖因素** 多与阴茎异常有关。正常情况，阴茎有发育完全的包皮和位于阴茎体正中的阴茎缝。但有少部分男性会出现阴茎异常发育，如阴茎缝发生偏移，可能伴随阴茎扭转、弯曲，如尿道外口及海绵肌异常出现尿道上裂、尿道下裂、尿道外口狭窄、隐匿阴茎及阴茎阴囊转位等。

3.**医源性因素** 婴幼儿早期若强力上翻包皮，去除包皮垢，这样就去除了包皮和阴茎头之间的"隔离带"，若包皮不再上翻或者上翻次数少，可以再次引起包皮和阴茎头的粘连；如包皮阴茎头粘连，经常残余尿液刺激，包皮远端炎症反复发作，继发形成包茎，部分患者出现包皮远端瘢痕挛缩。还有包皮手术不当可

导致的继发包茎的形成，如包皮、阴茎头炎症（或者病毒感染）时，感染控制不彻底就进行手术。

4.**外伤因素** 各种自身及外部因素导致的包皮损伤，如利器割裂伤、撞击撕裂伤、踢伤，动物咬伤等。

【临床分型】

1.**包茎** 指阴茎在自然状态下，包皮完全包裹住阴茎头，包皮不能上翻显露阴茎头。包茎有先天性和继发性之分。先天性包茎出现在每一个正常的男性新生儿及婴幼儿，是正常现象，是属于生理性包茎的范畴。一般多在9~10岁之后，随着青春期的发育，随着阴茎的自然增长、增粗，包皮会逐渐自动上翻显露出阴茎头，不影响阴茎的发育。继发性包茎多由于包皮炎、尿道外口炎、阴茎头炎及阴茎、包皮、尿道的损伤还有手术等引起，致使包皮阴茎头粘连、包皮口缩窄，阴茎始终不能冲破包皮的包裹而被禁锢在包皮里，严重者影响阴茎发育。这属于病理性包茎的范畴。

2.**包皮过长** 指阴茎在自然状态下，包皮包裹阴茎头，但包皮可上翻显露阴茎头。

3.**小儿包皮嵌顿** 指包皮远端被翻至冠状沟或冠状沟以上，不能自行复位，可有狭窄环，导致阴茎头回流静脉及淋巴循环被部分或完全阻断，出现包皮及阴茎头水肿，进而又加重狭窄的程度，引起包皮嵌顿。早期给予复

位，水肿可逐渐减退如常，嵌顿时间较长则出现阴茎动脉血液供应减少，严重者出现阴茎头缺血坏死。

4.小儿包皮炎 因长期包茎及手术、外伤、感染等导致的包皮炎症反应。

5.包皮外伤 因各种创伤性因素导致包皮撕裂、缺损、挫伤等。

6.阴茎异常包皮 隐匿阴茎、蹼状阴茎、陷入阴茎、小阴茎、尿道下裂、尿道上裂、阴茎弯曲畸形等出现的各种形状的包皮。

【临床表现】

小儿包皮主要是包茎的问题，部分患儿包皮口明显狭小，可出现排尿困难、排尿时包皮内尿液充盈、尿线细、排尿次数增多、排尿疼痛、包皮内肿物（包皮垢）等症状，家长多因此领患儿就诊。包皮口狭小，残留尿液长期刺激，炎症反复发作，可引起包皮口瘢痕挛缩，出现排尿不适，症状持续加重可导致排尿困难。若长期排尿困难会致腹压增大甚至上尿路积水，出现脱肛、肾盂积水等并发症。包皮内积聚的尿液长期刺激包皮及阴茎头，会产生过多分泌残留物，形成包皮垢。包皮垢聚集在包皮与阴茎头之间的任何地方，成块状，很多人误认为肿瘤来就诊。小儿包茎或者包皮过长，引起包皮阴茎头炎症反应时，小儿经常用手抓挠阴茎，家长发现小儿阴茎头处发红、水肿，或者有排尿不适感就诊。

【诊断】

1.病史 详细了解患儿包皮生长发育情况，有无包皮炎症、手术创伤、包皮异常上翻史等。

2.阴茎查体 重点查看包皮与阴茎头的关系，包皮的颜色及血运，包皮能否外翻，有无包皮充血水肿及分泌物，尿道外口有无充血水肿及分泌物。

【治疗】

一、保守治疗

对于婴幼儿包茎及包皮过长的，不推荐暴力外翻包皮，以免因为人为或者医源性因素引起继发性包茎。当婴幼儿出现包皮炎或阴茎头包皮炎者，可轻轻上翻包皮，局部外用抗生素药膏（如红霉素软膏、四环素软膏等）或者皮质甾类乳膏（曲安西龙）或者类固醇乳膏（氟轻松乳膏）1周，每日2次。并嘱咐患儿或者家属每次排尿时轻柔上翻包皮，逐渐使阴茎头外露，避免尿液刺激包皮，包皮口也会逐渐增大，包皮与阴茎头逐渐分离，一段时间后，包皮可自然上翻。包皮内的包皮垢不需要特别处理（包皮垢可暂时防止阴茎头与包皮的粘连加重），待逐渐上翻包皮及随着青春期发育阴茎头的增大，大部分患者不再有包茎及包皮过长，包皮垢也会随之脱落。若包皮口狭窄严重，口如针眼，出现排尿不出，这种情况一般来说上翻包皮也会困难，则可用手外科钳自包皮口处进入，轻扩包皮口，再按以上方案进行，会得到理想的效果。瘢痕性包皮口狭窄一般需要手术治疗，可直接行包皮环切术。

如果包皮外伤，轻的可以外搽抗生素乳膏，观察病情。严重者则需要手术清创缝合或者整形。

阴茎异常的包皮根据具体情况，做相应处理。

二、手术治疗

（一）包茎

1.小儿包皮环切 可以预防尿路感染、包皮阴茎头炎症、性传播疾病（尽管证据欠缺）、阴茎肿瘤等。

2.手术指征 包括包皮口瘢痕性纤维狭窄形成、包茎引起排尿困难而手外科钳分离后效果欠佳、包皮阴茎头炎反复发作、包皮嵌顿不能手法复位及青春期后上翻包皮仍不能显露阴茎头者。手术的绝对适应证是继发性包茎（包皮远端瘢痕狭窄）。当然，要对病情进行合理的解释，对是否要进行手术还要征得小儿家长的意见。小儿包皮环切的指征不应随意放宽，比如单纯性小儿包茎、尿线细及预防阴茎癌等，这些都不是进行常规小儿包皮环切的指征。

有些病情不适合行小儿包皮环切术，如：尿道下裂、不伴有尿道下裂的阴茎下弯畸形、背侧包皮帽状堆积、蹼状阴茎、小阴茎、隐匿阴茎、合并大量鞘膜积液或者疝气的阴茎、不显著阴茎、急性包皮炎、阴茎头感染及其他全身性疾病（如凝血功能异常等）。特别是尿道下裂或者隐匿阴茎，因为包皮可能是一个重建的过程。

3.手术方式 手术方法有多种。目前小儿行包茎及包皮过长手术，多在局麻或全麻下行包皮远端环切术及袖套式包皮环切术。其麻醉可根据患儿年龄及配合程度，选用阴茎根部局部麻醉（首选1%利多卡因注射液）或者基础加局麻或者全身麻醉。包皮环切是一个简单但又细致的手术，切除包皮要长短适当；皮下线结不能太大（不可吸收线），因术后可引起疼痛及不良心理影响，尽量应用4-0或5-0可吸收线

结扎及缝合，亦可用电凝止血；术中止血要完全，避免术后出血再次探查。术后阴茎及包皮可因麻药注射及皮下出血出现水肿、淤血，属正常。

（二）包皮嵌顿

包皮嵌顿需急症处理，应尽早手法复位，经典的有两种手法复位方法，方法一：在阴茎头及冠状沟涂凡士林油（保持手指干燥，防止下退包皮时出现侧滑，损伤包皮），两手拇指向内挤压阴茎头，两手示指和中指将嵌顿的包皮向外退（图9-1）。方法二：阴茎头及冠状沟涂抹凡士林油（保持手指干燥），一侧手指握住阴茎体，对侧拇指向内挤压阴茎头，同时握住阴茎体的手指向下退嵌顿的包皮（图9-2）。以上手术复位要温柔，切勿强用力。

手法复位失败者需要手术干预，处理方法同包皮环切，但这里要注意勿伤及阴茎体。

（三）包皮外伤

探查包皮的同时，看阴茎体及阴囊睾丸有无损伤，行阴囊内容物彩超检查。外伤有包皮裂口的需要清创，根据包皮损伤的程度进行相应缝合，缺损过多可能需要整形。一般都要及时注射破伤风抗毒素。动物咬伤的要及时注射狂犬病疫苗抗毒素，严重者加用狂犬病免疫球蛋白。

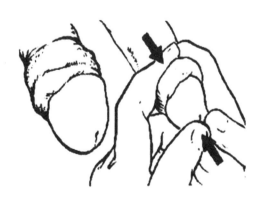

图9-1 包皮嵌顿急症处理方法（一）

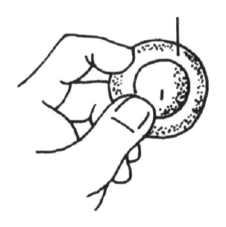

图9-2 包皮嵌顿急症处理方法（二）

（四）手术并发症

1.出血 切口渗血少可观察或纱布稍加压包扎止血，出血过多需要出血处开口探查，重新止血。

2.感染 术前消毒彻底，术中保持无菌，术后辅料干燥以预防感染。伤口可用抗生素软膏加以预防。辅料被尿液弄湿要及时更换，以防感染。必要时给予短时间留置导尿，保持辅料干燥。

3.阴茎粘连 多见于患儿术前已有包皮反复感染者，已经形成包皮阴茎头粘连。由于手术的分离形成新的创面，术后再次粘连的概率较高，所以术后局部清洁，及时换药，局部采取防粘连措施都可以避免再次粘连。若术后出现阴茎皮桥，需手术切除。

4.包皮口瘢痕挛缩 需要再次手术，切除狭窄环，保留足够的包皮。

5.包皮过短 可借用阴囊皮肤进行修复，如阴茎部分皮肤被切除，不需要即刻行皮肤移植术，可先行创面外涂抗生素软膏并附着烧伤纱布，多数皮肤会向创面生长，皮肤对合弥补缺损。

6.尿道或阴茎头损伤 应将完全或不完全切除的组织立即原位缝合。

7.尿道口狭窄 术后远期并发症，如怀疑患儿有尿道口狭窄，观察患儿排尿，尿线细、尿线有力、射程远、排尿时间延长，伴或不伴尿线偏斜。严重者进行尿道口成形术。

（梁永强 王金清 王晓峰）

第10章

精索静脉曲张

第一节　精索静脉曲张概述

精索静脉曲张（varicocele，VC）是一种血管病变，是精索内蔓状静脉丛的异常扩张、伸长和纤曲（图10-1），多见于青壮年，以左侧为多，精索静脉曲张可能影响精液质量，是引起男性不育常见的病因之一。精索静脉曲张的发病率占普通男性人群的10%～15%，在原发性男性不育中为30%～40%，在继发性不育中为69%～89%，发生于双侧的为10%（7%～22%）。精索静脉曲张多发生在左侧，但近来发现发生于双侧的可达40%以上。青春期前儿童的发生率为2%～11%，而青春期后期（17-19岁）的发生率波动于9%～26%之间，平均约15%，与成年男性中的发生率相似。然而，青春期发病率很可能比报道的还要高，这是因为绝大多数患者是无症状的，而且患者多数是在常规例行检查中偶然被发现的。而在青春期后，随着年龄的增长，其发病率逐渐增高，可能与身体长高、睾丸体积增大及睾丸血液供应增多有关。

【解剖及病因】

1.精索解剖　精索起自睾丸上端经由腹股沟外环、腹股沟管，于腹股沟内环处，输精管转向盆腔，而动脉、静脉、淋巴管、神经等继续在腹膜后上行，腹股沟管处精索内主要有输精管、睾丸动脉、蔓状静脉丛、输精管动脉、

静脉、神经、淋巴管等结构。其主要功能为睾丸、附睾、输精管提供血液供应、淋巴回流和神经的走行支配。睾丸与附睾的蔓状静脉丛向上经3条路径回流：①睾丸和附睾的静脉大部分向上走行在精索内形成蔓状丛，上行至腹股沟管内汇合成数支精索内静脉及精索外静脉，约60%的人，精索内静脉在内环处合成一支，少数仍为两支或三支，在腹膜后间隙上行。右侧呈斜角进入下腔静脉。左侧呈直角进入左肾

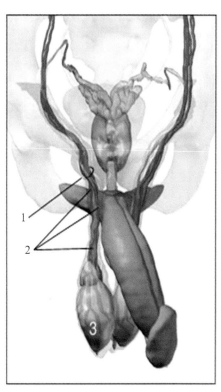

图10-1　精索静脉曲张示意图

静脉。②睾丸、附睾的静脉回流至精索外静脉（提睾肌静脉）经腹壁下静脉回流至髂外静脉。③经输精管静脉回流至髂内静脉。

2.病因　原发性VC的病因可能与下列因素有关：静脉壁发育异常、静脉瓣异常（图10-2）、静脉压力异常（如左侧精索内静脉行程长及可能受乙状结肠压迫）、左肾静脉可能受到主动脉、肠系膜上动脉压迫）、遗传倾向、后天因素及腹压增加等。继发性VC：由于肾肿瘤压迫或腔静脉瘤栓阻塞、腹膜后肿瘤、盆腔肿瘤、肾积水、肾囊肿和异位血管压迫等疾病造成精索静脉回流障碍所引起的精索静脉曲张。

【临床表现】

部分患者表现为患侧阴囊或睾丸有坠胀感或坠痛，疼痛可向腹股沟区放射，平卧及休息后疼痛可减轻，部分患者无任何临床症状，仅在体检中发现。查体：患侧阴囊下垂，站立时患侧阴囊及睾丸低于健侧，阴囊表面可见扩张、纡曲之静脉。摸之有蚯蚓团状软性包块，平卧可使症状减轻或消失。部分患者出现睾丸体积缩小，质软，弹性差。

【辅助检查】

1.彩色多普勒超声检查　近年来随着超声

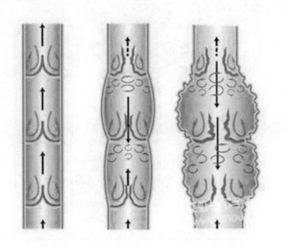

图10-2　精索静脉曲张血液回流及反流示意图

技术的飞速发展，高频探头及彩色多普勒技术已日趋成熟，彩超检查精索静脉已变得直观、准确又便宜、已成为诊断VC的首选检查，既能了解组织器官的解剖结构，又能观察相应血流状况，清楚显示静脉内有无血流反流，反流部位，程度与呼吸、Valsalva动作的关系。

2.精液常规及精子形态学检查　有助于对不育患者生育力受损程度的评价，患者精液检查可表现为：①精子密度低下，总存活率低，前向运动力低，精子畸形率高。②DNA碎裂指数（DFI）增加：DFI正常值的参考范围10%～15%，15%～25%代表精子尚好，大于30%为精子DNA严重损伤。③少数患者还可以表现为死精症及无精子症。

3.性激素的检测　VC合并严重的少弱精子症、无精子症及睾丸体积缩小者，需行血清睾酮（T）、黄体生成素（LH）、卵泡刺激素检测（FSH）检测。血清FSH是评价睾丸生精功能较好的指标，较低的血清FSH水平提示较好的睾丸生精功能，也预示着较好的治疗效果。可表现为T低，LH、FSH升高。

4.睾丸容积的测量　在精索静脉曲张的检查中，为了解睾丸是否受损及是否具备手术的指征。睾丸的体积必须测量，测量的方法有分法有很多。包括视觉比较、尺测、Prader模具及超声等。目前多数学着认为B超测定睾丸大小为最准确的方法。

5.精索静脉造影　精索静脉造影是诊断精索静脉曲张的金标准，正常静脉影像：单支睾丸静脉在腹股沟韧带汇入精索。精索静脉曲张影像学表现为：精索内静脉增粗拉长，血液反流至精索静脉的腹部、腹股沟、阴囊或盆腔区域（图10-3）。

【诊断】

1.临床体检诊断标准　亚临床型：视诊、触诊均未发现（包括Valsalva），只有特殊检查发现（如彩超）；Ⅰ度：只有在Valsalva时触到；Ⅱ度：静息站立位状态下可触到；Ⅲ度：

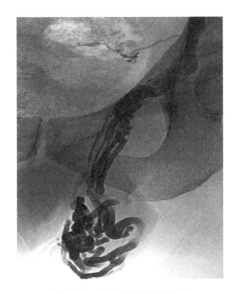

图10-3 精索静脉曲张造影

静息立位状态下既可触及，也可视之。

2.超声诊断标准 亚临床型：临床确诊阴性，超声平静呼吸（精索静脉充盈）曲张管径1.8~2.1mm；立位检查（精索静脉充盈）曲张静脉管径>2.0mm；临床型：立位检查（精索静脉充盈）曲张静脉管径>2.2mm并伴血液反流（Valsalva后）且为持续性反流。

【治疗】

原发性静脉曲张的治疗应根据患者是否伴有不育或精液质量异常，有无临床症状，曲张程度及有无其他并发症区别对待。

（一）药物治疗

精索静脉曲张部分患者可给予药物治疗，有改善症状及改善精液质量的两大类药物。药物治疗的适应证有：①单纯因不生育且无任何临床症状者，尤其是轻中度患者。②不能进行手术的患者。③难以决断的情况下青春期精索静脉曲张、轻度或亚临床型等。

1.改善症状的药物有：①非甾体消炎药，如吲哚美辛（消炎痛）、布洛芬、吡罗昔康等。有研究表明，这些药物能够在一定程度上缓解由精索静脉曲张引起的相关症状，对部分患者还能改善其精液质量。②生物类黄酮：有研究表明，此类药物能够缩小亚临床型精索静脉曲张的血管内径，减少亚临床型精索精脉曲张发展为有症状的精索精脉曲张，并在一定程度上改善由精索静脉曲张引起的会阴部疼痛症状，但不能阻止已经开始的睾丸生长停滞。代表药物地奥司明：常用剂量为2片，2次/d。③七叶皂苷素类（迈之灵）：其作用机制①降低血管通透性对血清中的溶酶体活性具有明显的抑制作用，稳定溶酶体膜，阻碍蛋白酶的代谢，降低毛细血管的通透性，减少渗出，防治组织肿胀、静脉性水肿。②增加静脉回流，减轻静脉淤血症状可作用于血管内皮细胞感受器，引起静脉收缩，增加静脉壁的弹性和张力，提高血管壁的强度，增加静脉血液的回流速度，减少静脉容积，降低静脉压，缓解静脉淤滞症状。③增加血管弹性，增加血管张力。通过抑制血液中蛋白酶的作用，使静脉中糖蛋白胶原纤维不受破坏，逐渐恢复静脉的正常胶原含量和结构，使其弹性和收缩性趋于正常，防治静脉曲张。④抗氧自由基作用。用法：成人1片，2次/d饭后口服。

2.改善精液质量的药物（详见本章第二节VC合并不育症）。

（二）手术治疗

手术适应证：

1.明确的不育症（正常规律的性生活1年）。

2.临床型精索静脉曲张（Ⅱ度及以上）。

3.精液参数异常或精子功能检测异常（如结构、DNA完整性、穿卵试验等）。

4.精液异常与精索静脉曲张有较明确关系。

5.女方生育力正常，或异常易于纠正。

6.所伴发的相关症状（如会阴部或睾丸的肿胀、疼痛等）较严重，明显影响生活质量，经保守治疗改善。

手术方式：

1.经腹股沟管精索内静脉高位结扎术 因

位置表浅、术野暴露广、解剖变异小、局部麻醉等优点而普遍采用，但该部位静脉属支较多，淋巴管较丰富，同时动脉分支也较多，与静脉属支关系密切，若损伤则可能发生睾丸萎缩，临床资料显示术后复发率可高达25%，淋巴水肿发生率为3%～40%，睾丸萎缩的发生率为0.2%，因此限制了其进一步的推广和应用。

2.经腹膜后高位结扎术　包括Palomo手术和改良Palomo手术，二者的主要区别在于是否保留精索静脉内淋巴管。Palomo术式的复发率最低，但术后易出现鞘膜积液或阴囊水肿和无菌性附睾炎，有文献报道其发病率为6.6%。而改良Palomo术因单纯结扎精索内动、静脉而保留其他精索组织，避免一并结扎淋巴管，防止了淋巴回流障碍，因而减少了鞘膜积液或阴囊积水的发生率。与传统Palomo术相比，改良Palomo术切口上移，在此水平操作既可避免损伤腹壁下动、静脉，又可避免术后鞘膜积液或阴囊水肿的发生，因而更容易被临床所采用。

3.腹腔镜手术治疗　腹腔镜精索静脉高位结扎术与传统开放手术比较它具有效果可靠、损伤小、并发症少、可同时实行双侧手术、恢复快、住院时间短等优点，因此许多临床医师认为腹腔镜主要适用于双侧经腹腔镜高位结扎术、肥胖、有腹股沟手术史及开放手术后复发者。腹腔镜精索静脉高位结扎相对于开放手术的各种优势，应该是对于经腹股沟途径或腹膜后途径的开放手术而言，而对于经外环下低位小切口途径的显微开放手术，其优势并不显著。此外，腹腔镜手术需全麻，且因昂贵的设备，高额的医疗费用，技术人员的限制，在基层医院很难推广。

4.显微镜下精索静脉结扎术　目前大部分学者认为显微镜下精索静脉结扎术（MV）是治疗VC的首选方法。显微镜下精索静脉结扎术具有复发率低、并发症少的优势，显微外科治疗VC伴不育可显著改善精液质量，提高受孕率。其主要优点在于能够很容易结扎精索内除输精管静脉外的所有引流静脉，保留动脉、神经、

淋巴管，因而明显减少了复发及睾丸鞘膜积液、睾丸萎缩等并发症的发生。

5.精索静脉介入栓塞术　随着介入放射学的发展，精索内静脉栓塞或注入硬化剂治疗原发性精索静脉曲张已成为发达国家常用的方法。该方法是通过导管选择性或超选择性向精索内静脉注入栓塞物如明胶海绵、弹簧钢丝或硬化剂等以达到闭塞曲张静脉的目的。该法既是一种诊断手段，又是一种良好的治疗方法，但要熟练掌握静脉穿刺技术及适应证，避免严重并发症的发生。导管法栓塞治疗精索内静脉曲张较传统手术结扎具有不手术、痛苦小等优点，可避免阴囊水肿和血肿等外科术后并发症，其成功率高于外科结扎术，因其优点而易于推广使用。但该法是一种有创性检查手段及费用较高，使其应用受到一定的限制。

手术并发症：无论是开放性手术或腹腔镜手术治疗精索静脉曲张均有可能发生并发症，主要常见的有：①睾丸鞘膜积液；②睾丸动脉损伤，睾丸萎缩；③神经损伤；④输精管损伤；⑤网膜气肿及阴囊气肿。

第二节　特殊类型精索静脉曲张

一、复发性精索静脉曲张

精索静脉曲张无论采取何种外科治疗方式，都有复发可能。一般认为综合术后6个月后体格检查和彩色多普勒的结果，达到临床VC型的诊断标准时，考虑存在复发。目前的临床资料显示经腹股沟精索内静脉高位结扎术的复发率高达21%～28%，而因术中漏扎睾丸静脉属支所致的复发占总复发人数的68%，其他几种方法也均有不同程度的复发。其主要原因为：①精索内静脉分支结扎不全、遗漏所引起。②精索内静脉结扎后未切断。③存在静脉阻塞性病变：精索内静脉与输精管静脉、精索外静脉之间有广泛的吻合支，并逐渐汇合，在阴囊

根部、腹股沟管浅环附近软组织内与腹壁下静脉、腹壁下深静脉、阴部内静脉、阴部外浅静脉及旋髂浅静脉间有广泛的吻合支。④精索内静脉结扎后下腔、髂总及髂内、外静脉存在阻塞性病变，可致精索静脉曲张复发。⑤血管痉挛变细，造成遗漏。⑥误扎腹壁下静脉而未结扎精索静脉。

而目前在国内对于复发性精索静脉曲张的治疗方法还没有形成统一的共识，主要治疗方案有以下几种。

1.经腰背部直切口在肾静脉下方结扎生殖静脉腰部主干　初步临床应用确有近期疗效好、阴囊反应轻、患者恢复快等优点，但该术式的长期效果正在进一步观察中。

2.经脐上横切口结扎睾丸静脉　目前在国外采用此法，效果颇佳。

3.栓塞法　使用硬化剂栓塞侧支静脉引起血栓形成，比较简单，可降低复发率，同时对精子数量、受孕率的改善与结扎方法相比疗效相同，但对那些精索静脉开口与肾静脉较近且开口较细的患者，此法较大可能栓塞肾静脉或肾段静脉。有研究报道结扎法与栓塞法联合治疗疗效较好。

不管应用以上任一种疗法，对于术后复发的精索静脉曲张再次手术前最好先行精索静脉造影检查，根据血管走行实施手术结扎或栓塞，可避免因手术的盲目性而导致的第二次复发。

二、青少年精索静脉曲张

由于青春期精索静脉曲张与不育的关系还不明确，以往多不主张对青少年期的VC进行治疗，目前也不建议对每例患者都进行预防性的治疗。但考虑到精索静脉曲张进行性加重，可以导致睾丸体积与精液质量的进行性下降，因而使生育能力进行性下降，常可以造成"继发性不育"。因此，早期手术治疗可以打破局部血液淤积、一氧化氮过度增加和睾丸超微结构

损害的恶性循环，充分的证据表明，青春期精索静脉曲张与睾丸的生长发育阻滞有关，并且手术治疗可以使睾丸恢复生长，也可以使青春期及年轻男性的精液质量获得改善。李宏军等学者认为青春前期精索静脉曲张的手术适应证为：①精索静脉曲张引起患侧睾丸体积明显缩小；②双侧临床型精索静脉曲张；③睾丸生精功能下降；④由精索静脉曲张引起较严重的相关症状者。儿童期及青少年期精索静脉曲张应积极寻找有无原发疾病。没有上述情况的青少年精索静脉曲张就应当随访，直至在适当年龄可以分析精液质量为止。非手术治疗的患者，推荐每年监测睾丸体积，如存在睾丸萎缩等情况仍考虑手术治疗。

三、精索静脉曲张合并不育症

（一）精索静脉曲张导致精液质量异常的病理生理学机制

精索静脉曲张导致精液参数异常、睾丸体积下降、睾丸灌注减少及睾丸生精功能障碍等有关，相关机制可能为：①高温：睾丸温度升高，导致生精障碍，睾丸间质细胞合成睾酮减少；②高压：精索静脉压升高导致睾丸灌注不足；③缺氧：静脉血回流不畅可导致睾丸淤血缺氧，使静脉压增高，诱导生殖细胞凋亡增多；④肾上腺代谢物反流：肾上腺和肾脏分泌的代谢产物如类固醇、儿茶酚胺、5-羟色胺等可影响睾丸血运，对睾丸的代谢造成不良影响；⑤氧化反应异常；⑥其他：如生殖毒素增加，血睾屏障破坏-免疫反应异常等；⑦综合因素作用。目前的资料显示，精索静脉曲张可使患者睾丸发生进行性损害，生育力减低；可表现为精子DNA损伤加剧，可能与氧化应激异常有关。多项研究发现，精索静脉手术治疗能扭转精子DNA的损伤，针对精索静脉的手术，已经争论了数十年，焦点问题是手术治疗能否提高自然妊娠率。精索静脉曲张对于男性不育的影响是多因素协同变化，联合作用于机体，最

终导致精子形态异常及功能障碍。目前的各种研究和学说都不能完全解释其对不育的影响。

（二）VC合并轻中度精液质量异常的治疗

目前常用的改善精液质量药物有以下几类。

1.肉碱类 左旋肉碱或乙酰左旋肉碱，提高精子快速前向运动力，其作用机制为：促进脂类代谢，它既能将长链脂肪酸带进线粒体基质，并促进其氧化分解，为精子提供能量。左卡尼汀口服液口服，0.1g，2~3次/d。

2.抗氧化药物 可通过清除氧自由基，保护精子膜的脂质过氧化，治疗弱精子症和精子功能缺失，如维生素E，口服0.2g，2~3次/d。

3.内分泌治疗（雌激素受体拮抗药） 能竞争性使体内GnRH分泌增多，间接刺激FSH、LH分泌，进而作用于睾丸的间质细胞、支持细胞、生精细胞，调节、促进生精功能。如他莫昔芬片，口服10mg，2~3次/d。

（三）VC合并无精症

精索静脉曲张导致的无精子症约占非梗阻性无精子症（NOA）的5%，精索静脉曲张导致的无精子症，其病变程度多为Ⅱ~Ⅲ度，双侧睾丸均有不同程度的缩小。其病理特点为生精功能低下（hypo-spermatogenesis，HS）及生精阻滞（maturation arrest，MA）者较唯支持细胞（Sertoli-cell only，SCO）者精液中出现精子的概率更大。精索静脉曲张导致的无精子症诊断需排除以下疾病：①梗阻性无精症：如射精管囊肿、射精管狭窄、附睾结核等疾病。②生殖道感染：如射精管管炎、精囊炎、附睾炎等。③下丘脑疾病：Kallmann综合征，特发性性腺功能减退、垂体柄阻断综合征等疾病。④染色体异常及先天性疾病：Y染色体微缺失、克氏综合征、唯支持细胞综合征、无睾症、男性XX综合征等疾病。⑤睾丸肿瘤及睾丸外伤。⑥外源性因素：药物、毒素、长期服用

棉籽油、放射性及热损伤。⑦医源性损伤：输精管结扎及腹股沟疝修补术后等。治疗方面：建议此类患者行精索静脉结扎术，首选显微镜下精索静脉结扎术，次选腹腔镜下精索静脉高位结扎术。近期荟萃分析了200例VC合并NOA手术的效果，术后平均随访13个月，39%的患者精液中发现活动精子，26%患者妻子妊娠，其中60%自然妊娠，40%辅助生殖。术后产精时间需3~13个月，中位时间为5个月。手术后3~9个月复查精液常规是否有精子，可给予改善生精的药物辅助治疗，如左卡尼丁及维生素E等治疗；术后13个月再次复查精液常规内是否有精子及精液质量的改善情况，如仍无精子建议患者行供精试管婴儿或领养。

四、中老年精索静脉曲张

中老年人精索静脉曲张，首先需鉴别是原发性精索静脉曲张还是继发性的精索静脉曲张，此类患者需常规行泌尿系统超声排除肾占位及腹膜后病变。如患者为继发性精索静脉曲张需积极治疗原发疾病，如为原发性精索静脉曲张有明显的阴囊坠胀感及生育要求的，可行手术治疗。

五、亚临床型精索静脉曲张

多项随机对照研究发现，亚临床型精索静脉曲张手术效果不佳，因此亚临床型精索静脉曲张手术治疗是无益。

【随访】

1.未行手术治疗的成年患者，精液质量正常，有生育要求者，至少应每1~2年随访1次，随访内容包括询问病史、体格检查、阴囊内容物B超、精液分析、疼痛评分等。

2.接受手术的患者，第一次随访可在术后1~2周进行，主要复查有无手术相关并发症；第二次随访在术后3个月进行，此后每3个月随

访1次，至少随访1年或随访至成功受孕，随访内容同上。

3.对精索静脉曲张伴有不育患者的治疗和随访过程中，不仅要关注男性患者的情况，同时还要关注女性伴侣的情况，如其生育能力状况、年龄等因素，并充分考虑夫妇双方在生育方面的意愿。

（胡海兵　梁　凯　周锦波）

第11章

阴茎硬结症

阴茎硬结症（Peyronie's disease）是以阴茎白膜形成纤维样斑块为其特征的男科疾病。是一种良性病变，通常引起阴茎的畸形可伴有不同程度的勃起功能障碍、阴茎弯曲和或勃起时疼痛。阴茎硬结症的发病率为0.4%~9%，但实际发病率可能更高，因有一些患者基于文化和心理的原因不愿就诊，2/3患者发病年龄为40~60岁。

【病因及发病机制】

阴茎硬结症病因不明确，可能是遗传因素、外伤和炎症相互作用的结果，白膜的损害（反复发作的微血管损伤或外伤）是目前最被广泛接受的假设。可能与Dupuytren挛缩、足底筋膜挛缩、鼓室硬化、创伤、尿道器械操作、糖尿病、痛风、Paget病、感染、结缔组织病、自身免疫疾病及使用β受体阻滞药有关。这一疾病表现出家族遗传倾向，2%阴茎硬结症患者具有家族史。Dupuytren挛缩患者后代20%男性可能会发生阴茎硬结症。初期损伤阴茎白膜是引起阴茎硬结症的一个重要原因。

阴茎白膜是多层结构，外层纵向纤维，内层环行纤维，两阴茎海绵体中线由中隔纤维相连。中隔纤维与白膜内层环行纤维相互交织。白膜厚度不对称，背侧及尿道海绵体附着处附近最厚，两侧最薄。上述解剖因素使背侧易于发生屈曲损伤，阴茎屈曲损伤导致白膜受损，加之背侧白膜为双层结构，屈曲损伤可使双层

结构分离，导致阴茎纵隔处损伤，血液内渗，造成白膜下层出现液体或纤维蛋白原渗出。纤维蛋白沉淀可能是启动创伤异常愈合反应的关键。

转化生长因子-β（TGF-β）在阴茎硬结症发病过程中有重要意义。其作用在于促进胶原蛋白的翻译和合成；蛋白多糖和纤维连接蛋白的合成；胶原蛋白酶组织抑制因子生成增加，后者可抑制胶原蛋白酶活性，避免胶原裂解及结缔组织分解。

【病理生理】

阴茎硬结症被公认的是微血管的损伤及修复造成纤维蛋白沉积的结果。研究提示，阴茎硬结症是一种局部伤口异常愈合过程，涉及损伤的愈合、纤维化、瘢痕形成及瘢痕重塑等环节。早期在白膜与海绵体之间的血管周围有炎性细胞浸润，形成袖口状结构，相继发生纤维化，局部正常的弹力结缔组织被玻璃样变性或纤维瘢痕组织代替，长期发展可钙化或骨化，在一些严重病例可形成钙化灶。炎症细胞浸润包括T淋巴细胞、巨噬细胞及其他炎症细胞。最终启动细胞因子系统，导致纤维化的形成。其调控因子分为两类，促纤维化和抗纤维化因子，特别是TGF-β1和Ⅰ型纤溶酶原激活物抑制因子（PAI-1）在此过程中发挥着重要作用，如何合理调节这些因子为以后的治疗提供了方向。在经历创伤、炎症、修复后最终愈合形成

斑块，此斑块是瘢痕组织而不是炎症或自身免疫反应的结果。

【临床表现】

阴茎硬结症根据疾病的发展主要分为两个阶段，第一阶段是急性进展期，也称为早期、炎症期或急性期。主要是一些炎症表现及勃起疼痛和阴茎弯曲畸形，约1/3的患者出现无痛性弯曲；对于疼痛患者，疼痛通常都能忍受，且多于12~18个月后得到控制。个别患者急性起病，疼痛明显，程度较重，可局部注射地塞米松治疗。第二阶段称为稳定期，也称为延迟期、成熟期或静止期。其临床特点是阴茎弯曲畸形的稳定和勃起疼痛的消失，部分阴茎硬结症患者伴有勃起功能障碍。勃起障碍的原因包括心理性原因，如焦虑、不安等；器质性原因，如阴茎严重变形，连枷阴茎，阴茎血管功能受损。阴茎严重畸形，如果阴茎弯曲发生于腹侧或侧方角度大时，难以进行性交。广泛的阴茎硬结病变可能导致阴茎环形斑块形成，即连枷状阴茎而无法性交。阴茎血管疾病引起勃起功能障碍。斑块可引起白膜顺应性降低，勃起时白膜下静脉不能充分受压迫而影响静脉闭塞功能。

【诊断】

阴茎硬结症通过病史及体格检查常可确诊。超声检查可明确阴茎硬结症斑块的位置、大小及钙化情况，同时可监测治疗，是诊断及随访的首选检查，同时适用于了解阴茎海绵体结构、白膜，评价背动脉、阴茎海绵体动脉、静脉功能及观察海绵窦动脉间的侧动脉连接。海绵体注射药物诱发勃起可了解阴茎的弯曲度。MRI可提供阴茎结构不重叠影像。海绵体动力灌注仪可辅助多普勒超声确诊静脉关闭不全。手足检查可以除外Dupuytren挛缩及Leddrhose病（跖底筋膜炎）；中耳检查可以发现鼓室硬化症。

【治疗】

（一）非手术治疗

阴茎硬结症是慢性进展性疾病，随着时间的推移，30%~50%的患者疾病进展，47%~67%的患者病情稳定，3%~13%的患者好转。急性期的治疗目的是稳定炎症、减少纤维化的形成，使阴茎弯曲最小化，减轻阴茎勃起疼痛。首选具有抗炎、抑制免疫反应、抑制成纤维细胞增生，治疗瘢痕，减轻机体对各种刺激性损伤引起的病理反应等作用的药物。Ralph等认为其活动观察期为1年，此期间可保守治疗。如出现纤维化、钙化、骨化，则疾病不可逆转，且药物或物理治疗无效。目前常用的治疗方法有：口服药物、局部用药、机械拉伸、体外冲击波（ESWL）、电离子透入治疗及局部注射治疗。

1.药物治疗

（1）维生素E：常用的口服药物，是一种自由基清除基，可清除自由基，具有抗氧化的特性。1948年由Scardino等最先报道，后期相关研究结果显示，维生素E对疼痛、阴茎的曲度及性交能力方面没有明显的治疗作用，且有相互矛盾的证据。尽管如此，维生素E因价廉、安全且具有一定的疗效而被广泛应用。在疾病的早期应用维生素E是相对合理的治疗。低剂量治疗对于阴茎硬结症无明显效果，建议应用剂量为每日200~300mg，2/d口服，疗程不应超过3~6个月，并警惕抗凝效应的出现。需警惕维生素E对心功能的影响。

（2）他莫昔芬：抗雌激素药物。促进成纤维细胞释放TGF，具有抗纤维化作用。其作用机制是在靶组织内与雌激素竞争性结合雌激素受体。他莫昔芬对于早期炎性阴茎硬结症有益处。目前推荐剂量为10~20mg，2/d口服。不良反应有脱发、头痛、恶心、呕吐和性欲减退。

（3）对氨基苯甲酸（POTABA）：通过增加单胺氧化酶的活性而降低5-羟色胺水平，抑制成纤维细胞黏多糖分泌和稳定单胺氧化酶活动，提高组织对氧的利用。目前唯一一个安慰剂对照的双盲研究未显示有统计学意义。有研究表明此药物治疗不能改善阴茎弯曲角度，但可减小斑块体积。用法每日12g，每4~6日1个疗程。因用药次数多，剂量限制（每日12g），费用高，严重的胃肠道反应，POTABA 非首选治疗。

（4）秋水仙碱：是一种抗痛风药，具有抗纤维化和胶原沉积的作用。其可与微管蛋白结合，导致其解聚，从而抑制粒细胞移行及黏附；破坏梭形纤维细胞，抑制细胞有丝分裂；阻碍精氨琥珀酸代谢中的脂氧化通路，起到抗炎作用；干扰胶原蛋白细胞穿透能力。价格昂贵，耐受性较好，1/3患者出现腹泻症状。推荐剂量0.6~1.2mg，2/d口服，连续服用3个月以上。可单独使用，也可与其他抗阴茎硬结症的药物合用。Kadioglu等以秋水仙碱治疗60例急性期阴茎硬结症患者，对无心血管病史，发病6个月以内，阴茎弯曲小于30°的患者效果好。有研究提示秋水仙碱对于病程较长的研究硬结症患者效果不佳。

（5）其他口服药物：包括己酮可可碱、左旋肉碱、辅酶Q_{10}以及$\omega-3$脂肪酸（二十碳五烯酸和二十二碳六烯酸）等。己酮可可碱是非特异性磷酸二酯酶抑制药，其不良反应主要是恶心、呕吐、消化不良，治疗期间应监测血压，可出现由于周围血管扩张导致的低血压。辅酶Q_{10}不仅具有抗氧化、消炎作用，且能再生体内的其他抗氧化剂。

2.体外冲击波治疗（ESWT） Bellorofonte等从1989年开始使用低能量ESWT治疗阴茎硬结症。有报道显示ESWT在减少阴茎弯曲度和疼痛方面有效，并可改善性功能。它的作用机制还不明确，可能与硬结的再血管化和钙化吸收有关。相对自然病程而言，ESWT可减轻阴茎勃起疼痛及改善性功能，但对硬结大小和阴茎下弯无明显改善效果，且长期疗效尚未肯定。每周治疗1次，患者耐受性较好。不良反应主要是局部皮肤擦伤，多不需处理和镇痛。到目前为止，ESWT治疗阴茎硬结症还缺少循证医学证据。

3.局部注射治疗 局部注射治疗不良反应明显，疼痛、须多次注射和因局部组织改变使日后手术治疗造成困难，该种治疗方法近年应用较少。常用药物包括曲安奈德（醋酸去炎松-A）、维拉帕米（异搏定）、干扰素、泼尼松龙悬液等。维拉帕米作为钙通道拮抗药可降低细胞间钙离子浓度，提高胶原蛋白酶活性，有效抑制纤维结合蛋白葡萄糖胺聚糖细胞外聚集，有助于减少基础代谢过程中胶原的形成，抑制成纤维细胞增生，抑制瘢痕形成。Levine等研究显示维拉帕米用于治疗阴茎硬结症具有显著效果。应用多点穿刺技术，10mg的维拉帕米稀释成10ml，通过硬结注射，每2周1次共12次，60%的病人阴茎弯曲度有改善，71%的病人性功能有提高。主要的不良反应是瘀斑，目前这是最常用于阴茎硬结症的损伤局部治疗的方法。干扰素（Interferon）可以减少细胞外胶原的合成，增加胶原蛋白酶的合成，软化斑块，改善症状，轻度改善弯曲。因费用高和感冒样不良反应使用受限。使用剂量尚不统一，包括5×10^6U，每2周1次，共12周或2×10^6U，2/W，共6周。Clostridium histolyticum（CCH）现在得到美国FDA批准，它是两种胶原酶的混合物（AUX-1和AUX-2），主要用于有明显斑块和弯曲度大于30°的患者。

4.负压牵引治疗 负压牵引的机制可能是负压环境致阴茎勃起使白膜的厚度变薄，强制延伸病变组织，恢复组织弹性，促进硬结软化、吸收，达到改善阴茎弯曲和短缩。

5.电离子渗入疗法 通过以下药物组合，地塞米松、利多卡因、维拉帕米（异搏定），奥古蛋白（orgotein，超氧化物歧化酶为消炎镇痛药）等进行电离子渗入疗法。优点是无痛、无药物不良反应。Distasi等进行的一组随机、双盲、对照试验显示电离子渗入疗法治疗阴茎硬结症具有循证医学意义，研究结果显示维拉帕米（异搏定）、地塞米松电离子渗入疗法对于斑块缩小、痛性改善、弯曲畸形改善、勃起活动回复等方面有显著统计学差异。

(二)手术治疗

手术治疗适用于保守治疗失败；阴茎勃起时严重弯曲；伴有勃起功能障碍。手术时机一般等待病变稳定，通常在发病1年后，或稳定至少3个月以上。

手术方法有阴茎白膜折叠术；斑块切除补片移植术；阴茎假体置入术。

手术方式取决于阴茎弯曲程度、弯曲部位、畸形类型、阴茎长度及术前勃起功能状态。术前评估勃起功能，包括病史、性生活史、阴茎勃起硬度、弯曲程度及血管状态等，以明确手术方式（重建或假体置入），术前必须考虑阴茎长度，且必须预知患者期望度。

1.阴茎白膜折叠术　Nesbit（1965）首先采用阴茎弯曲凸面白膜开窗-缝合的方法治疗先天性阴茎弯曲获得成功，被称为Nesbit手术。如果阴茎长度足够，勃起功能正常，首选Nesbit法。Pryor（1979）将Nesbit手术用于阴茎海绵体硬结症的治疗获得良好的效果。Nesbit手术要点是在阴茎最大弯曲的对侧凸面，切除椭圆形白膜，缝合白膜，缩短硬结对侧的阴茎海绵体，使两侧阴茎海绵体在勃起时等长、对称。主要缺点是阴茎部分短缩，但实际大部分不影响性交。白膜折叠法是Nesbit方法的一种改良，其目的是减少对勃起组织的创伤，减少并发症。从远期结果看，还是原始Nesbit法效果比较可靠。有学者指出白膜折叠术长期随访复发率高且缝线因白膜较厚而致密，形成较大的缝线硬结导致手术效果欠佳。

2.阴茎硬结斑块切除术　硬结斑块切除曾经是标准治疗方法，但阴茎硬结斑块的病理过程范围常常超越斑块，取出大片白膜会损伤勃起功能，这被认为是一种与斑块相关的静脉性ED。斑块切除的勃起功能障碍发生率高、移植物挛缩、后期的复发及长期效果不好。目前国际上主张行斑块切开移植物补片方法治疗阴茎硬结症。在阴茎勃起状态最大弯曲处切开斑块，用生物材料修补缺损区。常用移植物主要为自身组织，如皮肤、静脉壁、睾丸鞘膜、腹直肌腱膜等。有动物实验证实，静脉补片可引起中等程度纤维化，而白膜纤维化被认为是造成静脉闭合障碍的原因之一，最终可导致ED。

3.阴茎硬结斑块切开术　由于阴茎硬结斑块切除可能造成阴茎白膜海绵体缺损过大，有较高的导致勃起功能障碍的危险，故一般仅行斑块切开。在阴茎勃起状态最大弯曲处切开斑块，用生物材料修补缺损区。硬结斑块切开静脉补片是最常用的方法。具体操作方法是：切开Buck筋膜，游离阴茎背侧的血管神经束，牵开、暴露斑块及其周围的白膜，在斑块做一个横行的H形切口，然后取部分大隐静脉（腹股沟下方大隐静脉比较方便）剖开成片状静脉，根据缺损的大小，可能需要合并缝合几个静脉，静脉补片面积略大于缺损，血管内皮面朝向勃起组织，采用3-0 PDS间断缝合。斑块切开移植物补片法是当前国际流行的治疗方法。常用移植物包括自身组织（皮肤、静脉壁、睾丸鞘膜、腹直肌腱膜、口腔颊膜），尸体组织（心包、牛心包、冰冻脑膜），猪的小肠黏膜下组织（SIS）及合成材料涤纶等。一般认为自身大隐静脉从弹性和组织相容性来看最为理想，可以从踝部或腹股沟切取大隐静脉，从腹股沟处取静脉因离阴茎近，取材方便，不需另开口。缺点是手术时间长。早期临床和生物学资料显示，SIS是很有前途的新的生物材料，弹性好，可以减少手术时间。

阴茎硬结症伴对药物治疗无效的勃起功能障碍患者，常用假体置入同时切开或不切开阴茎白膜是标准治疗。多数轻、中度弯曲患者，嵌入阴茎假体可以伸直阴茎而不需手术，严重屈曲畸形患者，置入假体前阴茎斑块处白膜必须做网状切开，使阴茎达到完全伸直的程度。

（崔　刚　白文俊）

第12章

阴茎弯曲

阴茎弯曲（penile curvature of the penis，PC）可分为先天性阴茎弯曲和继发性阴茎弯曲。前者非常罕见，通常都伴有尿道下裂。也有无尿道下裂的阴茎弯曲，称先天性单纯阴茎弯曲，或称为原发性阴茎弯曲，占先天性阴茎弯曲患者的4%～10%。阴茎可向腹侧（下曲）、背侧（上曲）及侧方弯曲，最常见为下曲。继发性阴茎弯曲是由阴茎硬结症（PD）、创伤、感染及皮肤硬化症等疾病引起，其中以由阴茎硬结症引起者较为多见。

【发病机制】

阴茎弯曲的病因至今尚不十分清楚，多数学者认为是在胚胎期因雄激素缺乏或不敏感而导致阴茎和尿道发育停顿或发育不良所致，可能与下列因素有关。

1.尿道发育不良及尿道海绵体缺乏　尿道海绵体在胚胎第10周左右，由左右尿生殖褶自生殖结节形成的阴茎根部向头端逐渐融合而成。来源于外胚层的阴茎头部尿道和来源于尿生殖窦初阴体部的尿道应在冠状沟处结合时，则不会出现弯曲。若在冠状沟近侧段结合时，由于外胚层所形成的尿道缺乏尿道海绵体，而由一种原始纤维替代产生牵拉从而使阴茎弯曲。

2.阴茎筋膜发育异常　尿道黏膜、尿道海绵体发育正常，但是Buck筋膜（阴茎深筋膜）和皮下肉膜发育异常，牵扯阴茎引起阴茎弯曲。

3.阴茎白膜发育异常　阴茎腹侧与背侧白膜发育不对称，背侧白膜过多而腹侧白膜相对较短致使阴茎弯曲。继发性阴茎弯曲，由于阴茎硬结症及反复创伤、感染导致白膜局部炎症，纤维化，斑块形成引起阴茎弯曲。而由皮肤硬化症引起的阴茎弯曲，可能由于机体免疫反应的异常而引起阴茎白膜广泛纤维化，致使阴茎弯曲。

4.阴茎皮肤发育异常　阴茎体部与皮肤粘连引起阴茎弯曲。

【临床分型】

1.目前按弯曲病因将单纯性阴茎弯曲分为4型：

（1）皮肤性弯曲：阴茎皮肤脱套分离后行人工诱发勃起（海绵体内注射罂粟碱、前列腺素E_1或生理盐水诱发。如下同），阴茎即可伸直，则为皮肤性弯曲。此型弯曲程度最轻，矫正效果满意。

（2）筋膜性弯曲：行脱套后行人工勃起仍有弯曲，切除尿道周围存在致密纤维性组织并游离尿道后，阴茎才能伸直，则为筋膜性，系Buck筋膜和肉膜发育异常、纤维挛缩所致。此型的治疗需充分切除尿道周围纤维组织。原因是尿道海绵体发育正常，但Buck筋膜及Dartos筋膜（阴茎浅筋膜）发育不良牵拉阴茎引起腹侧弯曲。

（3）海绵体不对称性弯曲：尿道仅由一层

薄的黏膜管组成，直接位于皮下，而无尿道海绵体及其周围筋膜，阴茎被尿道下及两旁的纤维组织牵拉，海绵体背腹侧或两侧长度不对称导致弯曲。此型病损最严重，处理较困难，术后并发症也较多。

（4）尿道性弯曲：是指由于先天性短尿道所致。尿道海绵体在胚胎第10周左右，由左右尿生殖褶自生殖结节形成的阴茎根部向头端逐渐融合而成。来源于外胚层的阴茎头部尿道和来源于尿生殖窦初阴体部的尿道应在冠状沟处结合时，则不会出现弯曲。若在冠状沟近侧段结合时，由于外胚层所形成的尿道缺乏尿道海绵体，而由一种原始纤维替代产生牵拉从而呈现尿道短。对此型弯曲应按尿道下裂处理，需切除发育不良的尿道并予重建，如尿道结构较好，可切断后重建短缺部分尿道。

在四型中，由尿道发育不良所引起者较少，在单纯性阴茎弯曲病例中不足10%，前三型所占比例相近。

2. 按弯曲严重程度分类　即在勃起状态下测量阴茎弯曲角度。

（1）轻型：弯曲小于15°。

（2）中型：弯曲在15°～35°间。

（3）重型：弯曲大于35°。

多数医师认为大于30°的弯曲需积极手术矫治。

【诊断】

阴茎弯曲通过体检视诊即可诊断，但弯曲程度及原因往往需在术中才能明确。术前应观察阴茎勃起时情况，同时应用尿管或尿道探条检查尿道有无发育不良及腹侧阴茎皮肤与尿道关系等。

【治疗】

先天性阴茎弯曲多数不会随患者身体发育而明显改善，并且在青春期后由于性激素影响及出现性活动等原因，出现明显症状，如痛性勃起、不能完成性生活等，主要通过手术治疗。绝大数可以一期治疗。

（一）手术指征

1. 弯曲超过30°。

2. 伴有明显症状，如痛性勃起、不能完成性生活等。

3. 患者有精神、心理要求。

（二）手术流程

术中应在作阴茎袖套状游离后行人工勃起试验，这是对临床类型进一步评估重要的一步。根据情况，有时需要多次人工勃起方能准确判断阴茎弯曲类型并作相应处理。如阴茎皮肤袖套状游离至阴茎阴囊交界区近侧后，勃起试验示弯曲已矫正，应视为皮肤性弯曲。若仍有轻度残留弯曲，应完全切除松解尿道周围纤维组织，以观察是否属于第二类型。若再次人工勃起仍有持久弯曲畸形而又与尿道长度或发育不良无关，则应按阴茎海绵体、白膜发育不相称处理。

阴茎弯曲的矫治手术可能在阴茎背侧或腹侧进行，应根据阴茎发育情况、弯曲严重程度而确定矫正部位及使用方法。对于严重弯曲，特别是考虑有短尿道者，常需同期尿道重建方获成功。

（三）手术方式

1. Nesbit手术　应用较为广泛。用于海绵体不对称（背侧长于腹侧）病例。早期术式仅作弯曲顶点背侧折叠缝合而不要求切开或切除白膜组织，因出现短期复发病例，其改良术式要求在弯曲顶点白膜作横切纵缝或作楔形切除后缝合。

2. 白膜折叠（TAP）　应用较广泛，主要用于海绵体不对称的婴幼儿和少年病例。术中明确弯曲系由海绵体不对称所致，于弯曲顶点背侧中线旁（2点和10点）分离并提起Buck筋膜以避免操作神经血管束，在两侧白膜上分别作两个平行横切口（长约8mm，相距4～6mm），将四条切缘中前、后两边缘缝合（包埋白膜条并埋结在内）。

3.背侧中线折叠　为新近开展的术式。促成该术式应用的原因主要有三点：

（1）近期对阴茎的解剖研究发现：神经在白膜表面呈网状分散分布于1点和5点及7点和11点之间，12点处即背侧中线处为无神经区，并且该处白膜厚度最大，适宜行白膜折叠。

（2）临床经验表明：在中线两侧分离和提起Buck筋膜时，完全不损伤神经几乎不可能。

（3）中线旁白膜折叠手术远期随访病例中出现较高比例勃起功能障碍。

在海绵体背侧12点区阴茎背深静脉两旁作平行纵行缝线，如弯曲段较长，或较粗大的发育后阴茎，可作多点缝线折叠。该术式对大多数非皮肤-筋膜性的阴茎弯曲能予以矫正。

4.海绵体旋转　常用于伴有尿道下裂的重型弯曲病例。游离尿道板后于腹侧中线纵行切开海绵体白膜，于背侧Buck筋膜下（神经血管束下）在海绵体两侧缝合，将海绵体向背侧旋转以矫正下曲。

5.阴茎拆分　在尿道上裂的治疗中，近年较多应用阴茎拆分的方法，一些医师也将此方法应用于伴有尿道下裂的重型下曲病例，据报道，在精细操作下完全拆分阴茎海绵体后，约2/3病例海绵体得到充分伸直，另1/3弯曲明显减轻（仅需另作简单的弯曲直接矫正操作）。该术式手术范围大，易于损伤阴茎的神经血管，对术者的要求较高，推广较为困难。

6.海绵体补片　白膜折叠手术伴有一定程度的阴茎短缩，故对于重型弯曲而阴茎较短的病例，较多医师认为应作海绵体补片以保留足够的阴茎长度。本式式主要用于重型阴茎弯曲病例（常为伴有尿道下裂者）。常用的移植片包括白膜片（取凸侧白膜移植于凹侧）、真皮片、鞘膜片、膀胱黏膜、静脉片、硬膜片、人工合成材料片等，近年来由于组织工程技术发展，小肠黏膜下层等组织工程材料被认为是很有应用前景的材料。

7.其他术式　阴茎皮肤袖状脱套和可吸收缝线单纯阴茎白膜折叠术。

此法较适合于先天性单纯阴茎弯曲患者。即在冠状沟的5cm处切包皮，然后沿筋膜表面套状将其剥离至阴茎的根部，松解尿道，彻底切除尿道周围的挛缩纤维组织；倘若松解后的效果欠佳，再在弯曲最明显处两侧阴茎海绵体上分别作5mm至8mm的纵行切口，行间断横行缝合；倘若其效果仍然欠佳，可以选择在其背侧切开或在阴茎海绵体腹侧作横切纵缝，以此延长腹侧海绵体白膜，从而减少对腹侧海绵体的张力。术后再一次行人工勃起试验，观察弯曲矫正情况，采用弹力网纱对其包扎7～14天，同时口服已烯雌酚片。

（四）手术并发症

1.早期并发症　局部感染、出血或者皮肤坏死较为常见。如果通过术中仔细操作、注意保护阴茎背侧血管神经、冠状沟下切口距冠状沟的距离远近和术后弹力绷带适度包扎等措施加以避免。

2.尿道狭窄及尿瘘　尿瘘大多数由于尿道重建过程中吻合口存在张力过大所致，需要再次手术；尿道狭窄为部分患者行尿道重建后，尿道吻合口瘢痕导致狭窄，可行定期尿道扩张。

3.残留弯曲　重型弯曲术后残留弯曲发生率相对较高，残留弯曲发生原因往往与术者对弯曲原因和程度判断不准确有关，按前述手术程序仔细考察弯曲的原因、选用相应手术矫治，并适时应用人工勃起试验了解弯曲矫正情况，常能避免该类情况发生。如发生明显的残留弯曲并有明显功能障碍，可再次手术矫正，手术方式与初治病例的处理相似。

4.阴茎缩短　与所采取的手术方式有关。多见于TAP术及Nesbit手术的患者。出现这种情况宜采用延长弯曲侧的补片移植术纠正弯曲以避免阴茎缩短。

（施长春　李　刚　白文俊）

第13章

阴茎海绵状血管瘤

血管瘤是以血管内皮细胞异常增殖为基础的良性肿瘤，或中胚层发育造成的血管畸形。其在出生或儿童时即可出现，但有60%～70%的血管瘤可能在8岁前消退，其余随年龄增长逐渐增大。血管瘤多发生在头、颈及四肢部位，发生于龟头或阴茎者<2%。阴茎海绵状血管瘤属静脉血管畸形，累及部位以龟头为主，也可累及如尿道海绵体、尿道黏膜等阴茎其他部位，可导致排尿困难、出血等。阴茎头海绵状血管瘤位置表浅，检查时可见龟头有大小不等暗红色或青紫色肿块，如果血管瘤遍及大部分龟头，可导致龟头变形；阴茎海绵状血管瘤可单发也可多发，压之褪色而松压后迅速充盈，穿刺可见瘤体内含静脉血丰富。

【临床表现】

患者一般无明显症状，多于体检时发现，其病变生长缓慢，不易恶变。但当血管瘤累及阴茎血管时，可引起部分血管和淋巴管回流障碍，并发感染，使阴茎增大，龟头部分因血循环不良可发生溃疡且经久不愈。阴茎海绵状血管瘤不但影响阴茎、龟头外观形状，且形成钙化结节后可出现性交疼痛或破裂出血。目前研究结果显示，阴茎海绵状血管瘤可致阴茎勃起障碍、包皮嵌顿等。

【诊断】

阴茎海绵状血管瘤是一种良性病变，有典型临床表现，易诊断。亦可采用彩色多普勒超声、磁共振成像（MRI）、数字减影血管造影技术（DSA）帮助诊断。血管畸形在彩色多普勒超声下显示为异常纡曲、扩张的血管团，并无内皮细胞增生和新生血管形成；其MRI表现为T_1WI等信号或不均匀高信号，等信号病变内可见线或斑点状高信号，病变区可出现血管流空效应，T_2WI呈不均匀或均匀高信号，增强扫描呈不均匀强化；选择性阴部内动脉造影对于阴茎海绵体海绵状血管瘤的诊断较为准确，行DSA检查后于阴茎海绵体见血管湖形成，造影剂消退缓慢，早期未见静脉显影，双侧海绵体动脉未见显影，提示异常血管结构导致阴茎血液供应异常，进而导致功能障碍（图13-1）。

【治疗】

阴茎海绵状血管瘤可累及部分或整个阴茎，使其增大变形，也可扩展至阴茎周围软组织及股内侧，甚至可破溃、出血。由于其病变部位的特殊致少数患者讳疾忌医，直至瘤体直径增大或出现并发症时就诊，未能及时治疗是导致瘤体直径较大血管瘤治愈率降低的主要原因。治疗应遵循"早发现、早治疗"的原则，及时治疗完全治愈的概率较大。根据血管瘤部位、类别、大小可选用药物治疗、物理治疗、手术治疗。

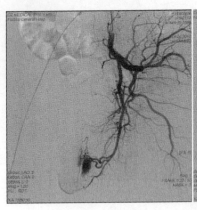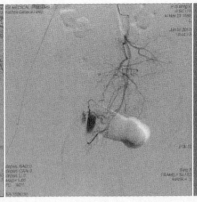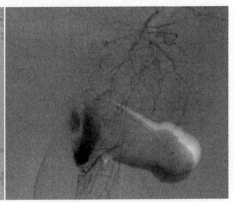

图13-1 阴部内动脉造影图

（一）药物治疗

包括激素治疗、干扰素治疗；局部注射包括平阳霉素、尿素等药物；也有报道采用普萘洛尔等药物。

1.激素治疗 激素的治疗较好的方法是"大剂量短程"类固醇的全身使用。每天（或间日）口服泼尼松20~40mg，2~3周即可见到血管瘤停止生长或明显地缩小，溃疡愈合。完全皱缩需连续用药30~90天。停药后如又增大可再重复2~3个疗程仍然有效。局部注射泼尼松，则作用很小。Beta-methasone乳剂局部外搽一日四次对婴儿浅层毛细管海绵状血管瘤有效。关于类固醇治疗血管瘤的机制仍不明了。但由于激素治疗的众多不良反应，如库欣样表现（满月脸、水牛背和向心性肥胖）及生长发育抑制等，使其临床应用受到一定限制。

2.干扰素α治疗 干扰素α由于能使血管瘤瘤体在较短时间内有较大程度的缩小，并减轻肿瘤快速增长引起的并发症，是多发性巨大血管瘤治疗的另一种新选择。干扰素也被证实有抗血管生成的作用，可作为血管生成抑制药。干扰素治疗血管瘤的机制尚不明确，其中，诱导血管内皮细胞凋亡为重要途径之一。干扰素的不良反应主要有流感样症状，如低热、嗜睡、厌食、腹泻、便秘等，服药期间一般都出现中性粒细胞减少和血清转氨酶升高。

与激素相比，干扰素治疗血管瘤疗效好、疗程短、不良反应小，对各期血管瘤均有效，缺点是费用较激素高。经查阅国内文献，应用干扰素α皮下注射治疗血管瘤尚未见到报道。

3.局部注射平阳霉素 局部注射平阳霉素治疗尿道海绵状血管瘤可先行排泄法尿道造影明确诊断后行介入治疗，将平阳霉素8mg用2%利多卡因5ml溶解后与76%泛影葡胺4ml及地塞米松5mg混合待用，用左手拇指、示指、中指环形压迫患者瘤体周围，在透视观察下向瘤体内缓慢注药使其变苍白，轻微肿胀后停止注药并摄片，穿刺点压迫止血5分钟，术后回病房给予抗感染止血对症处理。必要时1周后再借助介入技术将平阳霉素联合地塞米松局部注射。患者尿道口出血停止，原血管瘤处局部黏膜萎缩，有色素沉着。采用本法治疗时应注意以下几点：

（1）局部注药前应行排泄法尿道造影以明确血管瘤的血液供应情况，透视监测下局部注射以便控制药液进入的范围。

（2）严格掌握注药量：婴幼儿每次剂量控制在4mg以内。如瘤体较大，则采用分次注射的方法，避免引发不良反应。

（3）皮肤黏膜穿刺点与瘤体进针点应有一定的距离，避免在同一个平面上，以防止平阳霉素溢出。

（4）注意注药深度：如注药点过深，超过

瘤体达深部组织，则可出现其变性坏死，导致局部组织挛缩，影响体表美观。

（5）注意局部清洁卫生，保护好病灶皮肤黏膜，以免发生感染、遗留瘢痕。

4.尿素行瘤体内注射 治疗阴茎头海绵状血管瘤疗效满意。瘤体内注射尿素后，血管瘤组织立即出现无菌性急性炎症改变，变质、渗透、增生，1～2周后炎症消退，新生的结缔组织可取代血管瘤组织。因此尿素注射后1～2d局部肿胀达高峰，5～7d肿胀基本消退。此外，瘤体内注射40%高浓度尿素可使阴茎海绵体状血管瘤内畸形血管的内皮细胞萎缩，局部组织纤维化的同时，使瘤体血管腔内形成血栓。尿素注射剂量可根据病变大小、部位、年龄等决定，每次注药量以瘤体颜色变苍白、患者诉局部有轻度胀痛感为度，注射过程中注意观察阴茎皮肤颜色和硬化范围。研究结果表示，尿素对不同直径阴茎头海绵状血管瘤均有效。因此，临床可以将尿素治疗作为阴茎头海绵状血管瘤的首选方法。

5.普萘洛尔治疗 近期研究发现，普萘洛尔对生长迅速发生溃烂及深部的血管瘤具有良好疗效，但对于重症血管瘤的效果如何，尚未见到报道。

（二）物理治疗

包括激光疗法、放射疗法、微波疗法、液氮冷冻法、铜针疗法等。

1.激光疗法 CO_2激光及微波对本病治疗指征小、效果均较差，据文献报道采用Nd^{3+}：YAG激光治疗阴茎龟头海绵状血管瘤取得满意效果，治疗中选用JY-100C型Nd^{3+}：YAG激光医疗机治疗，波长1.06μm，最大输出功率100W，治疗功率25W，均采用局部浸润麻醉或黏膜麻醉下照射使局部呈灰白色改变，不留瘢痕。

2.液氮冷冻法 可作为其他治疗方法的补充治疗手段。

3.放射疗法 放射治疗主要针对婴幼儿血管瘤的患者，采用深部X线放疗。电压100～120kV，电流12mA，每次1.5～2Gy，每周一、三、五照射，总剂量12～18Gy，分段放疗，剂量达1/2时，休息4周。根据患儿的年龄、病变大小及深度的不同可选用不同的条件及剂量，其原则是宁浅毋深，宁小毋大。对于生长较快，影响机体功能的病变，治疗的目的在于控制病情的发展，为其他治疗创造条件。因为血管瘤有相当一部分可以自愈，如不能治愈，只能控制其发展，当患儿长到适宜的时候，亦可采取手术或其他适当的方法治疗，可以减少各种治疗带来的不良反应及复发率，提高治愈率，这样可以避免片面强调治愈率而带来的一些后遗症。

4.铜针疗法 采用铜针刺入血管腔的方法治疗阴茎龟头海绵状血管瘤，疗效满意，取直径0.5～1.0mm的铜丝（电线铜芯即可），截取2～3cm长短不等数条，其一端磨成针尖状，一端弯曲成直径0.5cm左右的环状，消毒后备用。将外生殖器及周围皮肤消毒后，铺无菌巾。根据龟头大小及血管瘤长，取不同长段铜针，沿血管走行方向刺入血管腔，勿穿透血管进入阴茎内组织，铜针环状一端留在血管外部。同样方法尽量将全部血管腔内置入铜针。置针后局部消毒，无菌纱布包扎固定。距尿道口较近的血管瘤在术前置双腔导尿管持续导尿，以避免术后排尿时污染辅料，造成感染。出现局部水肿，对症及抗炎治疗。术后10天取出铜针，取出铜针后均局部消毒，无菌包扎。治愈机制可能系铜针在血管组织内产生的氧化反应，致使血管组织干瘪，结痂，坏死后脱落，该方法简单易行，经临床应用无明显并发症。

（三）手术治疗

包括局部切除、分次多部位环扎术等。

1.局部切除 对较大的阴茎海绵体血管瘤可选择手术治疗。术前均行阴茎海绵体造影，显示瘤大小及边界，术前放置双腔导尿管，术中短暂阻断阴茎血流，待肿块缩小后，沿肿块包膜逐渐分离，完整切除肿瘤组织，缝合手术创口，弹力胶带包扎伤口。

2.栓塞硬化联合手术切除 栓塞硬化联合手术治疗阴茎头海绵状血管瘤，静脉全麻，放置气囊导尿管，阴茎头瘤体中心穿刺回血，用左手拇、示、中指环形压迫瘤体近端，分次注入0.2ml无水乙醇，见回抽液中富有凝血颗粒，提示瘤体回流静脉大部分栓塞，此时瘤体略变硬，共注射无水乙醇1.0ml，随即注入10%明矾液2.0ml，瘤体变硬，注射过程中注意观察阴茎皮肤颜色和硬化范围，治疗后2天内肿胀高峰，7天内肿胀基本消退，10天后瘤体表面皮肤黑痂坏死，梭形切除瘤体及坏死组织，清除血栓，包扎伤口，治疗后随访1年，阴茎头海绵状血管瘤较表浅，常缓慢增大，与阴茎海绵体血窦吻合丰富，常规切除瘤体，出血多，易复发。扩大切除易影响阴茎头形态和功能。无水乙醇及硬化剂栓塞硬化后，只需切除瘤体及表面坏死组织，可最大限度保留血管瘤周围血管浸润的正常组织，阴茎头形态基本不受影响，损伤小，出血少，且不易复发，本方法仅适于阴茎头小范围的血管瘤。

（陈 勇 王晓峰）

第14章

前列腺疼痛综合征

前列腺炎是目前男科的热点，在临床当中，是男科医师最常见的疾病之一，也是大多数男科疾病患者最为关心的疾病。目前，各级别的医师对前列腺疾病的认识存在很大的差异，希望在本文中提出的一些观点，可供广大男科医师借鉴及讨论。

根据美国国立卫生院（NIH）分类（1995年），将前列腺炎分为4型。Ⅰ型：急性细菌性前列腺炎（ABP）。有明确病因，是一种独立疾病。主要症状有畏寒、发热、会阴区胀痛不适、尿频、尿急、尿痛，严重时有尿潴留。Ⅱ型：慢性细菌性前列腺炎（CBP）。有明确病因，主要表现有下腹、会阴区疼痛，少数患者有尿频、尿急、尿痛等症状。Ⅲ型：慢性前列腺炎或慢性骨盆疼痛综合征（CP/CPPS）。病因不明确，是多种原因共同作用的症候群，主要表现下尿路刺激症状；定位不明确的胀痛、隐痛等，位置在会阴、耻骨上、阴囊阴茎等处。患者往往伴有性功能障碍及明显的精神心理症状。其中分为Ⅲa型：炎症性；Ⅲb型：非炎症性。Ⅳ型：无症状性前列腺炎。本章主要讨论前列腺疼痛综合征（PPS）。在过去的6个月内，持续存在或反复发作（3个月以上）的前列腺区域的疼痛，伴有前列腺触痛；并且没有证据表明疼痛是由感染导致或者由其他明显的局部病理改变所致。PPS不但与下尿路症状和性功能障碍有关，而且与消极的认知、行为及两性关系或者情绪影响有关。

【病因】

PPS的发病因素是非单一因素可以解释的，可能是易感人群暴露于单一或多个诱发因素，可能遭受单次、反复或持续刺激所致。可能原因包括感染、遗传、解剖、神经肌肉、内分泌、免疫（包括自身免疫）或者精神机制。这些因素可能导致外周组织自我保护免疫炎症反应和（或）神经组织损伤，从而引起急性和慢性疼痛。以外周和中枢神经系统为基础，神经组织的敏感性（涉及神经组织的可塑性）会导致中枢神经的疼痛状态。有越来越多的证据表明PPS疼痛的变化与神经起源、中枢神经系统相关。

【发病机制】

疼痛是一种不愉快的感觉和伴随实际或潜在组织损伤的情绪体验，或是对这种损伤形式的感受。主要分为2类：①伤害感受性疼痛：常伴有组织伤害或炎症，因而被称为炎症性疼痛。②神经性疼痛：由中枢或周围神经系统病变导致。多数疼痛是由混合性因素所致。

1.盆底肌群痉挛性疼痛　前列腺疼痛患者存在有不同程度的膀胱或尿道肌肉功能障碍，这种功能障碍在前列腺炎症及非炎症患者中无明显差别，一部分患者通过盆底按摩或生物反馈症状好转，因此可以推测前列腺痛与盆底肌群痉挛有关。

2.神经源性炎症 在近脊髓处刺激感觉神经纤维，冲动既可以顺向传导至脊髓感觉神经元，同时又可以逆向传导至外周，当逆向冲动到达已激活的初级伤害感受器时，神经末梢释放一些神经肽（如P物质，激肽等），诱导发生神经源性炎症，导致局部痛觉过敏。

3.细胞因子 在前列腺疼痛的产生中起重要作用。神经生长因子（NGF）通过参与调节基因和蛋白的表达使机体对伤害性刺激的敏感性增加，在组织发生炎症时，NGF刺激肥大细胞释放组胺，直接作用于外周感觉神经末梢，增加其兴奋性。氧自由基、组胺、前列腺素等也可能在疼痛发生机制中起一定作用，具体机制尚不清楚。

4.牵涉痛机制 研究显示，骨盆区域的内脏和躯体的初级感觉传入信息直接或间接在L_5-S_1联合核神经元汇聚，接受前列腺和会阴部的伤害性传入的神经元在脊髓有明显的重叠或交叉，这构成了前列腺牵涉痛的解剖学基础，在前列腺炎时，即可通过内脏-躯体-内脏反射形成在会阴部的牵涉性痛。

【临床表现】

1.与排尿无关的盆腔疼痛 会阴部、阴茎、耻骨下、阴囊、尿道等部位的疼痛。

2.下尿路症状（LUTS） 如尿频、尿急、排尿费力、尿分叉、尿后滴沥等症状。

3.其他 多数前列腺痛有不同程度的精神心理障碍，主要分类如下。

（1）认知障碍：感知觉障碍（感觉过敏、错觉）。

（2）思维障碍：（强制性思维、超价观念、强迫观念）。

（3）记忆障碍：（记忆减退）。

（4）注意障碍：（注意增强）。

（5）情绪情感障碍：情绪低落、焦虑、情感脆弱。

（6）意向行为障碍：意向增强、强迫意向。

（7）自知力障碍：丧失对自身精神状态的认识和批评能力。

【诊断】

1.病史 PPS是症状诊断，诊断主要依靠排除与盆腔疼痛有关的特殊疾病（排除性诊断），诸如由细菌感染所致的盆腔疼痛、泌尿生殖系肿瘤、泌尿系统疾病、尿路狭窄、膀胱疾病。

2.体格检查 不局限于前列腺和外生殖器的检查。应仔细全面体检尤其是腹部、会阴和直肠，排除引起类似前列腺痛症状的原发疾病。

3.实验室检查

（1）尿常规：通常无阳性发现。

（2）病原菌定位检查：经典四杯法检查：依次收集患者初始尿液（VB1）、中段尿（VB2）、前列腺按摩液（EPS）、前列腺按摩后尿液（VB3）标本进行检测加细菌培养，来区分男性膀胱、尿道、前列腺的感染。在实际工作中常常采用两杯法，即取前列腺按摩前、后尿液进行检查。

（3）血清PSA检查：筛查前列腺癌高危人群。

4.尿流动力学、膀胱镜检查 对于PPS伴有下尿路症状的患者，可以考虑尿流动力学检查。对于不是PPS的病例，为了进一步评估尿频症状，可以进行膀胱镜检查，以便排除膀胱内、膀胱三角区及膀胱出口部病变。

5.超声检查 包括经腹部及经直肠超声检查，主要排除泌尿生殖系统引起盆腔疼痛的疾病。

6.应用NIH-CPSI、IPSS评估PPS 评估疼痛、排尿症状及生活质量，较直观地评价前列腺疼痛的症状。应用量表评估心理状况。

【治疗】

PPS在每个患者的表现差异性较大，引起同种症状的原因各不相同，所以PPS的治疗也是需要个性化治疗。PPS是多病因多机制作用，单一治疗效果往往不佳。

治疗原则：根据表型施治；个体化综合治疗；改善症状减轻患者痛苦；身心兼顾提高生活质量；防止复发。

1.一般治疗　国外学者研究，前列腺疼痛与刺激性饮食有一定的相关性，如咖啡因、乙醇性饮料等。给所有患者进行包括健康教育、调整饮食及生活方式的治疗。如限制饮酒，忌辛辣刺激食物；避免久坐及骑行自行车；适当锻炼身体；性生活规律等。

2.药物治疗　主要包括α受体阻滞药、抗菌药物、植物制剂等。

（1）α受体阻滞药：α受体阻滞药可以改善排尿症状，机制包括：阻断膀胱颈部和前列腺的α受体、直接作用于中枢神经系统的α 1A／1D受体。常用α受体阻滞药包括坦索罗新、特拉唑嗪、阿夫唑嗪和多沙唑嗪，多篇文献显示，α受体阻滞药可以显著改善患者疼痛、排尿及生活质量评分，适合病程较短的PPS患者。推荐<1年病程的PPS患者使用α受体阻滞药治疗，疗程3个月。

（2）抗生素：部分患者接受抗菌治疗后好转，经验性抗菌治疗得到广泛应用。多篇文献分析显示抗菌药物可以显著改善患者疼痛、排尿及生活质量评分，同时抗生素与α受体阻滞药联合应用治疗PPS效果更佳。但是抗菌药物用于治疗PPS仍缺乏充分的依据。推测治疗中获益的患者可能带有未被认识的病原体。常用抗菌药物包括喹诺酮类及四环素类药物，治疗周期4～6周，超过6周无效患者不推荐使用，推荐病程<1年且治疗过程简单的患者使用。

（3）非甾体消炎药：对于非甾体消炎药（NSAIDs），如塞来昔布与安慰剂对比，患者疼痛、生活质量分数和NIH-CPSI评分均得到改善，但是效果仅局限于治疗期间。同时需考虑长期应用带来的不良反应。对于类固醇，目前不推荐使用。

（4）阿片类药物：对于难治性PPS的患者，阿片类药物能够起到缓解疼痛的作用。但是，

阿片类药物同时具有不良反应。降低生活质量、成瘾、药物耐受及阿片类药物诱导的痛觉过敏。在应用阿片类药物治疗PPS时，需配合其他疗法。

（5）植物制剂：多项研究表明，普适泰和槲皮素能显著改善PPS的疼痛症状。

（6）肌肉松弛药：肌肉松弛药（地西泮、巴氯芬）用于括约肌功能障碍或盆底、会阴肌肉痉挛，有一项研究发现肌肉松弛药、抗炎药物和α受体阻滞药的三联疗法对于初诊患者有效，但三联疗法并不优于α受体阻滞药单独应用。

（7）肉毒菌素A（BTX-A）：BTX-A可能对传入性神经疼痛通路具有缓解作用。有研究表明，尿道周围注射A型肉毒毒素（200U）局部治疗，发现能改善疼痛及尿道压力变化曲线；另一项研究显示，会阴骨骼肌注射BTX-A（100U）对疼痛评分有一定改善，但是病例数太少和随访时间太短，尚不能得出肯定结论。

（8）睾酮的补充治疗：睾酮可以参与伤害感受及痛觉的调节。有研究表明睾酮的补充治疗对PPS合并睾酮缺乏症状患者疼痛评分有改善。使用前应检测血清睾酮，PSA及血常规等，以排除睾酮使用禁忌，常用药物为十一酸睾酮和氯米芬（补充内源性睾酮）。

（9）抗焦虑和抗抑郁药物：前列腺痛患者往往伴有精神心理障碍，主要表现在情绪低落、焦虑、情感脆弱、强迫、自知力障碍等。使用抗焦虑及抗抑郁药物既可以缓解患者心理障碍症状，还可以缓解排尿异常与疼痛等躯体症状，这在临床研究当中已经得到证实。抗抑郁药物主要有：单胺氧化酶抑制药三环类抗抑郁药物和选择性5-羟色胺再摄取抑制药（SSRIs）。抗焦虑药物主要以苯二氮䓬类药物为主，如地西泮、劳拉西泮等。

（10）中成药：目前各级医院使用的中成药物较多，临床中应用可以缓解疼痛及排尿症状，但是存在争议。

3.物理治疗　主要包括电磁治疗、微波

热疗、体外冲击波疗法、电针治疗、胫神经刺激、肌筋膜物理治疗等，不同研究表明，上述疗法对PPS有一定的治疗效果，可以改善疼痛、生活质量和排尿，但是部分结论仍需更多的证据证实。

（1）电磁治疗：将两个电极片对置或者并置于治疗部位，治疗电流的强度以患者耐受性为度，一般0.1～0.3mA/cm^2，通电时电极下有震颤、抽动感或肌肉收缩，易于患者耐受。一般每次治疗15～20分钟，每日1次，7～15次为1个疗程。

（2）微波热疗：微波是一种电磁波，当它以辐射形式通过组织时，可使组织中的水分子旋转振动而产生热效应。根据微波热效应的原理，在微波热疗时受作用的组织分布在有效辐射深度内，具有产热部分局限，热分布较均匀等特点。目前微波热疗的频率主要是915MHz，其诊断途径分为经尿道微波热疗和经直肠微波热疗。每个处方治疗15～20分钟，每日1次，7～15次为1个疗程。

（3）体外冲击波疗法：是利用电磁效应产生的一种能透入人体组织的机械冲击波，在人体特定部位聚焦，通过聚焦的冲击波能对人体内部组织、细胞的产生一系列作用，达到治疗目的。工作电压范围11～15kV，冲击频率25次/分，每次冲击2000次，每周1次，4次为1个疗程。

（4）胫神经刺激：胫神经刺激是通过将小的针状电极插入到患者的踝关节的胫神经附近，从而在脊髓的神经间产生电脉冲，起到刺激作用。每次电刺激10s，强度为有刺激感而无痛感，每次15～30分钟，平均12周起效，疗效主要为LUTS症状明显改善。

（5）肌筋膜物理治疗：是对全身各处体壁组织进行结缔组织推拿，具体部位包括腹壁、股、背部和臀区，其治疗重点是存在结缔组织异常（如限制性结节）或肌筋膜痛点的部位。

4.手术治疗 包括经尿道膀胱颈切开术、经尿道前列腺切除术。根治性前列腺切除术，治疗的作用非常有限，并且需要严格的手术适应证。

5.心理治疗 心理问题（尤其是抑郁和恐惧心理）对患者生活质量影响很大，心理治疗也应纳入治疗范畴。有研究表明心理干预治疗能够有效改善患者的疼痛症状及生活质量，但对部分排尿症状无效。

（刘　磊）

第15章

阴囊疼痛综合征

阴囊疼痛综合征是指持续存在或反复发作的阴囊内器官或组织的疼痛无明确的感染及局部病变。阴囊疼痛综合征是通用语言，即疼痛部位不能确定在睾丸或附睾，疼痛不在阴囊皮肤，而在其内。睾丸疼痛综合征相关研究很少，因此发病率不详。大多数信息源自于输精管切除术后，该手术后睾丸痛发生率约19%。该病在年轻人中发病率更高。

【病因】

阴囊疼痛的病因复杂，病理机制多样，大致可分为局部痛和牵涉痛。

（一）局部痛

常常定位于睾丸、附睾、腹股沟神经或精索（输精管等）。包括病因明确的感染、肿瘤、腹股沟疝、鞘膜积液、精液囊肿、精索静脉曲张、牵涉痛、外伤或手术史。同时，有辅助诊断手段支持及明确手术解剖证实等原因引起的疼痛也可归入局部痛，如腹股沟解剖异常、睾丸继发肿瘤、睾丸微石症、输精管结扎术后、输精管梗阻、睾丸生精小管囊性扩张等。

（二）牵涉痛（阴囊外区域）

根据会聚投射理论：脏器和躯体感觉传入神经会聚到相同的二级投射神经元，上位神经中枢不能区分感受信号的来源，定位欠精确。

阴囊疼痛综合征的神经机制很复杂，从男性生殖器传入的感觉经过了复杂的感觉传入通路，这使由于神经损伤造成的疼痛诊断变得困难。阴囊前外侧皮肤的感觉由生殖股神经传递，也有可能包括髂腹下和髂腹股沟神经。阴囊后部的感觉由阴部神经支配，阴茎海绵体的背面（上面）由生殖股神经、髂腹股沟和髂腹下神经支配，而其腹侧面（下面）则由股后皮神经的会阴支及阴部神经的分支支配所有与阴囊相关的神经同时接受来自睾丸的神经传入，传统认为支配睾丸的神经是生殖股神经。阴部神经会阴支的潜支与股后皮神经的皮支支配会阴部皮肤。会阴深处的感觉及盆腔内器官的感觉通过阴部神经的深支传递，髂腹股沟神经、髂腹下神经和生殖股神经是阴囊主要的传入神经。一般认为，所有睾丸疼痛相关的神经均在精索内，可作为治疗的解剖基础。阴部神经分布于会阴部及阴囊后部皮肤，该区域的疼痛是阴部神经病变的特征性表现（表15-1）。

【分类】

1.睾丸疼痛综合征　指持续存在或反复发作的睾丸疼痛，以往称为睾丸炎、睾丸痛及睾丸疼痛。具体病因不明，考虑与既往存在感染、外伤、手术史等原因有关。

2.附睾疼痛综合征　指持续存在或反复发作的附睾疼痛，行超声检查可能发现附睾的结构异常（囊肿、扩张）；多发囊肿的患者可能

表15-1 内脏痛与躯体痛区别

	内脏痛机制	躯体痛机制
有效疼痛刺激	牵拉、膨胀/扩张、缺血、炎症 疼痛部位模糊	机械、温度、化学、电刺激 产生定位准确的疼痛
总和	广泛的刺激产生明显放大的痛觉	广泛刺激引起适度增加的痛觉
自主神经反应	自主神经反应常见（恶心、出汗）	自主神经反应不常见
牵涉痛	疼痛部位与病变部位不同	疼痛定位准确很少有牵涉痛
牵涉性痛觉超敏	痛觉超敏通常影响到其他内脏器官 这点很重要	痛觉超敏的部位准确
神经支配（分布）	密度低，无髓鞘的C纤维和细的有髓鞘Aδ纤维	高密度，广动力神经纤维
初级传入纤维生理特点	强度编码，随刺激增加传入神经纤维放电增加， 感觉信号强度增加，最终形成疼痛	两种纤维编码，分别为负责传递伤害感受性 信号的纤维和传递正常感觉的纤维。在没 有中枢敏化时，痛觉是由C纤维和Aδ纤维 传递的
静默传入纤维	50%～90%的内脏纤维是处于静默状态的，直到 它们被开启。这些神经纤维在中枢敏化发生过 程中有重要作用	很少有证据表明存在静默纤维
中枢机制	在痛觉敏化中扮演重要角色，常见类型：内脏- 内脏、内脏-肌肉、肌肉-内脏之间痛觉过 敏。正常非伤害性感觉能引发痛觉	与痛觉超敏和痛觉过敏相关
功能异常	中枢机制与内脏相关，与器官功能障碍可能有 关	躯体疼痛与躯体功能障碍有关
中枢路径	与传统路径一样，内脏痛还存在于脊髓背角路径和 中枢反应	传统疼痛路径

因囊肿压迫附睾而产生疼痛。

3. 输精管术后疼痛综合征　输精管结扎后的阴囊疼痛，其疼痛的病理生理基础：考虑输精管结扎后输精管的空腔结构丧失，张力改变可能。输精管结扎是阴囊疼痛综合征的常见原因。

4. 疝修补术后疼痛综合征　腹股沟区域手术，典型的疝修补术后的慢性疼痛，与精索内神经损伤有关，考虑与手术或补片对腹股沟管内的髂腹股沟神经、髂腹下神经和生殖股神经这3支神经产生牵涉或压迫，预防措施是识别并保护3支腹股沟神经。

【诊断】

（一）病史及体格检查

患者阴囊疼痛病史及完整的体格检查包括阴囊的检查，直肠指检。阴囊的检查可以了解睾丸、附睾、精索的情况，是否有明显的触痛点或肿物。直肠指检可以了解前列腺情况及盆底肌群情况。体格检查有时可以发现明显的阳性体征，但通常患者体格检查正常，所以明确完整的病史和体格检查是诊断阴囊疼痛综合征最好的方法。患者缺乏明确的阳性体征，仅表现为疼痛提示为慢性疼痛综合征，没有必要为了找到与临床症状相一致的病理学改变进行更多检查。

（二）辅助检查

阴囊超声，价值有限，多数患者>80%无阳性发现。超声主要诊断鞘膜积液、睾丸微石症、精液囊肿、附睾囊肿、淤积扩张、精索静脉曲张及肿瘤。许多患者阴囊疼痛的症状与超声波检查的结果并不相符。虽然体格检查没有发现明显的阴囊病变，但对阴囊和睾丸疼痛的患者超声波检查仍然是简便、快速、经济有效的方法，同时可以减轻患者的精神负担。CT、MRI等检查对阴囊疼痛综合征的诊断不能提供明显帮助，不建议进行。实验室检查无确切帮助。

（三）诊断要点

阴囊疼痛综合征的诊断主要是症状性诊断，根据疼痛定义的典型症状进行诊断，并排除局部感染、扭转、肿瘤及其他明确病因病理的阴囊内疾病。

【治疗】

（一）心理疏导和相关药物治疗

据国内外现有的报道大约25%的慢性睾丸疼痛的患者不能发现明确的病因。心理学测试表明这些患者常常有强烈的焦虑和抑郁。针对阴囊疼痛，心理学方面应该配备有疼痛治疗经验的心理医师。他们应具备全面的能力，包括性心理辅导和人际关系疏导。其中医护人员不单纯实施临床治疗，还提供人类正常的/异常的医学信息，以使患者对其心理问题容易理解。建议早期心理干预及随后的身体治疗以免心理方面和性方面问题恶化。实施该流程，使医患双方共同参与早期的心理治疗和随后的躯体治疗（疗效更佳）。

抗焦虑药物、抗抑郁药物治疗，有关抑郁与慢性疼痛之间的关系并不明确，但许多患者在应用低剂量的抗抑郁药物后症状能够改善。所以在晚上睡觉时患者服用低剂量的抗抑郁药，或根据患者的反应情况调整剂量，这样有助于降低抗抑郁药物的不良反应。多虑平和阿密曲替林（开始25~50 mg/d）似乎比其他三环类抗抑郁药有更多的优点。

（二）药物治疗

阴囊疼痛综合征没有特效治疗的药物，虽然某些学者提倡使用抗生素，但是与前列腺痛症一样，对于没有明确感染的患者，循证医学证据很少，临床实践中口服抗生素实验性治疗4~6周，可以使一部分患者受益，选择的抗微生物药包括如四环素类及大环内酯类、抗结核病药物，其他还有喹诺酮类药物等。巴氯芬（力奥来素）治疗肌肉痉挛有一定疗效，治疗开始时的剂量为5mg，3/d。然后根据患者反应，单次剂量可逐渐增加，每次增加5mg，间隔3天，一般来说，日剂量平均为30~75mg。镇痛药也可使用，如塞来昔布0.2g，2/d，可以使部分患者症状缓解，但阿片类药物要慎重使用。

（三）物理治疗

生物反馈，放松练习，改变生活习惯（饮食，骑自行车，改变工作地点），使阴囊保持悬吊状态，针灸，按摩等疗法，可能对这类患者有益。与其他肌肉、骨相关疼痛相比，把患者作为一个整体进行治疗更合适，例如经直肠或经尿道的热疗，在部分患者中治疗效果良好，但这方面的证据不足。

（四）手术治疗

手术治疗是最后选择，唯一有效者为精索的显微去神经术，也称微创睾丸神经毁损术，有80%成功率。但研究数量有限，且非双盲研究。治疗的解剖基础为睾丸疼痛相关的神经均在精索内，具体手术方法包括解剖分离所有来自睾丸的神经，包括精索的筋膜及输精管、动脉和静脉的外膜长约2cm，手术过程中分离生殖股神经的终末分支，这种手术具有一定难度，经腹股沟分离神经需要显微外科技术，分离除动脉和至少1条静脉之外的所有神经纤维。但如果对动脉和静脉不能完全分离，就不能保证所有的睾丸神经被完全剔除。目前有学者认为其简化手术方式可与精索静脉结扎相同：游离精索，保护精索血管睾丸动脉，保留1~2支淋巴管后将其余组织横断，部分学者建议同时保留输精管。但如不考虑生育的话，则建议同时切断输精管以清除支配睾丸的交感神经纤维，因为它们可能与患者的某些不适有关。手术的目的是通过横断所有生殖股神经纤维以使睾丸去神经化。在手术显微镜下，精索神经为直径0.2～1mm几乎透明结构，根据其表面的横行条纹与淋巴管鉴别。另外，经阴囊或腹股沟手术，包括输精管结扎及腹股沟精索神经剥除后，睾丸的间接血循环是不可靠的，使睾丸萎缩的危险性增加。随着微创技术的发展，有学者采用腹腔镜睾丸神经剥除术，该手术能够保留睾丸，微创介入，通过3个操作孔分离睾丸的脉管系统和神经纤维。最初认为腹腔镜睾丸神经剥除术适用于大多数患者，能够在最少的并发症下达到最好的疗效，但最终仍存在切除睾丸的风险。睾丸切除和副睾切除的治疗效果更差（虽然成功率是60%和20%）。值得注意的是，这些治疗手段有可能加重疼痛。行输精管结扎的患者输精管吻合术恢复通畅性，有患者能缓解疼痛。附睾切除适用于部分患者，尤其是存在附睾囊肿的患者，有些术后疼痛可消失，但无临床数据支持。睾丸切除术是最后选择。

（五）神经阻滞

如L_1脊神经节阻滞或腰/交感神经切断术，腹股沟区阻滞，阴部或会阴神经阻滞），经常用于阴囊疼痛综合征的治疗，除了可能的治疗作用，神经阻滞对鉴别诊断也很重要，关于其疗效的资料有限，但神经阻滞风险很小或罕见，值得尝试。所有神经均在精索内，切除神经分支有治疗疼痛的解剖基础，在超声检查无异常发现者，精索阻滞疼痛缓解率超过50%，阻滞药物为6ml 1%利多卡因，1ml 40mg/L甲泼尼龙。许多患者通过皮下阻滞能够长期缓解疼痛，对于暂时缓解的患者还可以重复治疗。

（邵鸿江）

第16章

睾丸微石症

睾丸微石症（TM）是指弥散分布于睾丸精曲小管内直径小于3mm的众多钙化灶形成的综合征，由Priebe和Garrett于1970年首次报道。1987年Doherty首次描述了睾丸微石症的声像图特征，提高了TM的诊断准确性。近年来随着TM与睾丸肿瘤及男性不育的相关研究不断深入，人们对它的关注度也不断上升。

【病因】

目前TM的病因还不完全清楚。有学者认为先天性的睾丸组织异常是睾丸微石症的重要原因，也有人研究后认为与家族中存在TM的遗传易感染性和睾丸生殖细胞瘤的遗传易感染性有关。近年来一种自我复制极其微小的叫做"纳米细菌"引起了科学界的广泛关注。有学者研究后发现纳米细菌参与了TM的形成过程，尤其是在男性不育患者中经过3~6周的培养伴有TM男性患者中约58.8%精液标本中存在纳米细菌，因此认为纳米细菌与睾丸微石症有一定的联系，可为伴有TM的男性患者诊治提供参考。TM多与下列疾病相伴：隐睾、睾丸发育不良、睾丸萎缩、精索静脉曲张、睾丸附睾炎、睾丸肿瘤、睾丸囊肿、睾丸或附睾扭转、睾丸鞘膜积液及肺泡微小结石、性腺功能低下、神经纤维瘤、艾滋病、男假两性畸形、 腮腺炎后睾丸炎等，但也有仅发现TM而无其他睾丸内、外病变的报道。TM究竟是上述疾病的病因或结果还是偶然巧合目前尚无明确结论。国外有学者分别调查了一组野外军训的一组山地自行车运动员，发现他们患阴囊疾病（包括TM）的概率较普通人群高，可能与他们运动量大、特殊的运动及训练方式导致会阴部（特别是睾丸）受到损伤的概率较高有关，提示睾丸受到不同程度损伤可能是伴随或诱发TM发生的重要原因。

【发病机制】

TM的发病机制目前尚无统一的定论。较为流行的说法是睾丸内的支持细胞由于某种原因无法吞噬生精小管管壁上变性、坏死、脱落的上皮细胞或细胞碎屑，使其堆积于生精小管内，继而钙盐沉积于坏死的细胞或细胞碎屑上形成微小结石或钙化灶。TM的病理解剖特点是睾丸生精小管内形成分化不良的钙化灶，睾丸活检证明这种钙化灶涉及20%~60%睾丸生精小管内，其余的发生于睾丸间质。发生于精曲小管内的结石、结晶随精子不断排出多数不会造成梗阻，但少数的可出现精曲小管梗阻导致临床上出现精子数量减少，存活率、活动力下降。这可能是微石阻塞精曲小管，影响到精子产生的原因。另外，萎缩的曲细精管、细胞碎片和微石又会妨碍精子的运动进一步导致患者的精子质量下降。而发生在睾丸间质的结石、结晶则对生精功能及精子影响不大。在TM引起男性不育的过程中，微石阻塞精曲小管影响精子产生是病理基础，更是关键因素；而后出现继发性炎症、曲细精管内压增加并影响到睾丸的血液供应直接影响精子的质量，这些都是TM导致男性不育的原因。

【流行病学】

TM是一种相对少见的疾病。在进行睾丸超声检查的人群中，0.6%～9%可发现睾丸实质内的微石，尽管在一般人群中发病率很低，但是在隐睾、睾丸生殖细胞瘤、睾丸发育不良、睾丸扭转和萎缩、精索静脉曲张、附睾囊肿、肺泡微结石症、非霍奇金淋巴瘤（非何杰金淋巴瘤）患者中常伴发有睾丸微石症。随着高频超声仪器的应用，睾丸微石症的检出率在不断上升。TM与男性不育的关系不明，可能与睾丸发育不良有关，即梗阻的曲细精管内退化的细胞脱落及支持细胞吞噬细胞残余物功能下降。TM有恶性发展的风险，在睾丸生殖细胞瘤患者中的发病率为6%～46%，因此被认为是癌前病变，在对TM患者进行睾丸活检中发现有很高的原位癌患病率，尤其是在双侧睾丸微石症患者中，但是TM更多的见于睾丸良性病变的患者，其本身不是恶性病变。有这么几组数据值得我们关注：TM的发生率为19.5%，平均年龄31.86岁（年龄范围2-74岁），TM患者睾丸肿瘤的发生率在31%～46%，而恶性肿瘤的发生率则为30%，其危险性是正常人群的13.2～21.6倍，但老年患者概率较低。尽管很多学者认为TM是肿瘤前期的病变，但目前仍未发现肯定的证据。

TM患者男性不育的发生率为17%～23%，男性不育中TM的发生率为3.1%～6.9%。

【临床表现】

TM患者一般无特异性的临床症状和体征，绝大多数患者都是因为伴随疾病就诊。在行阴囊超声检查时因其典型的超声特征而被发现，所以TM的临床表现多数和伴随疾病有关。单纯的TM最常见的症状是阴囊睾丸疼痛或不适，疼痛的性质为钝痛，无放射痛，伴有其他疾病的TM患者主要表现有阴囊肿胀、睾丸肿物、附睾结节、睾丸萎缩、鞘膜积液、睾丸下降不全等。

【诊断及鉴别诊断】

TM患者的临床表现、体征及实验室检查均无特异性，目前超声检查是发现TM的首选方法。其特征多数为双侧睾丸实质内弥散分布直径<3mm的点状强回声，后方无声影类似暴风雪，也可单侧发生或累及附睾。典型的超声图像诊断标准如下：①B超切面图像有5个或5个以上的微小钙化灶（图16-1）；②钙化灶的直径为1～3mm；③弥散性分布于睾丸实质内；④多为双侧性的对称分布；⑤钙化灶不伴声影；⑥睾丸大小形态正常。超声检查因具有无创伤性、可重复性，所以在TM的诊断及随访中具有无可比拟的优越性。

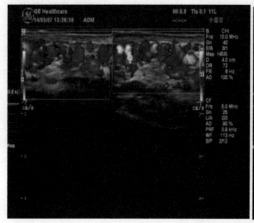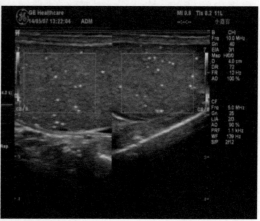

图16-1 睾丸切面图像

TM的鉴别诊断：①睾丸内钙化灶：包括睾丸内静脉石、血管管壁钙化等，与TM比较钙化灶的体积大，但数目较少，分布局限形态多规则，呈圆形或类圆形，后方常伴声影。②睾丸肿瘤伴钙化：睾丸实质内可探及肿块回声，钙化灶多分布于肿块周边，体积较大多呈壳状，后方多伴声影。

【治疗】

对于TM患者过去的观点认为是一种良性疾病，进展缓慢无须治疗与随访。近些年，随着报道病例的增加及对TM的研究不断深入，逐渐认识到该病与睾丸肿瘤及男性不育的关系，大多数的临床医师认为有必要进行相关的治疗和随访复查。

1.合并男性不育的TM患者，应积极治疗相关疾病　伴有精索静脉曲张、睾丸鞘膜积液、隐睾的，在严格掌握手术指征的基础上可建议患者手术治疗，术后辅以生精、改善精子活力、抗氧化等对症支持治疗，部分患者可以实现自然怀孕。对于系统治疗后仍未能怀孕的TM患者则建议辅助生殖技术助孕。其中精子卵浆内注射技术（ICSI）是目前最好的方法。

2.TM患者因有发生睾丸肿瘤的可能，故应做好严密的随访，定期的复查　目前的资料提示经超声检测到TM患者，伴有生殖细胞肿瘤高风险的患者，如睾丸萎缩、睾丸下降不全，有生殖细胞肿瘤病史伴对侧TM，应进行睾丸活检，以明确有无原位癌。对不伴有睾丸生殖细胞肿瘤风险因素的仅有TM的患者，进行睾丸活检、超声随访肿瘤标记物、腹部或盆腔CT是不合理的，但是有必要鼓励其进行自我检查，以利于早期发现生殖细胞肿瘤。对于TM患者体检或超声发现疑似病变，应手术探查进行睾丸活检或睾丸切除。而对于儿童期确诊的患者，应随访到成年人。

（欧阳智敏）

第17章

外阴部常见皮肤病

第一节　包皮龟头炎性疾病

一、概述

包皮龟头炎是由多种原因所致的包皮及龟头的炎性疾病，此病在包皮和（或）龟头疾病中发病率最高，临床很常见，因为包皮炎和龟头炎常常同时出现，故称为包皮龟头炎（或阴茎头包皮炎）。患者多以包皮及/或龟头瘙痒不适、龟头起红疹、包皮内板红肿糜烂、尿道口红肿不适、包皮垢增多、包皮腔内异味重、包皮口逐渐变紧伴皲裂纹等主诉来诊，全年均可发病，春、夏季为发病高峰。临床上可以按病因分为多种类型，但大都病情相似。所以，包皮龟头炎其实是这样一组炎症性疾病的统称。

二、临床表现

1. **急性浅表性包皮龟头炎**　主要由包皮过长或包茎内的包皮垢刺激、包皮龟头损伤、摩擦、接触可能的过敏性或刺激性药物，如避孕药、黏膜麻醉药及肥皂和清洁剂等物理因素刺激所致，多为非感染性因素。初起时阴茎皮肤发红、肿胀、包皮及龟头出现瘙痒与灼热感，翻开包皮可见充血糜烂、有渗液甚至出血。如果混合有细菌感染，则可见到小而浅的溃疡，并有恶臭的乳白色脓性分泌物，与内裤摩擦即

感疼痛，患者常常不敢多活动。

2. **环状溃烂性包皮龟头炎**　临床上可独立存在，也可为Reiter病的黏膜症状；既可像急性浅表性包皮龟头炎为非感染因素所引起，也可因霉菌、支原体、细菌等感染因素所引起。表现为包皮与龟头的红斑、病损逐渐扩大而成环状，可形成浅表性溃疡面、瘙痒明显。包皮上翻不良者由于分泌物在局部积聚，常继发感染而使症状加重，这时会失去其环状特征而不易和浅表性包皮龟头炎区别。

3. **念珠菌性包皮龟头炎**　临床最常见，主要是白色念珠菌感染。念珠菌是一种条件致病菌，念珠菌性包皮龟头炎常常继发于糖尿病、老年消耗性疾病及大量使用抗生素或激素之后。包皮腔内的湿热环境非常适宜于真菌生长，所以主要发生于包皮过长者，患者也可能通过带有念珠菌的公共浴池、游泳池、浴巾、衣物、坐便器等传染而被感染，或由性伴侣念珠菌性阴道炎传染。临床可见包皮和龟头潮红、散在小丘疹、红斑、急性发作时有糜烂、渗液，可有薄壁脓疱，龟头瘙痒。尿道口舟状窝受累时可产生尿频、尿痛。反复发作者可造成包皮干裂、纤维化类似足癣趾间裂口，上翻困难等后果（图17-1）。如果患者伴有未控制好的糖尿病，其包皮龟头炎较为严重和顽固，对此要有一定的警惕性，必要时查血糖。

4. **滴虫性包皮龟头炎**　多见于与患有滴虫性阴道炎的女性密切性接触的男性，症状可轻

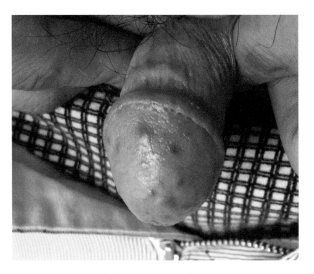

图17-1 念珠菌性包皮龟头炎

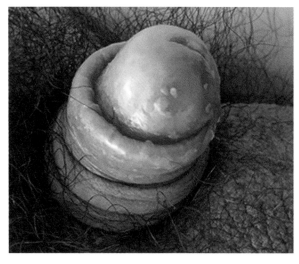

图17-2 糜烂性包皮龟头炎

可重。轻者可没有明显不适或仅有尿道刺痒不适，排尿时明显；重症者龟头起丘疹和红斑，可逐渐扩大，边缘清楚，红斑上可起小水疱，破溃则糜烂，尿道口可有脓性分泌物，尿道内发痒，有的会出现排尿困难。若未及时治疗可变成慢性，或引起滴虫性尿道炎、膀胱炎。

5.阿米巴性包皮龟头炎 本病少见。患者原有包皮龟头炎，包皮丧失正常屏蔽作用，在此基础上被传染肠道阿米巴病而引起包皮龟头炎。临床表现为浸润、糜烂、溃疡，组织坏死较为明显。

另外，还有几种特殊类型的包皮龟头炎。

1.糜烂性包皮龟头炎 主要见于包皮过长又不注意个人卫生的患者，由于包皮垢大量积聚刺激局部而致病，轻者仅为阴茎头和包皮内侧发红、瘙痒；较重者可见黄色、乳酪样、恶臭渗液，伴潮红、肿胀、糜烂和包茎（图17-2）。龟头炎和包茎严重时可影响排尿。患处常可找到Vincent杆菌和螺旋体，后者应与梅毒螺旋体区别。

2.干燥性闭塞性包皮龟头炎 本病与阴茎干枯可能为同一疾病。主要由于包皮龟头炎长期反复发作，导致包皮内板增厚、包皮口形成瘢痕性狭窄环，内板可与龟头粘连，轻者包皮上翻困难，重者可发展成干燥性闭塞性包皮

龟头炎。主要表现：病变早期为慢性包皮龟头炎，皮肤浸润肥厚，色泽棕红，表面脱屑，有时可见出血性水疱。以后龟头部及尿道口出现象牙色白斑，病变部位组织萎缩、纤维化，失去正常的海绵样感觉，并可引起尿道口狭窄及包皮萎缩和粘连，上翻困难。外形和硬化萎缩性苔藓有时相似。患者一般无明显自觉症状，尿道口狭窄者，排尿会受影响。包皮与龟头的正常生理结构与弹性遭受破坏，会累及阴茎的勃起功能，造成性交困难，影响夫妻生活。

3.坏疽性龟头炎 又称崩溃性龟头炎，是发生于龟头和包皮等处的一种崩蚀性溃疡性病变，临床少见，类型特殊，病情严重。病因主要为各种原因造成的局部血液供应障碍，加上继发性感染所致，偶为性病性硬下疳、软下疳的并发症。患者可伴有糖尿病、免疫缺陷病和年老体弱等全身性因素。病程可以急性或慢性。主要临床表现：疼痛性包皮及/或龟头溃疡，质地稍硬似下疳，边缘隆起，基底为肉芽组织，易出血，溃疡面有脓性分泌物及坏死组织，周围皮肤呈暗红色伴水肿，局部淋巴结肿大。溃疡会逐渐蔓延至阴茎体、阴囊、阴茎根、耻骨处甚至下腹部，可使阴茎发生坏死、脱落、终致残疾。

4.假上皮瘤样角化性和云母性龟头炎 本

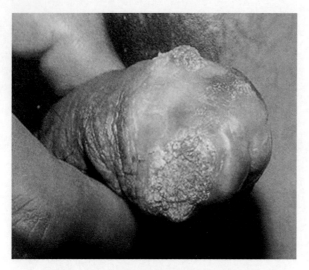

图17-3 假上皮瘤样角化性和云母性龟头炎

病多发生于因包茎未在成年行包皮环切术的患者，多数患者在50岁以上。皮损发生于龟头，呈鳞屑性疣状赘生物，常表现为龟头表面溃疡、皲裂和裂纹，角化性鳞屑常呈云母状且类似银屑病。组织学上有明显的角化过度、角化不全和假上皮瘤样增生，棘层肥厚，形成火山口样结构（图17-3）。需要注意与疣状癌及银屑病鉴别。

5.浆细胞性龟头炎 另述。

三、实验室检查

一般无需特殊检查。必要时可刮取或拭子蘸取病变处标本涂片送检，查见病原体如滴虫、阿米巴等即可确诊特殊类型炎症。考虑到尿中有感染时可以查尿常规，并做细菌和（或）真菌培养和药敏试验，以进一步指导治疗。

四、诊断及鉴别诊断

1.诊断 根据病史，典型的临床表现和体格检查，必要的病原学检查不难做出诊断。对于有不洁性交史的念珠菌性包皮龟头炎，可以考虑为性传播疾病，但家庭内部感染的也不少见，故不能一概而论。

2.鉴别诊断 主要是要注意区别上述几种不同类型的包皮龟头炎。对于特殊类型的包皮龟头炎，如浆细胞性龟头炎、假上皮瘤样角化性和云母性龟头炎等则要通过病理学检查诊断和鉴别诊断。

五、治疗

各类型包皮龟头炎的病情颇具相似之处，治疗上也多有相通之处，和许多疾病一样，预防很重要。首先是搞好生殖器部位的卫生，每日要用水洗清洁包皮及龟头，及时清除包皮腔内污垢，性生活前后更要及时清洗，严防感染和互相传染。洗涤液可选用清水、肥皂水或者刺激性弱的护理液或中药洗液。对于夫妇一方有性器官疾病的要暂停性生活，直到治愈。如果其中一方患有滴虫性或念珠菌性感染，则需要性伴告知，夫妻同时治疗。其次，对于存在包皮过长反复发病者，尤其是患有包茎者，建议及时行包皮环切术。实际上，包皮自然上翻、龟头自然外露者，罕见有患病的，这也符合该病好发于湿热环境的特点。

而对于确诊者，需要针对性治疗。

1.外用药物 这是临床上主要的治疗手段，不良反应小，效果良好。根据炎症的共性，选用消毒药水外洗之后外敷抗生素药膏，必要时辅以红外线理疗。对于急性浅表性包皮龟头炎、糜烂性包皮龟头炎、环状溃疡性包皮龟头炎和滴虫性包皮龟头炎，可选用1:5000高锰酸钾液泡洗患处，每次15min，2/d，继之外敷红霉素软膏等。对于念珠菌性包皮龟头炎，则可用2%碳酸氢钠溶液清洗患处，外用克霉唑软膏、酮康唑软膏等。干燥性闭塞性包皮龟头炎，可用糖皮质激素软膏外涂或病灶内注射以减轻局部症状。外用药物治疗时间不应少于1周。需要注意的是，对于急性包皮龟头炎，要避免使用皮质类固醇激素药膏，以免引起更加严重的感染，同时要忌食辛辣刺激食物，戒酒。

2.内服药物 对于病情严重、外用药物

治疗3d以上效果不明显或症状顽固、经常复发者，可辅以内服药物治疗。普通感染者，可服用常用的抗生素，如喹诺酮类、头孢类抗生素或磷霉素等。滴虫感染者可服用甲硝唑或替硝唑。念珠菌感染者，可服用氟康唑、酮康唑或伊曲康唑。阿米巴性包皮龟头炎给予依米丁注射。伴有其他特殊感染，如衣原体、支原体感染者，可服用红霉素或阿奇霉素等治疗。疗程1～2周。

3.外科治疗　对于包皮过长并反复感染、包茎、糜烂性包皮龟头炎、环状溃疡性包皮龟头炎及干燥性闭塞性包皮龟头炎等较顽固、较严重的病例，在充分保守治疗、急性炎症控制后宜适时进行包皮环切术或包皮松解术。尿道口有狭窄者可行尿道扩张术。特殊病情者，如伴有糖尿病，要注意控制好血糖后实施。如已经形成溃疡或糜烂，要加强换药，可辅以理疗，并尽量保持干燥，这样有利于创面愈合，必要时做创面细菌培养加药敏或病理学检查。包皮手术时机尽量选择在炎症控制较好的状态，对于炎症顽固、保守治疗实在难以痊愈者，不必等炎症完全消退，宜适时实施手术，同时辅以抗生素治疗，一般不会导致炎症扩散，反倒可以缩短病程。

对于坏疽性龟头炎，要注意补充营养、改善全身状况，治疗过程中注意清洁创面、通畅引流，全身或局部使用抗生素。保守治疗失败者，可以从坏疽部位的近心端做根治性切除。

对于假上皮瘤样角化性和云母性龟头炎，常需Mohs（莫式）显微外科术切除皮损，并做组织病理学检查。外用氟尿嘧啶软膏也可以治愈本病。

第二节　包皮龟头其他疾病

一、浆细胞性龟头炎

浆细胞性龟头炎又称Zoon龟头炎，良性浆细胞性增殖性红斑或慢性局限性浆细胞性包皮龟头炎。临床上，本病类似于Bowen病，是一种浆细胞浸润性良性炎症性损害，并且几乎都发生在未进行过包皮环切术的中老年男性。

【病因】

本病病因不明，可能与局部刺激，如包皮过长、包皮垢、创伤、摩擦及各种感染因素有关，也可能是一种变态反应疾病。

【临床表现】

未行包皮环切的男性多见。皮损几乎均累及龟头，病程缓慢，可为一片或多片经久不愈的局限性暗红色斑，表面光滑，境界清楚，浸润明显，表面也可有少许脱屑或湿润，一般不形成溃疡，也无明显自觉症状。

【诊断】

临床确诊主要靠病理学检查。本病皮损组织病理学改变具有特征性，其特点为表皮细胞增生，表皮突扁平，真皮内有大量浆细胞浸润。临床中，如遇到中老年男性包皮、龟头部位长期持续性炎性红斑时，应高度警惕该病的发生，必要时及时做病理学检查。

【鉴别诊断】

龟头的增殖性红斑、Bowen病、固定性药疹、念珠菌病、变应性接触性皮炎、扁平苔藓、寻常性银屑病、二期梅毒、乳房外Paget病等。

【治疗】

1.保持局部清洁，避免刺激。

2.局部治疗很重要，主要是对症处理。干燥脱屑为主者，可涂皮质类固醇油膏。糜烂渗液为主者，用高锰酸钾溶液或依沙吖啶-间苯二酚溶液湿敷。溃疡面每日换药，并可配合CO_2激光作物理治疗。

3.可能的诱因去除，如治疗合并的感染；

包皮过长者，待急性炎症控制后进行包皮环切术。虽然本病治疗很困难，但是包皮环切术可以使本病消退，因此，包皮环切术是最行之有效的治疗方法。

4.考虑到免疫性因素的存在，近年来使用0.1%他克莫司软膏，2次/d，疗程2周~2个月，取得了良好的治疗效果。

5.中医中药。

二、阴茎珍珠状丘疹

阴茎珍珠状丘疹又称为珍珠状阴茎丘疹、阴茎多毛样乳头瘤、冠状沟或龟头丘疹，也有学者称为毛状阴茎或多乳头状阴茎。

【病因】

引起阴茎珍珠状丘疹的原因尚未明确，但常出现于未割包皮的男性身上，也有学者认为与包皮过长、局部潮湿有关。据估计有8%~48%的男性患有阴茎珍珠状丘疹，未割过包皮的男性感染率（22%）会高于割过包皮的男性（12%），且黑人（21%）比白人（7%）感染的概率要高。丘疹病理切片检查显示，其结构是正常的结缔组织增生，所以，既非性病，也非肿瘤。目前学者大多认为这是一种正常的生理变异，与性乱无明显关系，不会对身体健康和阴茎功能造成影响，也不会通过性交感染和传播。

【临床表现】

本病多发于18-45岁青壮年，丘疹常发生在龟头的边缘与冠状沟交界处，大小通常为1~2mm宽，1~4mm长，呈圆球状，外观有粉红色、肤色或珍珠状乳白色，互不融合，沿龟头后缘冠状沟排列成一行或数行（图17-4），而透明的则较为少见。该病一般来说没有特别的不适症状，大多数为患者偶然之间发现的。其发病率随着年龄增长而降低。

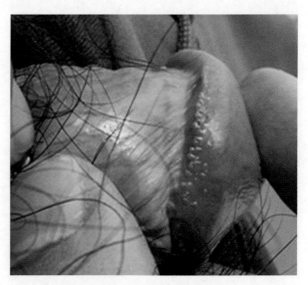

图17-4 阴茎珍珠状丘疹

【诊断与鉴别诊断】

阴茎珍珠状丘疹的诊断主要根据丘疹分布的部位和形态及患者无明显不适症状的主诉。应与尖锐湿疣鉴别。阴茎珍珠状丘疹里不存在人类乳头瘤病毒DNA，通过检测病损组织中的HPV-6、HPV-11DNA可以初步诊断尖锐湿疣，区分开两者。进一步鉴别可行组织病理学检查。如果保守观察，则珍珠疹大多长期无明显变化，而尖锐湿疣损害会持续增大。

【治疗】

因为阴茎珍珠状丘疹属于一种良性病症和生理变异，无传染性，无不适感，不妨碍健康，所以一般不需要处理。有的人持续一定时间后可消退，有的人可持续数十年无变化。从预防该病症加重起见，如为包皮过长所致，就尽早行包皮环切术；如为局部分泌物刺激，应勤洗阴茎及会阴部，勤换洗内裤，注意保持包皮上翻、龟头外露。若珍珠疹患者要求治疗时可选用以下几种治疗方法：激光疗法、冷冻疗法、药物治疗（珍珠克软膏）等，目的是把龟头边缘"打磨"光滑，效果都非常好。

三、阴茎硬化性淋巴管炎

阴茎硬化性淋巴管炎是以阴茎皮下条索状半透明肿块为特征，组织病理以淋巴管炎为主的阴茎皮肤病。

【病因及发病机制】

本病多见于20～40岁青壮年，发病机制尚不十分清楚，一般认为可能与病毒感染、创伤和局部机械刺激有关。研究发现，该病一般多发生于局部机械损伤、手淫和过频、过度用力的剧烈性交引起的局部磨损之后，这些局部创伤和阴茎海绵体长时间充血可导致阴茎皮下组织内的淋巴液回流障碍，引起淋巴管扩张和阻塞，产生无菌性炎症，造成其管壁增厚和栓子形成而发生条索状管状损害；另外，阴茎局部的感染与本病也有一定联系，已发现病毒感染如单纯疱疹病毒、衣原体和结核杆菌感染均可引起本病，近期发现尖锐湿疣可引起硬化性淋巴管炎，提示人乳头瘤病毒也可能是本病的一个病因。

【临床表现】

本病一般无自觉症状或有轻度疼痛，局部异物感，少数伴勃起疼痛，影响性生活，往往是患者自己发现局部异状来就诊。好发部位是冠状沟，其次为阴茎背部。典型皮损为弯曲隆起的条索状物，似蚯蚓状，长约2cm，表面紫色有光泽，半透明，质地稍硬似软骨，可滑动，不与表面皮肤粘连（图17-5）。偶尔可形成溃疡。

本病多发生于冠状沟处或阴茎背侧的皮下浅淋巴管，病理改变为淋巴管壁增厚、纤维化、无或少量淋巴细胞浸润、管腔扩张、淋巴液淤积。有时伴有血栓性血管炎改变。

【诊断】

本病经视诊及触诊即可诊断。

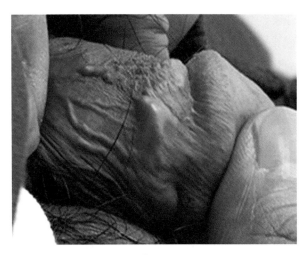

图17-5 阴茎硬化性淋巴管炎

【治疗】

病程有自限性，4～6周后大多数可自行吸收消退，个别长达数年才能消退，偶尔可形成溃疡。因此，禁止性生活数周大多可自愈，不需特殊处理。局部热敷、微波理疗、口服抗生素、维生素E及抗病毒药物有助于缩短病程，促其消退，而对治疗不佳者可行浅部放疗及手术治疗。中医中药也会有帮助，可以辨证施治。

四、鲍恩样丘疹病

鲍恩样丘疹病是一种好发于肛门和生殖器部位的多发扁平丘疹或斑丘疹性损害，组织学上表现为低度恶性原位鳞状细胞癌——鲍恩样改变，故名。本病好发于20-30岁之间性活跃的年轻患者，常有性接触史，或包皮环切史，病损多发生于腹股沟、生殖器和肛周的皮肤黏膜，偶尔也可见于生殖器外。免疫低下者也是易发因素之一。因此，艾滋病患者易患本病，是AIDS常见皮肤肿瘤之一。

【病因及发病机制】

该病病因未明。较多研究发现，在皮损组织中有HPV6、8、11、16、34型等型DNA，因此认为人乳头瘤病毒（HPV）与该疾病的发生相关。而病毒对机体正常细胞的影响及相应肿瘤蛋白的作用及机体免疫监视系统的异常对鲍恩样丘疹病的发生都会起重要作用。

【病理】

以局灶性颗粒层增厚为主，棘层增厚、呈银屑病样增生，表皮的角质形成细胞结构混乱，角化过度，有较多核大、深染、成堆的异形鳞状上皮细胞，呈乳头瘤样增生；亦有角化不良、多核的及异形核分裂象的角质形成细胞。真皮浅层血管周围具淋巴细胞和浆细胞浸润。极少数患者同时或同一损害中见有鲍恩样丘疹病及尖锐湿疣两种病理改变共存的现象，HPV DNA检测可以阳性。

【临床表现】

阴茎皮损为单发或多发，大小不等，直径2~10mm，为色素性丘疹，可呈肤色、褐色、红褐色等。外形为圆形、椭圆形或不规则形，境界清楚，表面光滑可呈天鹅绒外观或轻度角化成疣状，一般不融合。有的融合可形成斑块缓慢扩大（图17-6）。大多无自觉症状，部分病人有瘙痒或烧灼感，病程缓慢，少数可自然消退，也有复发倾向。部分患者有外阴尖锐湿疣史或与尖锐湿疣并发。

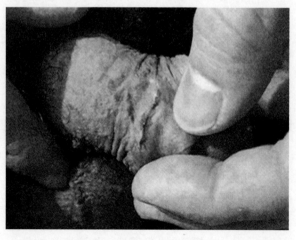

图17-6　阴茎鲍恩样丘疹病

【诊断和鉴别诊断】

根据好发于青年人，外阴或肛周出现单个或多个色素性丘疹，加上呈原位癌的组织病理学改变可以确诊。需与鲍恩病、尖锐湿疣、扁平疣、扁平苔藓、脂溢性角化病、色素基底细胞癌、鳞癌等鉴别。

【治疗】

治疗方法与尖锐湿疣基本相同，可采用多种治疗方法，如激光、电灼、冷冻、5-FU乳膏外用、局部手术切除等，但患者耐受性较差，易遗留瘢痕，各种方法治疗都有复发。其中手术切除仍是较理想的方法。新近有局部应用咪喹莫特乳膏取得较好疗效，也有用光动力学疗法治愈该病的报道。该病属低度恶性原位癌，有复发倾向，应终身随访，性伴侣也应参加筛查，以便早期发现宫颈、肛周等的其他形式的上皮内瘤变。

五、皮脂腺异位

基本病变为皮脂腺发育的生理变异，呈增生性改变，一般青春期前后出疹，以后逐渐增多，至成年期不再发展。

【病因】

病因不明，是一种皮脂腺疾病，由于皮脂腺发育的生理性变性及增殖所致。可能与青春发育期的内分泌刺激有关。局部刺激和创伤也可使皮脂腺呈增生性改变。

【临床表现】

表现为包皮及龟头黏膜针头大小、孤立的、稍高起的、黄白色小丘疹，将黏膜拉紧时皮疹更明显。皮疹多少不定，可单个发生，也可以稀疏分布，有时许多小的皮疹相互融合成更大的黄白色斑块，稍高起，境界清楚，外形不规则，触之有粗糙感（图17-7）。一般无自

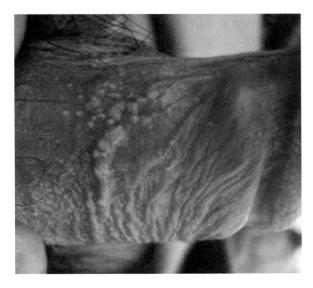

图17-7　皮脂腺异位

觉症状。

【治疗】

一般不需治疗。向患者说明本病对健康无妨，成年后有可能自然消退。必要时可作电凝固或液氮冷冻治疗。有作者提出用异维A酸治疗有一定效果。

第三节　阴囊疾病

一、阴囊瘙痒症

仅有阴囊皮肤瘙痒而无明显的原发性损害。

【病因】

发病因素比较复杂，目前尚不完全了解。致病因素包括内因或外因或兼而有之。内因多与某些系统性疾病有关，如尿毒症、胆汁性肝硬化、甲状腺功能亢进症或减退症、糖尿病、淋巴瘤、白血病及其他恶性肿瘤；其他如神经精神因素（如各种神经功能障碍或器质性病变及情绪紧张、焦虑、恐惧、激动和忧郁等）；药物反应及烟酒和辛辣食品都有可能成为病因。外因则与外来刺激有关，季节气候变化、穿着化纤毛织品、使用碱性过强的肥皂、外用药物及接触各种化学物品，都可促使本病发生。阴囊瘙痒症除与以上内、外因素有关，与局部刺激也有一定关系，如局部多汗、摩擦、股癣等。

【临床表现】

最初瘙痒仅局限于一处，进而逐渐扩展至整个阴囊皮肤，也可波及阴茎、会阴及肛门。瘙痒常为阵发性，尤以夜间为重。饮酒之后、情绪变化、被褥温暖及搔抓摩擦，甚至某些暗示，都可促使瘙痒发作或加重。瘙痒的程度因人而异，有的轻微，时间也较短暂；有的剧烈，难以忍受，常不断搔抓，直至皮破血流有疼痛感觉时为止。由于剧烈搔抓，往往引起条状表皮剥脱和血痂，亦可有湿疹样变、苔藓样变及色素沉着等继发病损。有继发感染时，可发生脓疱疮、毛囊炎、疖、淋巴管炎及淋巴结炎等。由于剧烈瘙痒，影响休息，可有头晕、抑郁、食欲缺乏等神经衰弱的症状。

【治疗】

应力求查明病因，予以根治。明确有无系统性疾病并及时治疗，避免局部刺激，包括搔抓烫洗及不恰当治疗，忌食刺激性食物。

1.内用药物　可选用抗组胺药物、钙剂、维生素C、镇静催眠药等，严重者可用倍他米松或地塞米松局部封闭。加巴喷丁口服在治疗难治性皮肤瘙痒方面有一定的作用。

2.外用药物治疗　应以保湿、滋润、止痒为主，使用刺激性小的制剂。根据病情选用止痒药（如炉甘石洗剂、维生素E霜、硅油），可使用表面麻醉药（如利多卡因乳膏），辣椒碱软膏，短期使用皮质类固醇软膏或霜剂，也可外用免疫抑制药（如吡美莫司、他克莫司）。

3.物理疗法　部分患者可配合熏蒸、淀粉浴、矿泉浴。

二、阴囊湿疹

本病是由多种内外因素相互作用引起的皮肤炎症反应，急性期有明显渗出倾向，慢性期则有浸润及肥厚，瘙痒剧烈，易复发。局限于阴囊皮肤，有时延及肛门周围，少数可延及阴茎。

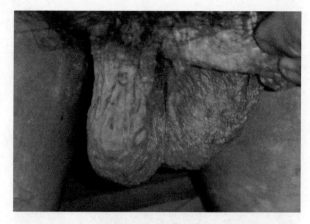

图17-8 急性湿疹

【病因】

尚不清楚，可能与下列因素有关。①内部因素：慢性感染病灶（如慢性胆囊炎、扁桃体炎、肠寄生虫病等）、内分泌及代谢改变、血循环障碍（如静脉曲张）、神经精神因素（如精神紧张、失眠、情绪变化等）、遗传因素等；②外部因素：本病的发生可由食物（如鱼、虾，牛、羊肉等）、吸入物（如花粉、屋尘螨等）、外界刺激（如炎热、干燥、多汗、搔抓、摩擦等）、动物皮毛、各种化学物质（如化妆品、肥皂、合成纤维等）诱发或加重。

【临床表现】

根据病程和临床特点分为急性、亚急性和慢性湿疹，湿疹可以从任何一个阶段开始发病，并向其他阶段演变。

1.**急性湿疹** 表现为红斑基础上针头至粟粒大小丘疹、丘疱疹，严重时可以出现小水疱，常融合成片，境界不清楚，皮疹周边丘疱疹逐渐稀疏，常因搔抓形成点状糜烂面，有明显浆液性渗出，阴囊皮肤水肿性肿胀、结痂及皲裂（图17-8）。自觉瘙痒剧烈，搔抓、热水烫洗可加重皮损。如继发感染则形成脓疱、脓痂、淋巴结肿大，可出现发热等。

2.**亚急性湿疹** 因急性湿疹炎症减轻或不适当处理后病程较久发展而来。表现为红肿及渗出减轻，仍有丘疹及少量丘疱疹，皮损暗红，可有少量鳞屑及轻度浸润，剧烈瘙痒。新的刺激或处理不当可致急性发作，经久不愈可发展为慢性湿疹。

3.**慢性湿疹** 由急性湿疹及亚急性湿疹迁延而来，也可由于刺激轻微、持续，一开始就表现为慢性化。表现为皮肤皱纹深阔，增厚、浸润，棕红色或带灰色，色素沉着间或有部分色素脱失，表面粗糙，覆以少许糠秕样鳞屑，或抓破结痂，不同程度苔藓样变。病情时轻时重，迁延数月或更久。

【治疗】

避免各种可疑致病因素，发病期间避免食用辛辣食物及饮酒，避免过度烫洗及搔抓。

1.**系统药物** 可用抗组胺药止痒，必要时两种配合或交替使用或配服镇静安定药；对有继发感染者配合应用有效抗生素治疗，B族维生素、维生素C及调节神经功能的药物也有帮助；糖皮质激素口服或注射一般不宜使用，此药消炎作用虽快，但停药后很快复发，长期应用易引起许多不良反应。

2.**外用药物** 根据皮损情况选用适当剂型和药物。急性期无渗液或渗出不多可用糖皮质激素霜剂，渗出多者可用3%硼酸溶液冷湿敷，渗出减少后用糖皮质激素霜剂，可和油剂交替使用；亚急性期选用糖皮质激素乳剂、糊剂，为防止和控制继发性感染，可加用抗生素；慢性期可选用软膏、硬膏，顽固性皮损可用糖皮质激素作皮损内注射。

三、皮脂腺增生

皮脂腺增生是表皮附属器肿瘤中向皮脂腺分化的一种特殊的错构瘤，是皮肤内正常皮脂腺增大所致，属于良性病变。

【病因】

确切的病因尚不明了，外伤和局部慢性炎症刺激可能与皮损形成有关。有报道，长期接受免疫抑制治疗的器官移植患者中16%存在本病。肢端肥大症和甲状旁腺激素增高者也可存在皮脂腺增生。女性绝经期和男性70岁后，皮脂腺小叶逐渐萎缩，皮脂分泌功能下降，该病消退。据此推测，性激素水平增高可能与本病的发生相关。

【临床表现】

皮损可单发或多发，通常为散在、隆起、圆形小丘疹，直径2～3mm，半球状有时呈分叶，质软，淡黄色或黄色，中央常见一脐状凹陷（图17-9）。个别病例表面可伴有点状角化。

【治疗】

本病一般无自觉症状，且属于良性病变，通常不需治疗。必要时可选择电灼、冷冻、激光或微创手术将增大的皮脂腺破坏掉或切除。异维A酸可治愈皮损，但常复发。有人尝试光动力治疗，效果良好，未出现并发症。

四、阴虱病

阴虱病是由阴虱在宿主外阴有毛部位寄生、繁殖及叮咬所引起的外阴部及其邻近部位的瘙痒性寄生虫类传染性皮肤病，常经性接触而传播，故也列为性传播疾病（STD）之一。阴虱的感染无种族差异。阴虱病多发于15-25岁的未婚青年，25岁以上的人群中，发病率逐步下降；35岁以上人群则更少。在15-19岁的患者

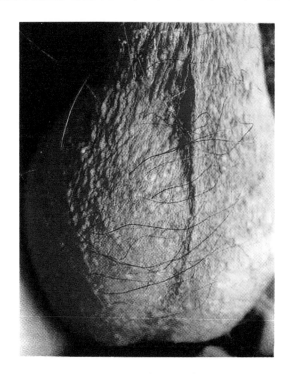

图17-9 皮脂腺增生

中，以女性居多；20岁以上的患者中，多为男性。因带有阴虱或阴虱卵的阴毛脱落，偶可经坐便器坐盖、床上用品、毛巾和内衣内裤传播。

【病因】

根据形态和寄生部位的不同，虱可分为头虱、体虱和阴虱3种，分别寄生于人的头发、内衣和阴毛上。本病的病原体为阴虱，属于节肢动物门昆虫纲、半翅目寄生虫，分雌、雄两种，为卵圆形灰色寄生虫，较头虱和体虱小，体宽而短，雄虱体长0.8～1.2mm，雌虱长1.5～2.0mm，均有3对足，前足细长，后足呈钩形巨爪，胸腹相连处无明显分界，腹部宽短，略似螃蟹。常以其巨爪紧握住阴毛和肛毛，也可趴伏在皮肤上，似一淡黄色或灰色斑点。阴虱的生活周期分5个阶段：卵、3个若虫期和成虫期，各期均在宿主体表完成。虱卵，俗称"虮子"，长约0.8mm，宽约0.3mm，长圆形，乳白色，长轴方向与阴毛毛干同向。卵体上有盖，经5～10天后孵化成若虫，孵化结束

时卵盖脱落，若虫爬出。若虫经27～33天的3次蜕变后变为成虫而有繁殖能力，成虫可存活1个月。1个雌性阴虱每天可产卵3～4枚，一生可产卵26枚。阴虱以口器刺入皮肤吸食人血而生活，吸饱血后呈棕红色。一般情况下，阴虱和虫卵仅寄生于阴毛丛生部和下腹部，偶见于腋窝、睫毛和眉毛部。

【发病机制】

虱的生存依赖于人的血液，取食时，虱将口器刺入宿主皮肤，注入其唾液以防血液凝固，然后将血液吸进其消化系统，虱取食时可排出深红色粪便。阴虱的机械刺激和其分泌物的化学刺激或导致的变态反应可引起外阴皮肤瘙痒和皮损。有报道认为，阴虱有传播斑疹伤寒和腹股沟肉芽肿的可能。

【临床表现】

主要的发病部位在阴毛区和肛周附近，也可见于腋毛、胸毛区。常见的自觉症状为剧烈瘙痒，搔抓后常引起抓痕、血痂，或继发感染。少数病例可在股内侧、下腹部和腰部见灰青色或淡青色斑疹，称之为"青斑"，其直径约0.5cm，指压后不褪色，不伴瘙痒。这是因为阴虱在吸血时，唾液进入血液而使血红蛋白变性所致。杀灭阴虱后，这种青色斑可持续存在数月之久。患者内裤如数日未换，可见成片的阴虱粪便附着，常被患者称之为"血迹"，这也是很重要的诊断线索。

【诊断及鉴别诊断】

根据病史、临床症状及体检，容易诊断。必要时可在显微镜或放大镜下辨认阴虱成虫或虫卵。确诊也依赖于检查到阴虱或阴虱卵。

阴虱病应与疥疮、外阴皮肤瘙痒症等相鉴别。

【治疗】

1.治疗原则　早期诊断，及时治疗；治疗方案须个体化；规则治疗并随访；追查传染源，进行检查和治疗；性伴侣应同时进行检查和治疗。

2.治疗方案　理想的治疗药物应能同时有效杀灭阴虱成虫和虫卵。使用杀卵药物，必须保证药物和卵的接触在1h以上。治疗前应让患者剃去阴毛，同时应将内衣、床单和被褥等用开水浸泡杀虫。临床上常用的方法如下。

（1）一般疗法：剃除阴毛，内衣、内裤、月经带及洗浴用具应煮沸消毒，保持清洁卫生。患者应避免性生活，以免传染他人，洗澡应用硫黄香皂。

（2）药物治疗。①1%林丹（γ-六氯苯，γ-666）：剂型有洗剂、香波和霜剂。该药有杀灭阴虱成虫和虫卵的作用。使用方法是将该药涂搽患处，8h后洗净药物，观察3～5d，如未愈，可重复治疗1次。使用前后最好淋浴。因该药过度吸收后可引起神经系统不良反应，甚至有报道林丹对人造血干细胞有毒性，故该药应禁用于孕妇、儿童、哺乳期妇女、患处大片表皮脱落和阴囊上有多个皮损者。②0.5%马拉硫磷洗剂（78%乙醇中加0.5%马拉硫磷）：该药有杀灭阴虱成虫和虫卵的作用。使用方法是将该药涂搽患处，8～12h后洗净。要注意的是该药由于水解释放巯基而有恶臭味，且在乙醇挥发完全之前易燃，故应小心使用。③1%扑灭司林霜：使用该药对感染部位充分洗涤10min后再用温水慢慢洗净，观察7～10d，如未愈，可重复治疗1次。④10%硫黄软膏：局部涂搽，2次/d，连用10d为1个疗程。5%的适用于婴儿和孕产妇。⑤10%克罗米通（优力肤）霜：局部外用。若疗效不显著，3天后应复治1次。⑥25%苯甲酸苄酯乳剂：外用，应隔天洗浴，并于1周后重复1次。⑦复方除虫菊酯（含0.3%除虫菊酯和3%胡椒基丁醚）：常用剂型是溶液和香波，这两种药物对阴虱和阴虱卵均有效。有商品化的制剂，如A-200 Pyrinate，含有0.165%除虫菊酯和2%胡椒基丁醚，常不能1次杀死阴虱卵，需在7日内使用2次。

治疗选择：对于孕妇、哺乳期妇女及未成年人最好只选择6%硫黄软膏，也可选用1%扑灭司林霜或复方除虫菊酯。对于搔抓严重的病例，要考虑外用药经皮肤吸收的问题，最好不用毒性大的药物。

（3）对症疗法：若瘙痒剧烈可用抗组胺药以缓解瘙痒。如继发细菌感染则应用抗生素。

3.治愈标准　患者在首次治疗后4～7d应作随访，症状消失、体检无虱及虫卵，即可判愈。有时瘙痒可持续一段时间，主要是由于变态反应所致，可予以对症处理，但不影响判愈。

【预防】

1.控制传染源　如发现阴虱患者除及时治疗外，还应追踪传染源，特别是对其性伴侣，应予以检查治疗。患者在之前1个月内接触的性伴均应治疗，未治愈前避免性接触。要同时检查有无其他性传播性疾病的存在，以便同时治疗。对患者使用的衣物、床上用品和污染物应煮沸灭虱或用熨斗熨烫。

2.切断传播途径　预防阴虱病首先是要提倡安全的性行为，避免非婚性行为，杜绝卖淫嫖娼和性乱，还要搞好个人卫生，避免不洁性交。而安全套是不能预防阴虱传播的。出差旅行时，不用公用浴巾，不穿他人内裤，不与他人共用卧具。讲究卫生，勤洗浴。

【随访】

如果症状持续，1周后评估；如果在皮肤和毛发交界处发现阴虱或阴虱卵应重新治疗。考虑到前次治疗失败，重新治疗时应更换药物。

五、疥疮

疥疮是由疥虫寄生在人体皮肤表皮层内所致的传染性皮肤病。

【病因和发病机制】

主要由人疥螨引起。疥螨体小呈圆形或卵圆形，黄白色，腹侧前后各有2对足，体表有多数棘。雌虫较大，腹部中央有产卵孔，后缘有肛门，雄虫较小，与雌虫交尾后即死亡。疥螨为表皮内寄生虫，雌虫受精后钻入皮肤表面角质层内掘成隧道，在其内产卵，经1～2个月排卵40～50个后死亡，卵经3～4天后孵成幼虫，幼虫爬出皮肤表面藏匿于毛囊口内，经3次蜕皮发育成成虫，整个过程15天左右。疥螨离开人体后可存活2～3天，可通过气味和体温寻找新的宿主。本病为接触传染，集体宿舍或家庭内易发生流行，同卧一床、公用衣被甚至握手等行为均可传染。

【临床表现】

疥螨易侵入皮肤薄嫩处，如指缝、手腕、前臂、肘窝、腋窝、乳晕、脐周、下腹、外生殖器及臀区等部位（图17-10）。成人很少累及头皮和面部（婴幼儿除外）。皮损多对称，表现为丘疹、丘疱疹及隧道。丘疹小米粒大小，淡红色或正常肤色，可有炎性红晕；丘疱疹多见于指缝、腕部等处；隧道为灰白色或浅黑色浅纹，弯曲微隆起，末端可有丘疹和小水疱，为雌虫停留处，有的因搔抓或继发病变如感染、湿疹化及苔藓样变不易见到典型隧道，儿童可在掌跖等处见到隧道；在阴囊、阴茎、龟头等处发生绿豆大至黄豆大淡红色或褐红色结节，为疥疮结节，是疥螨死后引起的异物反应。高度敏感者皮损泛发，可有大疱。病程长者可表现为湿疹样、苔藓样变（图17-11），易继发细菌感染而发生脓疱、毛囊炎、疖、淋巴结炎甚至发展为肾炎等。剧痒，尤以夜间为甚。对有感觉神经病变或严重残疾的患者，因对瘙痒"反应性差"或搔抓，容易发生结痂性的疥疮（挪威疥疮），表现为大量鳞屑、结痂、红皮病或疣状斑块，手掌角化过度，毛发干枯，头皮和面部较厚的鳞屑和化脓结痂，局部淋巴结可肿大，有特殊臭味。患者身上可寄生很多疥螨，传染性极强。

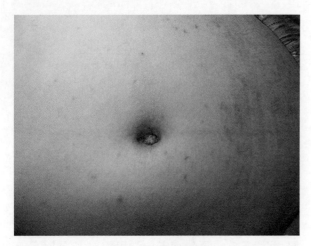

图17-10 腹部疥疮

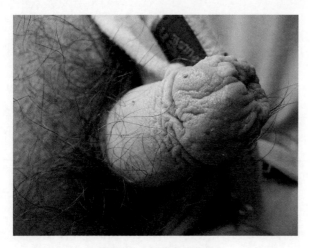

图17-11 阴茎皮肤疥疮

【辅助检查】

皮肤标本中可找到疥螨或椭圆形、淡黄色的薄壳虫卵。

【治疗】

注意个人卫生，一旦确诊应立即隔离，并煮沸消毒衣物和寝具，家庭内成员或集体生活者应同时治疗。治疗以外用药物为主，对瘙痒严重者辅以止痒镇静药内服，继发感染者局部或系统用抗生素。推荐洗澡时相关人员都使用硫黄香皂。

1.外用药物治疗 应从颈部到足涂搽全身，不要遗漏皮肤褶皱处。用药期间不洗澡不

更衣以保持药效。一次治疗未愈者，需间隔1～2周后重复使用。

（1）10%硫黄软膏"（儿童选用5%硫黄软膏）"：先用热水和肥皂洗澡后用药，自颈部以下涂布全身，1～2次/d，连续3～4d为1个疗程。

（2）5%三氯苯醚菊酯霜：是合成除虫菊酯，可杀死疥螨但对人毒性低，外用8～10h后洗去。

（3）25%苯甲酸苄酯乳剂：杀虫力强，刺激性低，1～2次/d，连续1～3d为1个疗程。

（4）1% γ-666霜：有杀螨作用，无臭味，但有毒性，成人用量不超过30g，24h后用温水洗澡。皮肤破损面积大者不宜使用，儿童及孕妇禁用。

（5）10%克罗米通：乳剂或搽剂，2次/d，连用3d。

（6）阴囊外阴处的疥疮结节：难以消退，可外用或结节内注射糖皮质激素，也可液氮冷冻或手术切除结节。

2.系统的药物治疗 伊维菌素是一种口服的半合成大环内酯类药物，国外报道治疗疥疮安全有效。剂量为200μg/kg单次口服，适于治疗常规外用药物无效的疥疮、结痂性的疥疮、大范围流行或重复感染的疥疮。

六、阴囊潮湿

阴囊潮湿是泌尿男科门诊常见的主诉，许多患者仅以此主诉就诊。其实所谓阴囊潮湿，往往是患者的主观感受，体格检查一般无明显异常发现。因为有些患者病因不明，所以"阴囊潮湿"可独立存在，并可实施对症治疗。

【病因】

阴囊潮湿属中医学的脾肾两虚、湿热下注证。在西医的病因学上看，大致有如下几方面。

1.生理现象 引发生理现象的主要因素有：①阴囊皮肤汗腺丰富，适宜调节阴囊内温

度，保证睾丸的生精功能；②皮肤皱褶多，皱褶内水分挥发慢，引发潮湿；③皮肤血管丰富，表面温度易偏高，感觉湿热；④阴囊所处位置隐蔽，表面衣物较厚，两侧有股紧邻，散热不爽，若久坐更会加重潮湿现象；⑤穿着化纤衣物透气性不良、肥胖或活动量大，都会出现阴囊潮湿。

2.局限性多汗症　患者本身易出汗，多为功能性出汗增多，主要由于高度精神紧张、情绪刺激（如害怕、痛苦、焦虑等），引起神经系统失调，从而导致出汗增多。有时进食一些刺激性食物如麻、辣、烫及可可、咖啡等饮料后也可出现多汗。阴囊出汗多便觉潮湿。

3.阴囊湿疹　此为病理性阴囊潮湿，往往会伴有明显皮损。

4.真菌感染　股癣、阴囊皮炎都会发生渗出导致阴囊潮湿。

5.精索静脉曲张　血液淤滞、局部温度高，导致出汗多而潮湿。

6.前列腺炎　阴囊潮湿伴有尿频、尿急、尿痛、腰骶部酸痛等，则可能与慢性前列腺炎有关。阴囊皮肤分布有交感神经，而无副交感神经支配。前列腺炎可以引起自主神经功能紊乱，因无抑制性副交感神经作用，局部出汗多，遂产生潮湿感。

【诊断】

1.详询病史　注意有无诱因、伴随症状。

2.体格检查　注意是否存在皮损、有无精索静脉曲张，必要时查前列腺液。

3.其他　注意阴囊潮湿是生理性的还是病理性的，主要考虑上面"病因"中所述疾病。

【治疗】

1.穿着透气性好、吸水性强的棉质内裤，不穿化纤织品。避免久坐，注意裆部通风。

2.讲卫生，勤洗澡，防止汗液大量积聚造成局部刺激、产生皮炎。

3.合理营养，避免肥胖，忌酒及少食辛辣

刺激食物。

4.局部处理。生理性阴囊潮湿无需特殊治疗，对于严重患者可外敷爽身粉保持阴囊干燥凉爽。中药配方制剂"皮肤康洗液"，具有皮肤拔干作用，可在充分稀释后（作者经验为1:10稀释）泡洗阴囊3~5min，1~2/d，效果良好。

5.治疗原发病：如精索静脉曲张、慢性前列腺炎等。

6.中医中药：如服用右归丸、二妙丸等。

第四节　病毒性皮肤病

一、生殖器疱疹

生殖器疱疹（GH）是由单纯疱疹病毒（HSV）感染泌尿生殖器及肛门皮肤黏膜引起的一种炎症性、复发性疾病，是一种常见的性传播疾病，目前尚无根治性治疗方法。传染源是生殖器HSV感染者，其传播途径有水平传播和垂直传播。水平传播是指性接触传播，包括生殖器性交、口－生殖器性交和肛门性交。垂直传播是指母－婴及母－胎儿间传播，包括子宫内感染和经产道感染。

【病因】

病原体为单纯疱疹病毒（HSV），是一种DNA病毒，根据血清学、流行病学研究，HSV可分为HSV－1和HSV－2两型。HSV－1型主要引起生殖器以外的感染，包括口、咽、鼻、眼、皮肤及黏膜等；HSV－2型则主要引起生殖器部位的皮肤、黏膜感染，也称为生殖器疱疹，约70%的新生儿HSV感染由HSV－2引起，多见于早产儿。人是人类单纯疱疹病毒唯一的自然宿主。原发性感染中约90%为隐性，HSV感染人体后不会产生永久性免疫。

HSV具有嗜感觉神经节而形成潜伏感染的特性，HSV感染生殖器皮肤黏膜后常潜伏在骶神经根区，这也是 GH复发的根本原因。

【发病机制】

性交或身体接触时，病毒携带者的病毒可直接接种于包皮、龟头、外阴、宫颈、肛门和口咽黏膜表面，也可通过生殖器或肛门皮肤黏膜摩擦后出现的微小裂隙进入易感者的皮肤黏膜。HSV在皮肤黏膜的角质形成细胞内复制，并向周围细胞蔓延。

【临床表现】

主要是龟头及包皮内板处疱疹（图17-12）；阴茎体部疱疹（图17-13）。

1.*初发生殖器疱疹*

（1）原发性生殖器疱疹：首次感染HSV而出现症状体征者，特点是皮损较重，伴有明显全身症状，持续时间较长，潜伏期为2～20日，通常为3～5日。常伴有淋巴结肿痛。

（2）非原发性初发生殖器疱疹：既往有过HSV感染而再次发生HSV感染，初次出现生殖器疱疹。多数非原发性初发生殖器疱疹患者既往有过 HSV-1感染。特点是皮损较局限，皮损愈合较快，全身症状轻且少见。

2.*复发性生殖器疱疹* 多见于HSV-2感染，出现复发的时间在原发感染后1～4个月，常有诱因，90%患者有前驱症状如会阴部、臀区的疼痛、隐痛、烧灼感、麻木感和会阴部坠胀等。复发性生殖器疱疹病程短，通常6～10日，女性复发性生殖器疱疹患者症状较男性重，25%女性患者伴有尿痛表现，复发频率的个体差异大。复发因素有很多，目前主要认为是免疫功能紊乱、Th1/Th2细胞水平失衡，有研究表明转录因子T-bet、GATA-3与Th1/Th2分化有关。

3.*亚临床感染* 即无临床症状的HSV感染，存在无症状排毒表现，具有传染性。GH的性传播和垂直传播多发生在亚临床或无症状排毒期间。

【辅助检查】

1.*病毒分离培养法* 此法敏感性好，特异性高，广泛认为是诊断金标准，但由于实验室条件要求较高，操作繁琐，周期长等原因，临床上常规应用有一定局限性。改良式病毒分离培养法将培养与免疫学试验相结合，通过离心增加感染机会和效益，一般在48小时内出结果，敏感性明显提高。

2.*免疫学检测* HSV抗原检测是目前最常用的快速诊断方法，包括直接免疫荧光试验，免疫酶染色，常用酶联免疫吸附试验ELISA进行皮损处标本的HSV抗原检测。阳性为近期感染HSV。其敏感性是病毒培养法的70%～90%，时

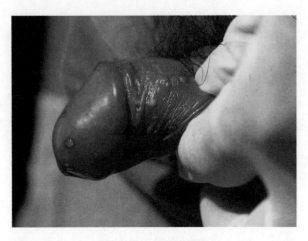

图17-12 GH临床表现

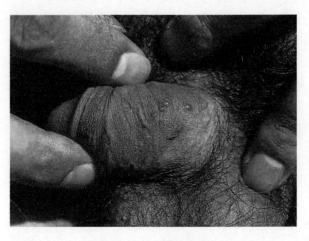

图17-13 GH临床表现

间仅需1～2h；HSV抗体检测，检测HSV-IgM和HSV-IgG两种抗体，HSV-IgM抗体阳性，说明近期有HSV感染，HSV-IgG抗体阳性说明曾经有过HSV感染。

3.分子生物学检测 主要应用聚合酶链反应（PCR）技术，包括常规PCR法，PCR产物的DNA测序技术，多重FQ-PCR。FQ-PCR方法的特异性强，敏感度高，其处理标本到核酸扩增分析所需时间为2h左右，能快速、准确地为临床提供可靠病原学诊断依据，是HSV DNA检测的可靠方法。

4.其他方法 ①细胞学检查；②电子显微镜检查疱液，敏感性10%；③核酸杂交技术，实验要求高。

【诊断与鉴别诊断】

临床诊断

1.流行病学史 患者有多性伴、不安全性行为或性伴感染史，加上典型临床皮损，如生殖器或肛门部位初次发生或反复发生疼痛性的集簇性炎性丘疹、水疱、脓疱和小溃疡等。

2.符合临床诊断 要求具备实验室检查中1项或1项以上有诊断价值的结果，目前常用有3项。

（1）从生殖器、肛门皮损或宫颈、尿道分离培养出HSV。

（2）在生殖器、肛门皮损或宫颈、尿道临床标本中以免疫荧光等抗原检测方法检测到HSV抗原。

（3）皮损基底部取材，做Tzanck涂片见多核巨细胞及细胞核内包涵体。

鉴别诊断

需要与以下疾病鉴别①梅毒；②硬下疳；③软下疳；④白塞病；⑤生殖器部位的带状疱疹；⑥固定性药疹。

【治疗】

1.系统性抗病毒治疗 口服抗病毒药物，

初发GH，复发性GH，频繁复发性GH（每年复发超过6次），阿昔洛韦，伐昔洛韦，泛昔洛韦等。以下是2010年美国CDC治疗指南的推荐方案。

（1）初发GH：阿昔洛韦400mg，3/d，口服，7～10d；或阿昔洛韦200mg，5/d，口服，7～10d；或泛昔洛韦250mg，3/d，口服，7～10d；或伐昔洛韦1g，2/d，口服，7～10d。如果未完全治愈，治疗疗程可超过10d。

（2）复发性GH：阿昔洛韦400mg，3/d，口服，5d；或阿昔洛韦800mg，2/d，口服，5d；或阿昔洛韦800mg，3/d，口服，2d；或泛昔洛韦125mg，2/d，口服，5d；或泛昔洛韦1g，2/d，口服，1d；或伐昔洛韦500mg，2/d，口服，3d；或伐昔洛韦1g，1/d，口服，5d。

（3）频繁复发性GH：阿昔洛韦400mg，口服，2/d；或泛昔洛韦250mg，口服，2/d；或伐昔洛韦500mg，口服，1/d；或伐昔洛韦1g，口服，1/d。

2.联合免疫治疗 常用的免疫增强药有干扰素、胸腺肽、转移因子、IL-2、左旋咪唑、卡介菌多糖和咪喹莫特等。朱海元等报道口服泛昔洛韦片联合卡介菌多糖核酸，对照组仅口服泛昔洛韦片，随访治疗结束后半年及1年内的复发率，结果显示联合用药组治疗复发性生殖器疱疹取得较好效果，不良反应轻，可降低GH复发率，具有治疗和预防复发双重作用。祖瑜等应用磷甲酸钠联合胸腺五肽与伐昔洛韦对照治疗生殖器疱疹，结果显示联合治疗组平均治愈时间明显短于对照组，随访6个月联合治疗组复发率（28.33%）明显低于对照组（46.67%）。李卫民等报道采用口服泛昔洛韦、卡介菌多糖核酸肌注、微波照射三种方法联合治疗GH，结果显示皮损消退迅速，组织修复完好，临床治疗结果理想，因此认为联合治疗疗效确切，明显优于常规治疗，操作简便，有利于临床开展。

3.局部处理 保持患处清洁、干燥，局部可以采用生理盐水或3%硼酸溶液清洗，继发细菌或真菌感染可外用抗生素或抗真菌药物，疼痛剧烈者可以给予止痛药。可局部外用抗病毒药物如阿昔洛韦、喷昔洛韦乳膏等，但单独局部外用药物远不如系统性治疗有效。

【预防】

根据2010年美国CDC治疗指南，GH预防有三个方面，包括咨询、性行为教育和预防接种，避免各种诱发因素。

告知患者GH自然病程，强调其复发性和无症状排毒，无症状期间也可发生HSV性传播。避免诱发因素及心理紧张、抑郁或焦虑等不良情绪以减少复发。初次发病患者，抗病毒治疗可以缩短疾病发作的病程，抗病毒抑制疗法可减缓或预防复发。

性行为教育包括几点：①告知性伴侣病情，以求得谅解及避免发病时进行性行为。②安全性行为，使用安全套，可以降低传染风险。③杜绝多性伴改变性行为模式是目前预防GH的根本措施。

预防接种是目前国内外研究热点，研究较多的是减毒活疫苗、多肽疫苗、以病毒为载体的基因工程活疫苗和核酸疫苗，其中多肽疫苗和减毒活疫苗是HSV疫苗研制的发展趋势。国外对重组gB和gD亚单位疫苗、重组腺病毒或痘苗病毒基因工程活疫苗取得一些进展，而我国目前尚无临床可应用的HSV疫苗，仍有待进一步研究。

Monavari S.H.等学者报道在男性不育患者精液中，人类巨细胞病毒、腺病毒、乳头瘤病毒等检出率较高，提示病毒感染可能与男性不育有关，主要是导致男性患者精液质量下降、精子存活率和精子活力降低，还可造成患者T淋巴细胞亚群失衡，致使免疫功能异常，从而使生殖器疱疹复发率上升。

二、尖锐湿疣（CA）

疣是由人类乳头瘤病毒（HPV）感染所引起，主要感染人体皮肤及黏膜组织，近来发现HPV感染后有一部分会导致恶性肿瘤的发生。传统分类是根据疣的临床表现及部位，将疣分成寻常疣、扁平疣、跖疣、口腔疣、咽喉疣、尖锐湿疣（生殖器疣）及疣状表皮发育不良。尖锐湿疣（CA）又称性病疣、生殖器疣，发病率是生殖器疱疹的3倍，多发生于18~35岁性活跃人群。主要通过性接触传染，也可垂直传染和通过间接物体传染。

【病因】

CA的病原体是人类乳头瘤病毒（HPV），HPV是最小的DNA病毒，目前已知的型别有100多种，约40个型别与生殖器部位感染相关，有15个型别与CA有关，最常见是6、11、16、18型，其中6、11型约占90%。人体是HPV唯一的自然宿主，病毒只能在人体存活的组织细胞内以复制方式进行繁殖，无法在体外的组织培养和细胞培养中生长。HPV除了引起疣状增生外，还具有致癌性，许多证据表明HPV感染和宫颈癌的发生密切相关，其致癌性与型别有关，如：6、11型致癌性低也称为低危型，16、18型是高危型。

【发病机制】

感染HPV的患者带有病毒颗粒的脱落上皮或角蛋白进入健康人的上皮裂隙中，病毒潜伏于基底层的角质形成细胞，随表皮复制进入细胞核内。病毒颗粒随细胞分裂繁殖和播散，产生临床所见皮损。目前普遍认为HPV的两种复制方式，一种是基底细胞内基因片段稳定复制，另一种是生长性复制，分化的细胞内复制产生成熟的病毒粒子。

【传播途径】

1.性接触传染　是最主要的传播途径，性交过程中含有大量病毒颗粒的表皮细胞或角蛋白通过皮肤黏膜裂隙进入体内。在感染3个月时传染性最强。

2.间接接触传染　部分患者因可能接触患者使用过的物品传染而发病，如贴身衣物、浴巾、坐便圈等。

3.母婴传播　母亲感染HPV，在分娩过程中，胎儿通过HPV感染的产道而受感染，也可因出生后与母亲密切接触而感染。

【临床表现】

尖锐湿疣表现，如下图17-14，图17-15所示。

1.典型的CA临床表现　生殖器和肛周是CA最好发部位，男性多见于包皮、系带、冠状沟、龟头、尿道口、阴茎体、肛周和阴囊，女性多见于大小阴唇、后连合、前庭、阴蒂、宫

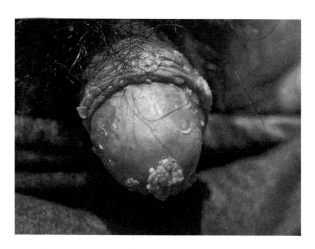

图17-14　CA临床表现（龟头及包皮尖锐湿疣）

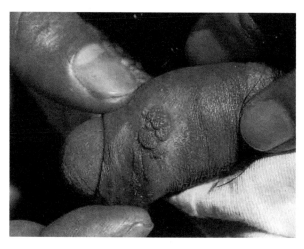

图17-15　CA临床表现（阴茎皮肤尖锐湿疣）

颈和肛周，偶可见于口腔及身体其他部位。女性阴道炎和男性包皮过长是CA发生和增长的辅助因素。皮损开始为小而淡红色丘疹，以后逐渐增大，数目增多，表面凹凸不平形成疣状突起，并向外周蔓延，大多无自觉症状。可以根据疣体形态分成丘疹型、乳头型、菜花型、鸡冠型、蕈样型。

2.HPV亚临床感染　绝大多数HPV感染都是无症状、无法明确识别的亚临床感染。肉眼所见的CA仅是HPV感染的一小部分。

3.潜伏感染　临床未见疣体，生殖器外观正常，醋酸白试验阴性，采用实验室检查可以发现HPV感染。根据测定方法和受检人群不同有一定的实验室误差。潜伏感染是CA复发的原因之一。

4.HPV感染与肿瘤的关系　有报道显示外阴部位CA经过5～40年后会转化为鳞状细胞癌；有15%阴茎癌、5%女阴癌及一些肛门癌是在原有CA基础上发生的，特别是宫颈癌的发生与HPV感染有显著相关性，主要与HPV16、18、31、33型感染有关。大部分患者预后很好，少部分可以发展浸润性鳞癌。

【诊断与鉴别诊断】

诊断主要根据病史、临床表现及实验室检查进一步诊断，目前我国对CA诊断主要依靠临床诊断，所以医师个人经验起到决定性作用。实验室检查包括：①醋酸白试验；②细胞学检查；③免疫学试验；④HPV基因分型检测（基因芯片型别分析）；⑤组织病理学检查。

鉴别诊断需要与以下疾病鉴别：①阴茎珍珠状丘疹；②假性湿疣；③扁平湿疣；④鲍恩样丘疹病；⑤皮脂腺增生；⑥鳞状细胞癌。

【治疗】

1.局部药物治疗　①鬼臼毒素酊：本品是从小檗科鬼臼属植物中提取到的木脂类抗肿瘤成分。用于男、女外生殖器及肛门周围部位的尖锐湿疣。涂药前清洗患处、擦干；用特制药

签将药液涂于疣体处，涂遍疣体，避免药液接触正常皮肤和黏膜；用药总量勿超过1ml，涂药后暴露患处使药液干燥；每日用药2次，连续3天，停药观察4天为1个疗程。如病灶尚有残留可重复1个疗程，但最多不超过3个疗程。②其他外用药物：三氯醋酸、左旋咪唑擦剂、本草疣方等。

2. 局部物理疗法　①冷冻治疗；②激光治疗；③微波治疗；④电灼治疗；⑤高频电离子与重组人干扰素α2α栓（奥平栓）联合治疗（α-干扰素，广谱抗病毒治疗）；⑥手术切除；⑦氨基酮戊酸光动力学疗法（ALA-PDT）治疗方式简单，治愈率高、复发率低、不良反应少且轻微、患者依从性较好。

3. 免疫疗法　①干扰素；②白介素-2；③聚肌胞，干扰素的诱生剂，每日肌内注射1次，每次2ml；④环磷酰胺：有文献报道小剂量的环磷酰胺能够选择性针对细胞，加强HPV特异T细胞和NK细胞对HPV感染进行清除作用。

4. 复发原因分析　①原发损害治疗不彻底，激光治疗深度过浅；②原发损害周围亚临床感染蔓延；③性伴有HPV潜伏感染，再次反复感染；④患者局部免疫状态低下；⑤未去除不良因素，如包皮过长、阴道炎或宫颈炎。

【预防】

有研究显示宫颈癌与HPV感染密切相关，男性在女性HPV感染过程中起到载体作用，因此对男性HPV感染者实行有效管理和干预治疗在预防中起到至关重要的作用。目前主要采用安全套预防、宫颈癌疫苗接种、宫颈癌细胞学筛查等方法。

三、传染性软疣

病原体为痘病毒科的一种特殊亚型，传染性软疣病毒（MCV），可以通过直接接触、间接接触、自体接种及性接触传染。

【病因】

儿童传染性软疣多为MCV-1型所致，而性活跃的成人、免疫缺陷者如HIV感染者则为MCV-2型所致。多见于儿童及青年人，潜伏期1周至6个月，患者多无明显的自觉症状。

【临床表现】

皮疹初起为表面光亮半球形丘疹，6～12周后逐渐增大至5～10mm，中心微凹如脐窝，表面有蜡样光泽，挑破顶端可挤出白色奶酪样软疣小体，为胞质充满病毒的嗜酸性包涵体（图17-16）。

【诊断】

主要根据患者皮损特点，皮损顶端凹陷如脐窝，可挤出奶酪状物，结合发病部位、年龄等特点进行诊断。也可行组织病理检查确定诊断，皮损标本应用核酸杂交或PCR分子生物学检测，可确定传染性软疣病毒DNA。

【治疗】

以物理治疗为主，包括①冷冻治疗；②用

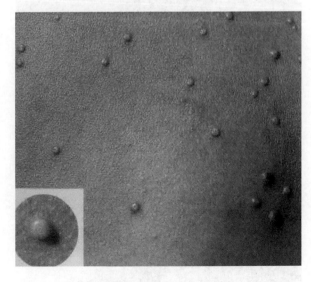

图17-16　传染性软疣临床表现

消毒镊子挤压疣体刮除软疣小体，外涂2%～3%碘酊，压迫止血；③激光治疗或外科切除可能形成瘢痕，较少采用。

【预防】

尽量避免到公共游泳池、公共洗浴场所、共享毛巾，少参加接触性体育活动。尽量避免搔抓防止自身接种传染。

第五节　糖尿病性包皮病变

随着生活水平的提高，人们生活习惯、饮食习惯改变，高脂肪、高蛋白饮食及运动量不足，社会人群中糖尿病患病率逐年升高，且趋于年轻化。肥胖、久坐、运动量减少及糖尿病家族史是糖尿病的危险因素。在中国，大多数男性未行包皮环切术，包皮过长、包茎、包皮口狭窄很容易引起包皮龟头炎、白色念珠菌及HPV感染，同时也是上皮细胞肿瘤和鳞状细胞癌的高危因素。念珠菌性包皮龟头炎是糖尿病常见并发症，约1/3的包皮龟头炎患者由念珠菌引起感染，而包皮纵行裂隙是糖尿病患者的一个特殊临床表现。

【病因及发病机制】

发病机制不明确，可能有几以下几个原因。

1.糖基化终末产物累积　血糖控制不佳引起晚期糖基化终末产物（AGEs）的累积，导致与超氧化物歧化酶活性及羟脯氨酸含量降低相关的胶原蛋白和细胞外基质减少。高血糖可能通过削弱糖尿病患者的中性粒细胞趋化能力，导致机体对念珠菌的杀伤力降低，随着中性粒细胞氧化杀伤能力的削弱，糖尿病患者不能像非糖尿病患者一样清除病原体。皮肤组织含糖量增加，含糖的尿液容易浸渍包皮龟头，葡萄糖是良好培养基，为念珠菌大量生长繁殖创造良好条件。

2.皮肤生理改变　皮肤弹性改变、角质层

水合作用减少、皮脂腺功能受损等原因导致皮肤表面皮脂丢失。

3.生物力学因素　机械性刺激，包括排尿时反复回缩包皮，性交，包皮过长等。

【临床表现】

糖尿病性包皮炎症状体征一般较重，患者自觉包皮及龟头瘙痒，合并尿道炎时尿道刺痒、排尿灼热。查体见包皮纵向皲裂多见，（图17-17，图17-18），尤其是包皮过长患者，龟头症状较包皮为轻，尿道口充血疹及丘疹较龟头其他部分密集，虽经常清洗亦反复发作，仔细询问病史多有口渴、尿频、体重减轻等糖尿病症状。

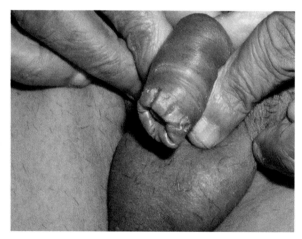

图17-17　糖尿病性包皮病变（一）

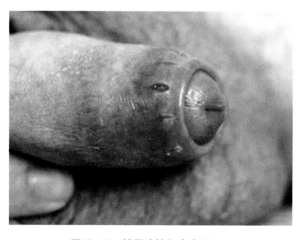

图17-18　糖尿病性包皮病变（二）

【临床表现】

根据患者糖尿病病史及外阴部临床表现可以进一步诊断。

患者自觉包皮及龟头瘙痒，合并尿道炎时尿道刺痒、排尿灼热。查体可见包皮、龟头弥漫性红色斑疹、散在性粟粒样丘疹及脱屑，包皮内侧及冠状沟覆有白色奶酪状分泌物，伴有局部瘙痒或疼痛，可见包皮纵行裂隙。分泌物真菌镜检可见孢子及假菌丝。

【辅助检查】

测定空腹血糖及餐后血糖、糖化血红蛋白，真菌学镜检及病原菌培养。

【治疗】

1.治疗原发病　早期诊断，及早治疗，治疗原发病是根本。控制饮食，适当增加运动量，口服降糖药物或皮下注射胰岛素控制血糖，多数患者血糖控制平稳后包皮病变能够得到良好改善，炎症可自愈。定期随访患者。

2.系统治疗　口服或静脉滴注抗生素抗感染，检出念珠菌患者给予氟康唑口服，嘱性伴同时治疗，治疗观察期间禁止性生活。

3.局部治疗及外科治疗　治疗原发病的同时应该重视局部治疗，局部外用药物治疗可以每日早、晚各1次3％碳酸氢钠溶液、联苯苄唑溶液或1:5000高锰酸钾溶液清洗，外用咪康唑、酮康唑、环吡酮类乳膏或曲安奈德益康唑乳膏（派瑞松霜）1~2周，均匀涂搽于患处。包皮过长者可于血糖控制平稳、皮疹消退后行包皮环切术，如发现包皮部位CA，可以随包皮环切一次性切除，系带及龟头部位的CA可采用CO_2激光治疗。

【预防】

保持良好心情，养成良好生活习惯，健康饮食，适当锻炼。注意个人卫生，每日清洗包皮和龟头，保持局部清洁、干燥，建议穿着宽松、纯棉的内裤且每天更换。避免危险性行为、多性伴等，可以降低发病率。治疗期间禁止性生活，与性伴共同治疗以达到较好治疗效果。

（刘德忠　江彬彬　蔡明儒）

第三部分

男性性功能障碍及相关疾病

第18章

性欲与性欲减退

性欲即对性对象及性生活的冲动或欲望，是人性特征的一个方面，存在很大的个体、环境和时段差别，受自身及外界多种因素影响，是人类最为复杂的生理本能之一。人类的性欲中枢位于大脑边缘系统的伏隔核，基本细胞类型是中型多棘神经元，这类神经元产生的神经递质是γ-氨基丁酸，而中脑边缘通道腹侧被盖区的多巴胺调节伏隔核的神经元活动，在新皮质系统发达的人类刺激伏隔核区域可增强性欲，诱发快感，进而在感觉中枢的额联合区所感受的来自五官的信息（如异性的接触、环境、语言文字、图像等）以及记忆的刺激输送至丘脑下部，同时在性激素影响下，产生性欲。性欲的强弱同样受多种因素的影响，临床上最常见的为性欲减退。

男性性欲减退是指成年男子持续或反复的对性幻想和性活动不感兴趣，出现与其自身年龄不相符的性欲望和性兴趣淡漠，进而表现性行为表达水平降低和性活动能力减弱，甚至完全缺失。男性在性生活中绝大多数处于主动地位，故男性性欲减退对双方的危害要远远高于女性性欲减退，男性性欲减退导致性活动减少，容易造成自卑、焦虑、抑郁等心理障碍，所以更容易危害生活、家庭及社会交往。

【病因】

1.精神心理因素　精神心理因素是性欲减退的最常见因素。精神心理状态和社会、人际关系、环境的恶劣影响可抑制性欲的产生，而心理素质脆弱者更容易受到外界影响，从而产生焦虑和压抑的不良心理状态，干扰大脑皮质的功能，导致性欲低下。常见的精神心理因素有：①夫妻感情不和，家庭不和睦，甚至对长期同一性生活方式厌倦、缺乏激情。②工作压力大，工作受挫折和被打击。③有婚外性生活史，产生压抑和罪恶感。④既往有不成功性交而被对方责怪、嘲弄的经历。⑤缺乏性教育或受到错误的性教育，存在对性的恐惧心理，如对性交感到忧虑、害怕感染性病等。⑥人际关系不协调，安全无保障等社会问题诱发的抑郁、焦虑。⑦宗教戒律和民族、社会传统的束缚。

2.睾酮、雌激素异常　多巴胺系统与5-羟色胺系统严格的平衡关系可能决定了性欲及性功能表现，多巴胺系统提高性欲及性兴奋，去甲肾上腺素影响性唤起和性高潮，5-羟色胺系统在性反应的消退期发挥作用，过多活跃可致性欲减退或性高潮延缓。睾酮是调节性欲最重要的性激素，睾酮对性欲是直接作用或通过转化为雌二醇的间接作用引起性欲减退，尚无直接证据，但目前更倾向于通过雌二醇作用而影响性欲。

3.引起性欲减退的疾病

（1）内分泌疾病。①低促性性腺功能低下：主要有卡尔曼综合征、脑垂体手术。②高泌乳素血症：病理性催乳素升高可干扰促性腺激素释放激素的周期性释放，消除促性腺激素的脉冲式分泌，可使LH和FSH释放减少，可出现性欲减退等症状。但值得注意的是，有些催乳素轻微升高并不会出现性欲减退。③高促性性腺功能低下：克氏征为代表。④肾上腺疾病：主要有Cushing综合征，原因为高皮质醇对睾丸Leydig细胞的直接抑制作用。⑤其他：甲状腺疾病、女性化的睾丸肿瘤、女性化肾上腺皮质瘤等。

（2）代谢系统疾病。①糖尿病：糖尿病并发症主要是血管和神经病变，通常会导致勃起功能障碍和性欲减退。②慢性肾功能衰竭：可能是由于肾功能减退，体内毒素直接影响下丘脑-垂体-睾丸系统。③肝硬化等慢性病。

（3）精神神经系统疾病。①抑郁症：最常见，引起性欲减退可能与以下机制有关，5-羟色胺及去甲肾上腺素的分泌影响性唤起和性高潮，而抑郁症患者两者分泌减少可出现性欲减退。多巴胺系统可提高性欲及性兴奋，而抑郁症患者脑内多巴胺水平明显降低，从而引起性欲减退。②其他：Shy-Dranger综合征、小脑萎缩、帕金森病、多发硬化、精神分裂症等。

4. 神经病变或损伤　如中枢或盆腔会阴神经的病变或损伤。视觉、听觉、嗅觉及发欲带触觉的原发或继发功能下降甚至缺失，这都可以直接或间接降低性兴奋，进而影响性活动中的快感，从而降低性兴趣。

5. 药物因素　①降低神经兴奋性的药物，如镇静药。②使雄激素降低的药物，如抗肿瘤药物，抗雄激素药物（治疗前列腺癌药物）等。③抗雌激素药物，如枸橼酸氯米芬、来曲唑。④降压药物，如利舍平、降压灵、螺内酯（安体舒通）等。⑤抗过敏药，如异丙嗪（非那根）、氯苯那敏（扑尔敏）、苯海拉明等。⑥胃肠道药物，如西咪替丁、雷尼替丁等。⑦部分精神兴奋药和麻醉药，可卡因、乙醇等。

【临床表现】

男性性欲减退表现可以分为两种：

1. 性兴趣低下　表现为对性生活的兴趣淡漠，性幻想减少，即使对性刺激反应正常，但通过性交获得的乐趣明显下降。

2. 性兴奋低下　表现为在对性活动的要求、主观欲望正常甚至强烈的情况下难以引起性兴奋和性冲动，对各种强烈的性刺激反应低下，或无法在性活动中维持足够的兴奋度以完成性交。

上述两种情况可同时存在，或其中一项低下，但都可以导致性活动的减少，从性活动中获得的乐趣减低。

【诊断标准】

1. 诊断标准（CCMD-3）：①符合非器质性性功能障碍的诊断标准。②性欲减低，甚至丧失，表现为性欲望、性爱好及有关的性思考或性幻想缺乏。③症状至少持续3个月。

2. 性欲低下的诊断应当建立在详细的病史询问和体格检查、神经内分泌等实验室检查基础上，需要对患者家属、性伴侣详细询问。根据1993年马晓年等提出性欲减退诊断标准划分为以下4级：

Ⅰ级：性欲较正常减弱，但可以接受配偶的性要求。

Ⅱ级：性欲在某一阶段后出现减弱或只在特定境遇下才出现减弱。

Ⅲ级：性欲一贯低下，每月性生活不足2次或虽然超过但属于被动。

Ⅳ级：性欲一贯低下，中断性活动6个月以上。

诊断性欲低下应当区分属于精神心理性还是器质性，同时还要于自然性性欲低下（特别是进入老年期）鉴别。

【治疗】

性欲减退的治疗原则除缓解症状，控制病情外，也应注重根除病因，预防复发为目的。治疗方法包括：心理辅导，行为疗法，药物治疗等。

1.精神心理性性欲减退的治疗 大多数性欲减退是由精神心理因素引起的，所以最主要的是采取咨询和指导为主的精神心理疗法。如加快性教育普及，加强社会道德建设及家庭责任观念，对有不成功性经历的患者应剖析其原因，加强自信，心理压力大或表现为焦虑、抑郁等心理障碍者应先解除其心理障碍。部分患者可给予小剂量PDE$_5$抑制药，通过改善阴茎勃起硬度，提高自身发欲带敏感度来增强性欲。

2.器质性性欲减退的治疗 首先是针对全身性器质性病变进行治疗，在自身不允许的情况下不必急于治疗性欲减退，待全身功能稳定后，根据年龄、家庭、夫妻状态、个人情况进行提高性欲治疗，对于睾丸功能减退，雄激素分泌减少的患者可以给以雄激素辅助治疗。对于高催乳素血症患者溴隐亭治疗有效。

3.药物等化学因素所致性欲减退的治疗 避免服用降低神经兴奋性的药物及可降低雄激素、促性腺激素的药物。如必须服用可减少药物剂量，或改用其他药物。减少吸烟，少量饮酒。

4.抑郁症所致性欲减退的治疗 ①心理行为治疗。②选择性5-羟色胺再摄取抑制药包括舍曲林、帕罗西汀、西酞普兰等，多用于脑内5-羟色胺减少的患者。③三环类抗抑郁药包括氯米帕明（氯丙咪嗪）、多塞平等通过减少去甲肾上腺素和5-羟色胺的重吸收提高性欲。④多巴胺受体激动药包括溴隐亭、普拉克索等，可提高脑内多巴胺分泌从而提高性欲。

5.提高性欲的药物 ①多巴胺及5-HT$_{1A}$受体激动药，如卡麦角林。②新上市增强女性性欲的药物，如氟班色林。③中草药：如巴戟天、淫羊藿等，具体用药需要根据中医辨证分型。

【预防】

普及性教育，解除不必要的性顾虑。面对社会、工作中的各种压力，应学会坦然。通过适当放松、减压，培养夫妻感情，加强沟通、交流。

（周文亮 刘清尧）

第19章

阴茎勃起与勃起功能障碍

第一节 阴茎的解剖与生理

一、阴茎解剖

1. 阴茎外形 阴茎为雄性动物的交配器官，由3条平行的长柱状海绵体组成，上方两条圆柱状的组织称阴茎海绵体，下方一条圆柱状组织称尿道海绵体。每个海绵体的外面都包有一层厚而致密的纤维膜，分别称为阴茎海绵体白膜和尿道海绵体白膜（图19-1，图19-2）。海绵体内部由许多海绵体小梁和腔隙构成，腔隙是与血管相通的窦隙。当腔隙充血时，阴茎即变粗变硬而勃起。三个海绵体外面共被阴茎浅、深筋膜和皮肤等包绕。阴茎长度：中国成年人静态阴茎长度为（6.9±1.4）cm，直径为（2.5±0.4）cm；负压被动勃起状态下阴茎长度为（11.6±1.7）cm，直径为（3.3±0.4）cm。

2. 阴茎血管解剖 阴茎血液供应特点是动脉血液供应。主要依靠2条阴部内动脉，在会阴部分为2支，1支为球部和尿道动脉，供应尿道海绵体；另1支为阴茎动脉，在阴茎海绵体脚分为阴茎背动脉和深动脉，阴茎背动脉位于Buck筋膜和白膜之间，分出4～5条螺旋动脉进入尿道海绵体，并延伸至阴茎头，与尿道动脉吻合。一对深动脉穿透白膜与海绵体神经一起支配海绵体，且血流能使远段膨胀勃起（图19-3）。阴茎静脉回流包括3个主要部分；表浅、中间及深部。表浅背静脉位于皮下和Buck筋膜之间；深部静脉包括球部、前后尿道及深部海绵体血管汇流至阴部静脉丛；中间组包括白膜浅表的阴茎背深静脉，接受阴茎头直接来的静脉，贯穿海绵体白膜的导静脉及汇流尿道海绵体和阴茎海绵体的螺旋静脉（图19-4），最后注入前列腺静脉丛。

3. 阴茎的神经解剖 支配阴茎勃起的外周神经包括自主神经（交感和副交感神经）及躯体神经（运动和感觉神经）。交感神经起于脊髓T_{10}～L_2节段；通过分支进入交感链，此后部分神经进入肠系膜下神经丛及上腹下神经丛，最后经过下腹下神经进入盆神经丛支配阴茎。副交感神经纤维从骶髓S_2～S_4离开脊髓前根经盆神经支配阴茎。所以阴茎受交感肾上腺素能神经及副交感神经胆碱能纤维的双重支配。阴部神经为体神经系统，起于骶髓段S_2～S_4，含感觉、运动及节后交感神经纤维，分支为浅支、深支、直肠下及阴茎背神经。阴茎背神经进入泌尿生殖膈的后缘，支配球海绵体肌及坐骨海绵体肌，再进入泌尿生殖膈下筋膜后分支，支配阴茎海绵体、尿道海绵体及尿道，再于阴茎悬韧带间向前在阴茎背面分支，支配皮肤、包皮及龟头。阴茎中有丰富的感觉受体，通过阴部神经将冲动传至骶髓，与副交感传出神经连接而引起阴茎勃起发生。交感神经包括阴茎海绵体大、小神经，形成阴茎海绵体丛，为调节阴茎疲软和射精过程的神经。副交感神经是阴

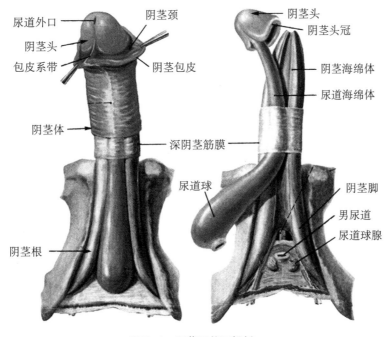

图19-1 阴茎冠状面解剖

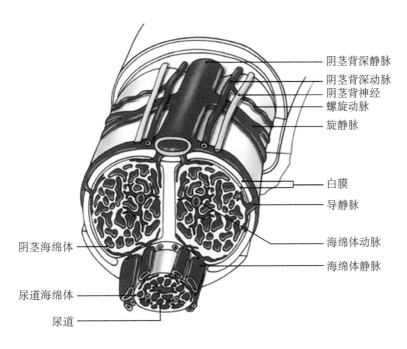

图19-2 阴茎横断面解剖

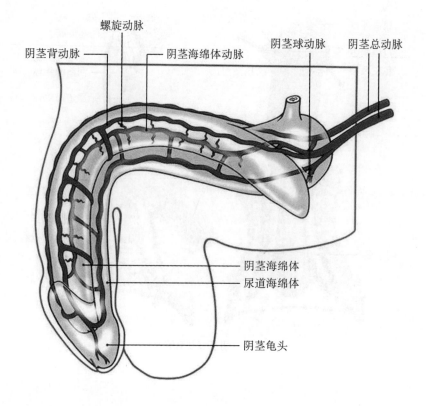

图19-3 阴茎动脉分布

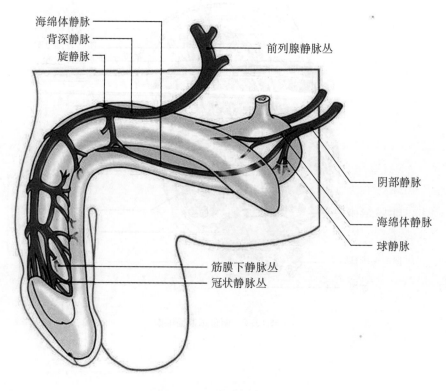

图19-4 阴茎静脉分布

茎勃起的主要神经，主要通过调节阴茎血管和阴茎海绵体平滑肌的松弛作用而调控阴茎的勃起，故又称为勃起神经。

二、阴茎勃起生理

阴茎海绵体由平滑肌细胞和结缔组织构成海绵体小梁，阴茎海绵体神经含有交感和副交感两种成分，前者来自脊髓T_{10}到L_2，后者来自脊髓$S_2 \sim S_4$，刺激骶部副交感神经阴茎可胀大，刺激胸腰部交感神经则阴茎疲软。阴茎背神经传递阴茎体和阴茎头皮肤及尿道和海绵体内的感觉。阴茎勃起是一个复杂的心理-生理过程，本质是一系列神经血管活动。阴茎勃起角度及时间：正常阴茎勃起可上弯，侧弯，角度45°～75°。阴茎4级硬度持续时间15min以上。

男性的阴茎勃起中枢多位于大脑的边缘系统，边缘系统是围绕脑干的嗅脑的一部分，包括嗅区、杏仁核、海马回及扣带回。这些神经核又都与丘脑、下丘脑及皮质上组织的许多区明显有相互联系。刺激上述区域可使阴茎产生勃起。大脑接受性刺激，从下丘脑或骶髓低级中枢发出冲动，神经冲动传至阴茎海绵体的副交感神经兴奋，其神经末梢、血管内皮细胞等在一氧化氮合酶（NOS）的催化下合成释放一氧化氮（NO）增多，NO进入平滑肌细胞内，激活鸟苷酸环化酶（GC），使平滑肌细胞内的cGMP增多，后者激活蛋白酶K，作用于钙离子通道，使细胞内钙离子浓度降低，平滑肌细胞舒张。其产生生物学效应为：阴茎海绵体内小动脉及血管窦的平滑肌细胞舒张，海绵体血管窦扩张，动脉血流量增加，阴茎海绵体充血胀大。胀大的阴茎海绵体压迫白膜下的小静脉，使静脉流出道关闭，盆底肌的收缩也可压迫海绵体，使之进一步胀大、坚硬而产生勃起。而交感神经兴奋，小动脉及血管窦的平滑肌细胞收缩，海绵体压力下降，静脉开放，阴茎开始疲软。除NO外，与平滑肌舒张、阴茎勃起相关的物质还包括乙酰胆碱、血管活性肠肽、降钙

素基因相关肽、PGE_2、cAMP等；与平滑肌收缩、阴茎疲软相关的物质有去甲肾上腺素、内皮素、$PGF_{2\alpha}$等。

阴茎勃起的血流动力学变化：Ⅰ期：小动脉扩张，收缩期和舒张期血流均增加，阴茎海绵窦扩张，贮血；Ⅱ期：白膜下静脉受压闭合，减少静脉回流；Ⅲ期：海绵窦进一步膨胀，穿支小静脉受压，静脉回流最少；海绵体内压达到100mmHg，阴茎充分勃起；Ⅳ期：坐骨海绵体肌收缩，使海绵体内压激增，达到140mmHg，阴茎强直勃起。平滑肌舒张、动脉血流量、血流速度及静脉血流出阻力是阴茎勃起的三个要素。

勃起由大脑皮质受刺激所引起者称为精神性勃起；由阴茎局部的有效刺激所产生的称反射性勃起。精神性刺激和反射性刺激常协同作用而产生勃起，但也可各自独立发挥作用。精神性刺激常可潜意识地抑制及阻碍反射性勃起。胸腰段中枢主要负责精神性勃起，而骶段中枢则对这两种勃起都起反应。

三、阴茎勃起类型

1. 心理性勃起（中枢性） 由有关性内容的听觉、视觉、嗅觉及思维、想象等刺激兴奋大脑皮质，并通过脊髓的胸腰段勃起中枢传出，作用于阴茎海绵体后，就会使动脉血管扩张，大量血液流入阴茎海绵体；静脉血管收缩，流出海绵体的血液减少时，血液便充分潴留在海绵体内丰富的血管和血窦中，使阴茎迅速勃起。

2. 反射性勃起（外周性） 生殖器受到性刺激、直接触摸、走路摩擦等局部刺激或接受来自内部的对直肠和膀胱等的刺激时引起的反射性勃起，这是通过刺激了脊髓中骶髓的低级勃起中枢激起它的性兴奋后实现的。

3. 夜间勃起（中枢性） 男子的睡眠总处于快动眼睡眠期和慢动眼睡眠期的交替中，也经历着勃起—疲软—再勃起—再疲软的生理过

程，这在医学上称为阴茎夜间勃起，是健康男性正常的生理过程。一般来说，男性每晚都会有3～6次、每次15分钟的勃起，总共勃起可达45～90分钟。白天交感神经处于兴奋状态大脑抑制了阴茎的自发勃起，但到了熟睡之后，副交感神经兴奋，大脑对阴茎勃起抑制功能消失，阴茎便自发出现阴茎勃起。

4.人工诱导（如ICI）的勃起　阴茎海绵体局部注射血管活性药物（前列腺素E、罂粟碱）后导致的阴茎血管扩张，大量血液流入阴茎海绵体；静脉血管收缩，流出海绵体的血液减少时，血液便充分潴留在海绵体内丰富的血管和血窦中导致阴茎被动勃起。海绵体内注射（ICI）药物治疗曾经是ED治疗具有里程碑意义的治疗方法。

四、正常勃起的必要条件

1.正常的阴茎解剖结构。
2.适宜的血清睾酮水平。
3.足够、连续的性刺激。
4.结构及功能正常的神经传导系统。
5.充足的阴茎供血。
6.阴茎海绵体及静脉闭塞功能正常。
7.女方、环境及其他因素。

第二节　阴茎勃起功能障碍

一、阴茎勃起功能障碍定义与流行病学

（一）定义

阴茎勃起功能障碍（erectile dysfunction, ED）是指阴茎持续不能达到或维持足够的勃起以完成满意的性生活病程3个月以上。

（二）流行病学

ED是成年男性的常见病。美国马萨诸塞州男性老龄化研究（Massachusetts Male Aging Study，MMAS）中1290名40~70岁男性的ED患病率为52%，其中轻、中、重度ED患病率分别为17.2%、25.2%和9.6%。

随着社会人口老龄化趋势及人们对生活质量要求的不断提高，最新的流行病学数据显示ED在我国也具有较高的患病率。据统计，我国11城市医院门诊就诊的ED患者中，30-50岁的ED患者占60%以上，中度和重度的ED患者占42.9%和29.9%。2000年上海市1582名中老年男性年龄（62.1±9.21）岁的ED患病率为73.1%。2003年，北京市社区调查1247名已婚男性，其中40岁以上者ED患病率为54.5%；2010年BPC-BPH研究小组调查北京市社区共1644名50-93岁（64.5±9.8）岁，男性ED的患病率为90.45%。

综合国内现有报道资料，ED的患病率随年龄增加而升高。以上ED的流行病学报告结果波动较大，主要与研究设计和方法及被调查者的年龄分布和社会经济地位有关。

二、ED的病因和危险因素

ED的病因错综复杂，通常是多因素所导致的结果。

阴茎的勃起是神经内分泌调节下一种复杂的血管活动，这种活动需要神经、内分泌、血管、阴茎海绵体及心理因素的密切协同，并受全身性疾病、营养与药物等多因素的影响其中任一方面的异常均可能导致ED。

（一）精神心理因素

国内外许多文献报道，精神心理障碍可导致ED。心理压力与ED密切相关，如日常夫妻关系不协调、性知识缺乏、不良的性经历、工作或经济压力、对媒体宣传的不正确理解、对疾病和处方药不良反应的恐惧所致的焦虑和抑郁性心理障碍和环境因素等，同样，勃起功能障碍作为心理因素，也可引起抑郁、焦虑和躯体症状。

（二）内分泌性病因

内分泌异常可引起ED。有报道不同年龄组勃起功能障碍病人血清性激素异常的内分泌性ED的发生率为16.1%。常见内分泌疾病有①性腺功能减退症；②雄激素合成减少或作用障碍；③甲状腺疾病；④其他内分泌疾病。

（三）代谢性病因

代谢性疾病导致的ED，以糖尿病最为多见，发生率高达30%～70%，比非糖尿病患者高2～5倍。随着糖尿病患者年龄增长和病程的延长，ED发生率会明显增加。由于糖尿病导致的病理生理改变较复杂，包括神经血管等多方面的因素，但实质上，启动作用的仍可能是内分泌因素。糖尿病患者，可发生不同程度的自主神经、躯体神经及周围神经功能性、器质性或神经递质改变。血脂代谢异常也是ED重要的危险因素，其机制尚无定论。可能涉及血管结构与功能、内皮细胞、平滑肌及神经等的改变。40岁以上男性高脂血症患者与ED关系更为密切。

（四）血管性病因

正常的血管功能是阴茎生理性勃起的基础。血管性病变是ED的主要原因，占ED病人的近50%并随着男性年龄的增加发病率有明显增加的趋势。

动脉性ED是40岁以上男性发生ED常见的原因之一。造成ED的动脉性原因包括任何可能导致阴茎海绵体动脉血流减少的疾病，如：动脉粥样硬化、动脉损伤、动脉狭窄、阴部动脉分流及心功能异常等。高血压与勃起功能障碍的发生有共同的危险因素，几乎所有能导致高血压的危险因素，如吸烟、高脂血症、肥胖等均能增加ED的发病率。

静脉性ED的发病率也较高，占ED患者的25%～78%，包括阴茎白膜、海绵窦内平滑肌减少所致的静脉漏。静脉病变常见的原因有：先天性静脉发育不全、各种原因造成的瓣膜功能受损（老年人的静脉退化、吸烟、创伤、糖尿病等可能使静脉受损后出现闭塞功能障碍、海绵体白膜变薄、异常静脉交通支和阴茎异常勃起手术治疗后造成的异常分流等，随着年龄的增加，静脉漏也随之增多。

（五）神经性病因

大脑、脊髓、海绵体神经、阴部神经及神经末梢、小动脉及海绵体上的感受器病变可引起ED，由于损伤的部位不同，其病理生理学机制也不同。常见的神经性原因疾病有①中枢神经系统疾病；②脊髓损伤；③周围神经损伤或病变。

（六）药物性病因

近年来对药物及毒品导致ED的认识逐渐提高，但其机制尚未明了。可能引起ED的药物有①抗高血压药（如利尿药和β受体阻滞药）；②抗抑郁药；③抗精神病药；④抗雄激素类；⑤抗组胺药；⑥毒品（海洛因、可卡因及美沙酮等）。

（七）其他病因

阴茎解剖或结构异常，如小阴茎、阴茎弯曲等可能导致ED。肿瘤患者常因焦虑、抑郁或因肿瘤伴随疼痛、发热等症状及部分肿瘤能分泌激素从而影响内分泌代谢导致ED。慢性肾功不全可致性腺功能减退致ED。原发性精索静脉曲张很可能是勃起功能障碍的危险因素，其继发的心理因素，也可以成为勃起功能障碍的心理病因之一。阻塞性睡眠呼吸暂停进一步引起间歇低氧血症和睡眠片段化，长期可导致机体多个靶器官的损害，如高血压、缺血性心脏病、脑卒中等。而这些也是ED的危险因素，提示两者之间在发病上可能存在一定的联系。

（八）混合性病因

通常情况下，ED是多种疾病不同病理过程

中的一种表现，即ED可由一种或多种疾病和其他因素引起。常见的如糖尿病、高血压、心脑血管病、外伤、手术损伤等原发疾病及精神心理、药物、生活方式及社会环境因素等。各种疾病及致病因素通过各自不同的或共同的途径导致ED的发生。

（九）ED的危险因素

ED与男性年龄老化密切相关，美国流行病学调查显示，小于40岁的患病率仅为1%～9%，而60~69岁的患病率增高为20%～40%，当年龄增高至79~80岁时其患病率高达50%～75%。而吸烟、嗜酒、缺乏运动、性生活不规律等生活方式及肥胖、动脉粥样硬化、糖尿病、高血压和血脂异常代谢性疾病、抑郁症、下尿路症状（LUTS）、良性前列腺增生（BPH）等是影响其发生早晚和严重程度的重要因素。很多治疗高血压和精神障碍的药物也能够引起ED。

（十）心血管系统疾病及性活动

ED患者心血管疾病患病率较高，目前已有多项研究表明心血管及代谢危险因素与ED相关。根据心血管疾病危险因素分层将ED患者分为低危组、中危组及高危组三类。低危型包括没有任何明显的与性生活相关的心脏风险患者。典型的低危是指进行适度强度的运动能力，适度强度的定义是休息状态下能量消耗>6个代谢当量（METs）且无症状。按照目前与性生活相关的体能需求或情绪应激的知识。①低危患者在开始或恢复性生活前或在性功能障碍治疗前不需要心脏检测或评价。②中危或不确定的危险类型包括心脏情况不确定的患者或在恢复性生活之前需要对风险进行检测或评价的患者。根据检测结果，这些患者可能被划入高危组或低危组。某些患者需要心脏病学咨询，这有助于主治医师决定性生活的安全性。③高危型：高危患者性生活时有明显风险，心脏情况十分严重和（或）不稳定。大多数高危患者有中度至重度症状性心脏病。高危患者要

转诊以进行心脏评价和治疗。要禁止性生活直到患者通过治疗心脏情况稳定或心脏病专家和（或）内科医师决定恢复性生活是安全的。

三、 阴茎勃起功能障碍的分类

ED有多种分类方法，可依据病史、病理生理机制、发病诱因、发病程度及有无合并其他性功能障碍等不同方法对ED进行分类。

（一）按发病时间分类

1.原发性ED　指从首次性交即出现不能正常诱发勃起和（或）者维持勃起。包括原发心理性ED和原发器质性ED。

2.继发性ED　是相对于原发性ED而言，是指有正常勃起或性交经历之后出现的勃起功能障碍。

（二）按是否合并其他性功能障碍分类

1.单纯性ED　指不伴有其他性功能障碍而单独发生ED。往往仅有轻、中度ED和ED病史较短的患者属于此种类型。

2.复合性ED　合并其他性功能障碍的ED称之为复合性ED。常见合并发生的性功能障碍包括射精功能障碍和性欲障碍。其他性功能障碍可以和ED有共同的致病因素，同时发生，如前列腺癌去势治疗可同时导致性欲减退和ED；也可序贯发生，如早泄患者长期病变可造成心理性ED，严重的ED患者可造成性欲减退。

（三）按ED的病因分类

参见"二、ED的病因和危险因素"。

四、阴茎勃起功能障碍的诊断方法

（一）病史

ED的诊断主要依据患者的主诉，因此获得客观而准确的病史是该病诊断的关键。应设法消除患者的羞涩、尴尬和难以启齿的心理状

态。应鼓励患者的配偶参与ED的诊断。

1.发病与病程 发病是否突然，还是缓慢；程度是否逐渐加重；是否与性生活情境相关；有无夜间勃起及晨勃。

2.婚姻及性生活状况 是否已婚，有无固定性伴侣，性欲如何；性刺激下阴茎能否勃起，硬度是否足以插入；阴茎勃起能否维持到性交完成；有无早泄等射精功能障碍；有无性高潮异常等。偶尔出现性交失败，不能轻易诊断为勃起功能障碍。

3.精神、心理、社会及家庭等因素 发育过程中有无消极影响与精神创伤；成年后有无婚姻矛盾、性伴侣不和或缺乏交流；有无意外坎坷、工作压力大、经济窘迫、人际关系紧张、性交时外界干扰等情况存在；是否存在自身不良感受、怀疑自己的性能力、自卑、性无知或错误的性知识、宗教和传统观念影响等因素。

4.非性交时阴茎勃起状况 过去有无夜间勃起及晨勃性幻想或视、听、嗅和触觉刺激有无阴茎勃起。

5.伴随疾病、损伤、药物及不良习惯

（1）伴随疾病。①全身性疾病：心血管病、高血压、高脂血症、糖尿病和肝肾功能不全等；②神经系统疾病：多发性肝硬化症、重症肌无力、脑萎缩和睡眠障碍等；③生殖系统疾病：阴茎畸形、阴茎硬结症和前列腺疾病等；④内分泌性疾病：性腺功能减退、高催乳素血症、甲状腺功能异常等；⑤心理性疾病：抑郁、焦虑、恐惧和罪恶感等。

（2）损伤。①神经系统疾病及损伤：脊髓损伤、脑外伤、交感神经切除术；②骨盆及会阴部损伤：生殖器和骨盆创伤、尿道与前列腺手术、盆腔脏器手术、腹膜后淋巴结清扫术和盆腔放射治疗等。

（二）IIEF-5量表及阴茎勃起硬度分级用于ED严重程度的评估

国际勃起功能问卷-5（International Index of Erectile Function5，IIEF-5）作为诊断工具。ED 的严重程度可分为轻度、中度和重度（表19-1）。

按阴茎勃起硬度分级（主观法）（图19-5）。

Ⅰ级，阴茎只胀大但不硬为重度ED；

Ⅱ级，硬度不足以插入阴道为中度ED；

Ⅲ级，能插入阴道但不坚挺为轻度ED；

Ⅳ级，阴茎勃起坚挺为勃起功能正常。

表19-1 国际勃起功能问卷-5（IIEF-5）

您在过去3个月中

	0	1	2	3	4	5 得分
1.您在性交过程中，对阴茎勃起及维持勃起的信心如何？	无性生活	很低	低	中等	高	很高
2.受到性刺激后，有多少次阴茎能坚挺地进入阴道？	无性生活	几乎没有或完全没有	只有几次	有时或大约一半时候	大多数时候	几乎每次或每次
3.阴茎进入阴道后有多少次能维持阴茎勃起？	无性生活	几乎没有或完全没有	只有几次	有时或大约一半时候	大多数时候	几乎每次或每次
4.性交时保持阴茎勃起至性交完毕有多大困难？	无性生活	非常困难	很困难	困难	有点困难	不困难
5.尝试性交有多少时候感到满足？	无性生活	几乎没有或完全没有	只有几次	有时或大约一半时候	大多数时候	几乎每次或每次

备注 正常值：各项得分相加，≥22分为勃起功能正常；12~21分为轻度ED；8~11分为中度ED；5~7分为重度ED。

勃起硬度分级——主观法

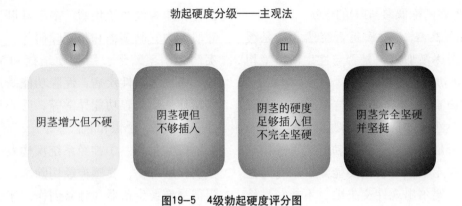

I	II	III	IV
阴茎增大但不硬	阴茎硬但不够插入	阴茎的硬度足够插入但不完全坚硬	阴茎完全坚硬并坚挺

图19-5 4级勃起硬度评分图

（三）体格检查

体格检查的重点为①第二性征发育：注意患者皮肤、体型、骨骼及肌肉发育情况，有无喉结，胡须和体毛分布与疏密程度，有无男性乳腺发育等。②生殖系统检查：注意阴茎大小，有无畸形和硬结，睾丸是否正常。③局部神经感觉：会阴部感觉、提睾肌反射等。50岁以上男性应常规行直肠指检。既往3~6个月内如患者未行血压及心率检查，应行血压及心率测定。

（四）辅助检查

1.实验室检查 应根据患者主诉及危险因素行个体化安排，包括血常规、血生化及性激素5项，对50岁以上的或怀疑前列腺癌患者应检测前列腺特异抗原（PSA）。

2.阴茎夜间勃起测试（NPT） 夜间阴茎勃起是健康男性从婴儿至成年的生理现象，是临床上鉴别心理性和器质性ED的重要方法。NPT是一种能够连续记录夜间阴茎胀大程度、硬度、勃起次数及持续时间的方法，并可以在家中监测。正常人夜间8h熟睡时阴茎勃起为3~6次，每次持续15min以上。勃起硬度>70%为正常勃起，40%~70%为无效勃起，<40%为无硬度性勃起。由于该监测方法也受睡眠状态的影响，通常需要连续观察2~3个夜晚，以便更准确地了解患者夜间勃起情况。

3.阴茎海绵体注射血管活性药物试验（ICI） 阴茎海绵体注射血管活性药物试验主要用于鉴别血管性、心理性和神经性ED。注射药物的剂量常因人而异，一般为前列腺素E_1 10~20μg，或罂粟碱15~60mg（或加酚妥拉明1~2mg）。注药后10min之内测量阴茎长度、周径及勃起阴茎硬度。勃起硬度≥III级，持续30min以上为阳性勃起反应；若勃起硬度≤II级，提示有血管病变；硬度II~III级为可疑。注药15min后阴茎缓慢勃起，常表明阴茎动脉供血不全。若注药后勃起较快，但迅速疲软，提示阴茎静脉闭塞功能障碍。由于精神心理、试验环境和药物剂量均可影响试验结果，故勃起不佳也不能肯定有血管病变，需进行进一步检查。如注药后阴茎勃起超过1h患者应及时到医院就诊，避免因异常勃起给患者造成阴茎损伤。

4.阴茎彩色多普勒超声检查（CDDU） CDDU是目前用于诊断血管性ED最有价值的方法之一。评价阴茎内血管功能的常用参数有：海绵体动脉直径、收缩期峰值流速（PSV），舒张末期流速（EDV）和阻力指数（RI）。目前该方法还没有统一的正常值。一般认为，注射血管活性药物后阴茎海绵体动脉直径>0.7mm或增大75%以上，PSV≥30cm/s，EDV<5cm/s RI>0.8为正常；PSV<30cm/s，提示动脉供血不足；EDV>5cm/s，RI<0.8，提示阴茎静脉闭塞功能不全。

5.神经诱发电位检查 神经诱发电位检查

包括多种检查，如阴茎感觉阈值测定、球海绵体反射潜伏时间、阴茎海绵体肌电图、躯体感觉诱发电位及括约肌肌电图等。目前应用较多的检查为球海绵体反射潜伏时间（BCR），该法主要用于神经性ED的间接诊断和鉴别诊断。该检查在阴茎冠状沟和其近侧3cm处分别放置环状刺激电极，而在双侧球海绵体肌插入同心圆针式电极记录反射信号；由直流电刺激器发出方形波刺激，测量并记录刺激开始至反应起始的潜伏时间。BCR的正常均值是30～45ms，超过均值三个标准差以上者为异常，提示有神经性病变的可能。

6.阴茎海绵体灌注测压及造影　阴茎海绵体造影术用于诊断静脉性ED。阴茎海绵体造影的适应证：①疑有阴茎静脉闭合功能不全，行静脉手术之前；②行阴茎动脉血管重建手术前，排除静脉阻闭功能不全；③疑阴茎海绵体病变者。注入血管活性药物前列腺素E$_1$ 10～20μg（或罂粟碱15～60mg或酚妥拉明1～2mg）5～10min 海绵体平滑肌松弛，用80～120ml/min 流量快速注入造影剂。静脉功能正常者在海绵体内压100mmHg时，维持灌流速度应低于10ml/min，停止灌注后30s内海绵体内压下降不应超过50mmHg。观察阴茎海绵体形态，阴茎和盆腔静脉回流情况。在注入造影剂后30～60s、90s、120s及900s时摄前后位片。静脉漏的X线表现：①阴茎背深静脉及前列腺周围静脉丛显影；②阴部内、外静脉系统显影；③阴茎浅静脉显影；④尿道海绵体显影；⑤少数患者可发现会阴丛显影。静脉闭塞功能正常者在海绵体外难以见到造影剂影像。先天性或创伤性静脉漏者，可分别在阴茎脚或损伤处显示静脉漏影像。海绵体或白膜病变性静脉漏的典型表现是阴茎所有静脉通道的弥漫性泄漏。

7.阴部内动脉造影　选择性阴部内动脉造影术主要适应证：①骨盆外伤后ED；②原发性ED，疑阴部内动脉血管畸形；③NPT和ICI试验反应阴性，需要进一步诊断者；④彩色多普勒检查显示动脉供血不全并准备行血管重建手术

者。选择性阴茎动脉造影可以明确动脉病变部位和程度，并可同时进行扩张或介入治疗。由于该技术并非绝对安全，可造成出血或动脉内膜剥脱等并发症，所以要慎重采用。

五、治疗

（一）治疗原则与治疗目标

治疗ED前应明确其基础疾病、诱发因素、危险因素及潜在的病因，应对患者进行全面的医学检查后确定适当的治疗方案。尤其应该区分出心理性ED、药物因素或者不良生活方式引起的ED，以上原因引起的ED有可能通过心理辅导或去除相关因素使之得到改善。器质性ED或混合型ED通常要借助药物等治疗方法。治疗应该基于患者及其伴侣的预期值，性生活满意度，总体健康满意度等要求。告知可选的治疗方法，有效性和风险，是否有创伤性。对治疗的经济性也应该适当考虑。由于ED的影响因素多，治疗方法的选择也应该同时考虑患者的经历，社会背景，家庭状况等社会因素。对不同患者制定个体化的方案会有更好的治疗效果。

建议患者改变不良生活方式应在治疗ED前或同时进行，特别是有心血管病或代谢性疾病（如糖尿病、高血压等）的患者（见表19-2）。

1.生活方式的调整　生活方式的调整应该是ED治疗的首要事项。增加体育运动，合理营养，控制体重，合理补充ω-3脂肪酸、抗氧化物、钙等可以改善血管功能和勃起功能。并且可以使患者对PDE$_5$的治疗产生更好的反应。研究发现，地中海饮食（以水果、蔬菜、坚果、五谷杂粮、鱼为主，少量红肉和精细谷物）可以用来减少患心脏病的风险，而心血管疾病和ED有着共同的病理基础。

2.基础疾病的控制　ED是可以治疗的疾病，而且部分患者是可以治愈的。对于有明确基础疾病的患者，应治疗明确的病因，如心血管疾病、糖尿病、内分泌异常、抑郁症等。并

且应该与ED同时治疗或先于ED治疗。①ED和冠状血管疾病往往同时存在。50%～70%的CAD患者有ED。二者有共同的危险因素。内皮功能下降是共同的病理基础。心血管疾病的治疗同样也使ED的治疗获益，延缓甚至使勃起功能恢复。心血管症状的治疗和心血管功能的稳定应该早于ED的治疗。②糖尿病是ED的重要危险因素，糖尿病控制可以延缓ED的发生。③性腺功能减退患者，可以通过睾酮补充或替代治疗使血清睾酮达到正常水平，从而改善勃起功能。部分患者需要辅助其他药物，如PDE$_5$抑制药以获得更佳疗效。④前列腺癌根治术（RP）是治疗早期前列腺癌的主要方法。但RP术后阴茎勃起功能障碍的发生率很高。保留神经的RP手术可以部分保留术后的性功能，尤其是双侧保留神经的RP手术。有研究发现RP术后早期应用足量西地那非可以保留阴茎海绵体平滑肌的含量。PDE$_5$抑制药口服是目前最常采用的方式，包括连续每日服用和按需服用。

3.心理疏导　与正常人相比，ED患者更容易出现幸福感降低，自信心和自尊心的下降等心理问题。患者教育或咨询就可能使其恢复良好的性功能。如果患者有明显的心理问题，怀疑有抑郁障碍或其他精神疾病时应该安抚患者并建议患者到精神科咨询。对新婚或刚经历性生活的患者的咨询往往可以获得很好的结果。当然，部分这样的患者通过一段时间的PDE$_5$抑制药辅助治疗可能会更好。老年患者往往有很多复杂因素，年龄、伴发疾病、用药、伴侣关系、身体状况、性生活预期、心理社会因素等，需要多个科室协同诊断和治疗。

4.性生活指导　首先，应该让ED患者理解性生活是生活质量的重要组成部分，并且应该和其伴侣共同面对这一问题。适当调动患者及其伴侣对性生活的兴趣，并鼓励他们在心理治疗或药物等治疗下适当增加性生活频率。老年患者根据身体健康状况可以每月1～4次性生活，青壮年可根据自身和伴侣状况每周2～6次性生活。因为个体差异较大，以上频率仅提供参考。

（二）药物治疗

1.磷酸二酯酶Ⅴ型抑制药（PDE5抑制药，PDE$_{5i}$）　使用方便、安全、有效，易被多数患者接受，目前作为治疗ED的首选疗法。

目前常用的PDE$_5$抑制药包括西地那非、伐地那非和他达那非。3种PDE$_5$抑制药药理作用机制相同，口服后有足够性刺激才能增强勃起功能，对ED患者总体有效率80%左右。

用药方案。长程治疗：长期小剂量口服PDE$_5$抑制药治疗（如西地那非25mg口服1次/晚，他达那非5mg口服1次/晚，伐地那非5mg口服1次/晚）可改善血管内皮功能，提高血管弹性，有助于促进患者勃起功能正常化。按需治疗：性生活前1～2h口服PDE$_5$抑制药治疗（如西地那非100mg，他达那非20mg，伐地那非20mg）。

迄今为止，还没有多中心双盲或三盲的比较三种药临床疗效的研究。应让患者了解各种药的效果（短效或长效）和可能出现的不良反应。以患者性交的频率和医师个人的经验来决定使用哪种药物。

2.PDE$_5$抑制药的安全性

（1）心血管安全性：临床试验和上市后的资料证实，接受PDE$_5$抑制药治疗的患者没有增加心肌梗死的发生率。在稳定性心绞痛患者，PDE$_5$抑制药在运动试验中不影响总的运动时间和缺血时间。根据目前证据，西地那非不影响心肌收缩、心肌耗氧量、心输出量。伐地那非可引起轻度QT间期延长，禁忌与Ia类（奎尼丁、普鲁卡因胺）或Ⅲ类（胺碘酮）抗心律失常药合用。对有QT间期延长病史患者慎用。

（2）PDE$_5$抑制药与硝酸盐类合用是绝对禁忌：有机硝酸盐（如硝酸甘油、单硝酸异山梨酯、硝酸异山梨酯等）与PDE$_5$抑制药合用可导致cGMP蓄积，引起顽固性低血压。

（3）抗高血压药物：PDE$_5$抑制药与抗高血压药物（血管紧张素转换酶抑制药、血管紧张素受体阻滞药、钙通道阻滞药、β受体阻滞药、利尿药）合用可产生轻微的协同作用。一般而言，即使服用几种抗高血压药物，PDE$_5$抑制药也不会增加不良反应。

（4）α受体阻滞药：所有PDE$_5$抑制药与α受体阻滞药有一定相互作用，在某些情况下可能导致直立性低血压。如需联合使用，西地那非和伐地那非建议间隔4小时。

（5）视觉障碍：除他达那非外，西地那非、伐地那非对PDE$_6$有选择性抑制作用，可致视觉异常，主要表现为眩光、蓝视。前述不良反应通常是轻微，短暂的。发生任何视觉障碍时，首先建议患者停药，并去眼科就诊。

（6）生殖安全：多项随机对照研究证实，PDE$_5$抑制药对健康男性的精液量、精液黏稠度、精子密度、精子活动力及精子正常形态无明显影响。

（7）肌痛、背痛：服用他达那非后，少数患者出现可能出现肌痛、背痛，其病理生理机制不详。

3. PDE$_5$抑制药无效者的处理　　正确使用足量PDE$_5$抑制药，勃起功能无改善者可视为无效。首先检查患者服用的药物是否为正品，因为市面上有假冒PDE$_5$抑制药。其次要明确医师是否向患者交代清楚正确的服药方法及服用剂量。主要问题有：性刺激缺乏；服药剂量不足；服药与性生活间隔太长；乙醇或饮食影响了药物的吸收等。处理方法：①指导患者正确使用PDE$_5$抑制药；②更换另一种PDE$_5$抑制药；③联合治疗；④改用其他治疗，如海绵体注射、负压吸引等。

4. 手术或创伤后勃起功能的PDE$_5$抑制药康复治疗　　手术或创伤后使用改善勃起的药物在恢复勃起功能方面是非常重要的。一些试验表明在根治性前列腺癌手术后接受药物治疗有助于患者勃起功能恢复。

目前PDE$_5$抑制药是保留神经前列腺癌根治术（NSRP）术后ED治疗的首选治疗。外科医师的经验和保留神经的技术是术后维持勃起功能的关键。在NSRP术后早期使用足量的西地那非可以保护阴茎海绵体平滑肌功能。术后每日服用西地那非与安慰剂相比，在自发性勃起、完成性交的能力有明显差别。西地那非治疗NSRP术后的有效率为35%～75%。在NSRP术后，口服他达那非20mg，勃起功能改善71%，性交成功率是52%；安慰剂分别为24%和26%。

5. 中药治疗　　中药治疗阳痿有着几千年的历史，积累宝贵的临床经验及验方。目前市场上治疗阳痿的中成药的种类繁多，需要在中医辨病辨证论治的基础上应用，主要针对心理性及轻、中度器质性ED患者。常用的中成药有：右归丸、左归丸、知柏地黄丸、六味地黄丸、逍遥丸等。

6. 其他药物　　①曲唑酮（trazodone）是5-羟色胺2C受体的激动药，也是5-HT$_{1A}$受体的阻滞药。该药除作用于中枢神经系统外，还能阻断α$_2$受体。其发挥作用的机制可能是阻断α$_2$受体，松弛血管及海绵体平滑肌，从而使阴茎海绵体内的血液供应增加导致勃起。虽然有临床上报道曲唑酮治疗ED有效，但国外学者研究结果提示与安慰剂差异无统计学意义。②育亨宾能选择性地阻断突触前的α$_2$受体，促进去甲肾上腺素的释放。它使海绵体神经末梢释放较多的去甲肾上腺素，减少阴茎静脉回流，利于充血勃起。在PDE$_5$抑制药应用治疗ED之前，曾经被广泛应用治疗ED，但其有效性及安全性尚未得到充分的评估。

（三）海绵体活性药物注射治疗

1. 海绵体内注射　　对于口服药物治疗无效的ED患者，可以采用海绵体内注射疗法，其有效率高达85%。

（1）前列地尔（PGE$_1$）：是国外第一个也是唯一一个获得批准海绵体内注射治疗ED的药物。其作用机制是通过平滑肌细胞表面受体刺激产生腺苷酸环化酶，该酶使ATP转化为cAMP，从而使阴茎海绵体平滑肌细胞内钙离子浓度下降，导致平滑肌松弛。有效治疗剂量为

5~20μg，开始勃起的时间为5~15分钟，维持时间根据注射量的多少而定。主要不良反应是在注射时或注射后数分钟可引起疼痛。

（2）罂粟碱（Papaverine）：罂粟碱是非特异性磷酸二酯酶抑制药，通过阻断cGMP和cAMP降解，使细胞内钙离子浓度下降，导致海绵体平滑肌松弛。罂粟碱注射剂量为15~60mg，其不良反应主要有阴茎异常勃起和海绵体纤维化等。

（3）酚妥拉明（Phentolamine）：单独应用无明显改善阴茎勃起功能的效果，常与罂粟碱和前列地尔（PGE₁）联合使用。

2.注射方法 注射时可采用TB针头，与皮肤成45°角进针，在海绵体侧方，避开表皮血管（图19-6）。注射后应局部压迫止血2分钟，全部操作过程应无菌。改良的注射笔可以降低操作难度，也可以防止患者看到针刺过程产生恐惧。若注射后阴茎勃起时间超过4小时应立即处理。

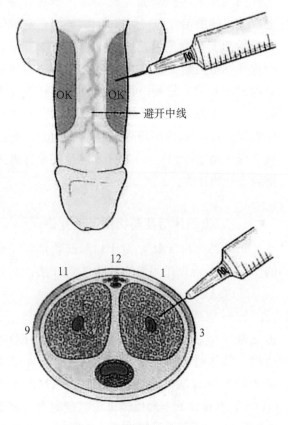

图19-6 阴经海绵体注射部位

（四）器械（真空装置）治疗

1.真空装置按需治疗 真空装置通过负压将血液吸入阴茎海绵体中，然后在阴茎根部套入缩窄环阻止血液回流以维持勃起。该方法适用于PDE₅抑制药治疗无效，或不能耐受药物治疗的患者，尤其适用于偶尔有性生活的老年患者。不良反应包括阴茎疼痛、麻木、射精延迟等。使用时应告知患者，负压助勃时间不宜超过30分钟。禁忌证包括自发性异常勃起、间歇性异常勃起和阴茎严重畸形患者。使用真空装置时，凝血障碍或接受抗凝治疗的患者出现瘀点、瘀斑和血肿的风险较高。单独应用PDE₅抑制药或真空装置治疗无效的患者，可以联合治疗。

2.手术或创伤后勃起功能的真空装置康复治疗 ED是前列腺癌根治术（RP）后常见并发症。术后由于海绵体神经损伤和动脉灌注减少，导致海绵体组织缺氧、细胞凋亡和胶原沉积，并最终导致静脉漏。真空勃起装置（Vacuum erection device, VED）可通过扩张海绵体动脉，改善缺氧，预防阴茎海绵体组织的凋亡和纤维化。术后早期应用VED可促进勃起功能的恢复，保持阴茎长度。VED通常在术后1个月内开始使用，1次/日，每次10分钟，或连续两次负压吸引，每次5分钟，间隔短暂的吸引释放，连续3~12个月。与RP术后单独应用PDE₅抑制药相比，联合应用PDE₅抑制药和VED对勃起功能的康复效果更好。在术后5年仍然获得自然插入硬度的患者中，60%患者将VED作为阴茎勃起早期康复疗法。

（五）阴茎勃起功能障碍的血管手术治疗

1.阴茎静脉漏的手术治疗 静脉闭塞功能障碍（静脉漏）性ED的血流动力学基本明确，但是较难鉴别功能性异常（平滑肌功能障碍）和解剖结构缺陷（白膜异常）。目前，对于静脉闭塞功能障碍性ED，没有明确的标准化诊断程序，随机对照的临床研究结果并不充分，其手术的有效性尚待验证。手术适应证：

（1）单纯静脉瘘，海绵体平滑肌及白膜结构及功能正常。

（2）阴茎海绵体动脉供血正常。常用的手术术式：①阴茎背浅静脉结扎术；②阴茎背深静脉结扎术及阴茎背深静脉白膜下包埋术；③阴茎脚静脉结扎术；④阴茎脚白膜折叠+静脉结扎术；⑤阴茎背深静脉动脉化术；⑥阴茎海绵体静脉动脉化；⑦尿道海绵体松解术。手术常见并发症：①阴茎头麻木；②皮肤坏死；③伤口感染；④阴茎弯曲；⑤阴茎短缩；⑥腹股沟疝；⑦阴茎水肿；⑧栓塞后静脉性疼痛。

2.动脉性ED的手术治疗　阴茎动脉重建手术：血管性ED的手术治疗已经有30多年的历史，手术方式多种多样，但是由于选择标准、疗效评价并未统一，其效果尚存争议，而显微外科技术的应用也未实现标准化，仅作为可选择的方法之一。手术适应证：①年龄小于55岁；②不吸烟或已戒烟者；③未合并糖尿病；④无静脉瘘存在；⑤阴部内动脉狭窄。常用术式：①腹壁下动脉-阴茎背动脉吻合术（血管成形）。②腹壁下动脉-阴茎背深静脉吻合术（静脉动脉化）。③腹壁下动脉-阴茎背深静脉吻合+静脉结扎术。

（六）假体置入治疗

1.阴茎假体置入治疗　适应证：①口服药物及其他治疗无效的患者；②不能接受或不能耐受已有治疗方法的患者。手术绝对禁忌证：①存在全身、皮肤或尿道感染者；②心肺功能较差者。相对禁忌证：①存在阴茎严重畸形、阴茎发育不良、阴茎血管瘤患者；②未有效治疗的精神心理障碍患者。拟接受阴茎假体置入手术的患者，术前准备的主要目的是降低感染风险。患者手术区域应无皮炎、伤口或其他表皮损伤。对于糖尿病患者，术前应严格控制血糖。

2.阴茎假体和术式的选择　阴茎假体通常可分为2种类型，非膨胀性和可膨胀性。非膨胀性假体通常也指半硬棒状柱体。非膨胀性阴茎假体适合于严重肥胖或不能灵活操作者，或难以负担可膨胀性假体费用者，以及性交频率较低的老年人。可膨胀性假体（图19-7假体三件套）适合于年轻、社交活动多、性生活频繁的患者，或阴茎硬结症患者，二次假体置入者及合并神经病变的患者。

阴茎假体通常通过三种路径置入：冠状沟下、耻骨下和阴茎阴囊交界部，路径的选择通常由假体类型、患者解剖条件、手术史和术者习惯决定。

3.阴茎假体置入术并发症　阴茎假体手术的并发症包括：感染、机械故障、三件套假体自发膨胀、龟头膨胀感差、勃起短缩、泵体或水囊移位、柱体糜烂穿入尿道等，其中最主要的两种并发症为感染和机械故障。阴茎勃起功能障碍的治疗选择见表19-2。

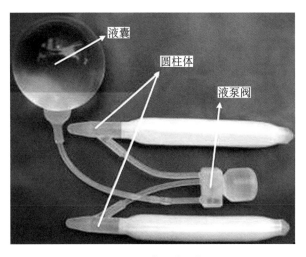

图19-7　阴茎假体三件套

表19-2　阴茎勃起功能障碍的治疗选择

基础治疗	生活方式的调整、基础疾病的控制、心理疏导、性生活指导、雄激素治疗
一线治疗	PDE$_5$抑制药、中成药
二线治疗	真空装置（VED）、海绵体活性药物注射（ICI）
三线治疗	动脉手术、静脉瘘手术、假体置入

第三节 阴茎勃起功能障碍的预防

ED的预防与治疗是一个整体，应根据个体化的原则，采取综合措施。重视对男性人群及ED患者的相关宣教，针对ED危险因素，采取早期干预。

由于多数中老年男性ED与动脉粥样硬化、高血压、糖尿病等相关，因此，ED的预防与心脑血管疾病的防治是统一及互利的。此外，需兼顾勃起功能与社会心理、神经、内分泌、泌尿生殖疾病和创伤等多种因素关系密切的特点。

ED的预防目标和措施是：对于有ED危险因素但勃起功能正常的男性，控制危险因素，降低发生ED的可能性；对于勃起功能减退的男性，早期干预，恢复和保护勃起功能；对于勃起功能障碍的男性，积极治疗，达到勃起功能的康复，提高性生活质量。

ED的预防措施中，发现和治疗可纠正的病因，改善生活习惯，控制ED相关危险因素最为重要。循证医学证据支持以下预防措施：①戒烟、体育锻炼和减轻体重，低脂肪高纤维素饮食。②控制伴随疾病，如冠心病、高血压、糖尿病、高脂血症、代谢综合征等。③规律的性生活有助于改善勃起功能。④使用PDE_5抑制药如西地那非早期治疗轻度ED。

（胡海兵　唐雨林　周锦波）

第20章

阴茎异常勃起

关于定义的思考

传统定义：阴茎异常勃起（Priapism）是指与性欲和性刺激无关的，持续4小时以上的阴茎持续勃起状态。定义受到广泛的认可，但有不足：

1.不够全面或确切，如间断发作型异常勃起、睡眠相关性痛性勃起、肿瘤浸润性异常勃起等未包括在内。

2.对高流量型，尤其是创伤导致者，4小时时效意义不大。

3.对可能转化为低流量者，4小时时效，可能延误处理。

阴茎异常勃起的新定义：是与性无关，突发持久性阴茎勃起，增粗变硬，可伴有阴茎疼痛，勃起时间可为数小时、数天或数周，对患者心理或（和）生理有不良影响的勃起。这种分析含义更广，强化了对患者生理及心理性影响，这样能够扩大阴茎异常勃起的诊断准确性，提高阴茎异常勃起诊断的时效性，对可能产生不良后果的阴茎异常勃起起到提前诊疗，改善预后的积极作用。

【病因】

（一）低流量型阴茎异常勃起的病因

低流量型异常勃起常由多种原因导致，阴茎海绵体平滑肌麻痹，收缩障碍，海绵体血液回流受阻是其主要病理生理机制。

1.药物因素 阴茎局部注射药物（如血管活性药物：罂粟碱及罂粟碱+酚妥拉明常见，前列腺E少见）可引起异常勃起。其他药物如降压药、抗凝药、精神疾病药、α受体阻滞药、磷酸二酯酶抑制药（PDE_{5i}）及可卡因、大麻、乙醇等也与异常勃起有关。

2.血细胞性和血栓性因素 镰状细胞贫血是最常见的儿童低流量型阴茎异常勃起的原因，主要是由于异形血细胞致平滑肌收缩障碍，血细胞多而异常，血液黏滞，海绵体流出道障碍。如羟基脲（慢性粒细胞白血病），输血（贫血者）、输液（碱化+水化）也是引起阴茎异常勃起的原因之一。

3.肿瘤 一些肿瘤和阴茎异常勃起的发生有关，如膀胱癌、前列腺癌、尿道癌和转移至阴茎的肿瘤等，肿瘤静脉及淋巴逆流、动脉扩散，直接浸润，种植，海绵体流出道阻塞是病理机制。约2/3出现于原发肿瘤发现18个月后，1/3与原发肿瘤同时出现。

4.神经因素 脊髓损伤患者，特别是高位脊髓损伤患者，容易发生阴茎异常勃起，极少数椎管狭窄的患者可发生间断性阴茎异常勃起。

5.炎症和感染 盆腔感染导致血管神经束受压也是引起低流量型阴茎异常勃起的原因之一。

6.特发性 30%~50%的阴茎异常勃起为特发性，原因不清，而且多为低流量型阴茎异常勃起。

（二）高流量型阴茎异常勃起的病因

高流量型异常勃起常由会阴部损伤（骑跨伤）所致，海绵体动脉破裂及阴茎海绵体动脉与海绵体窦形成异常血管通道，使动脉灌流和静脉回流功能失衡，引起阴茎海绵体内血液的高灌注率和低流出率，从而形成高流量型阴茎异常勃起。

（三）睡眠相关性痛性勃起病因

睡眠相关性痛性勃起是阴茎异常勃起的一种特殊类型。其病因详见第21章"睡眠相关性痛性勃起"章节。

【病理生理学】

阴茎异常勃起时，阴茎海绵体病理生理学/病理学的变化是一个动态的过程：高血流→低血流→缺氧→代谢障碍→组织损害→海绵体纤维化→勃起功能障碍（ED）。所有的异常勃起均由高血流量开始，若不及时处理，变成低血流量，将产生不可逆的损伤。

高流量型阴茎异常勃起是阴茎异常勃起的第一个阶段，所有低流量异常勃起的早期（4h内）均为高流量型（非缺氧型），阴茎异常勃起高流量型可以转化为低流量型阴茎异常勃起。

低流量型异常勃起阴茎常处于强直勃起或勃起状态，血氧近似静脉血，局部有缺氧及酸中毒，有明显痛感；其病理生理及组织学改变：4h后海绵体可能发生缺氧、酸中毒；12h会出现间质水肿和增厚；24h会出现内皮血小板黏附；48h海绵体平滑肌细胞坏死，成纤维细胞增殖，导致随后的纤维化和钙化；由于持续性低氧血症和酸中毒，组织内转化生长因子（TGF-β1）表达增高，导致平滑肌纤维化；阴茎海绵体组织由胶原纤维（弹力纤维减少）取代，其最终结果是海绵体舒张受限，发生海绵体性勃起功能障碍。

【临床分型及表现】

阴茎异常勃起临床分为高流量型及低流量型、缺血型与非缺血型、代谢障碍型与代谢正常型、动脉型与静脉型、输入障碍型与流出障碍型、心理影响型与生理影响型及间断发作型、睡眠相关性。临床常用分型为：高流量型及低流量型、缺血型与非缺血型、间断发作型、睡眠相关性。

1. 低流量型 低流量型阴茎异常勃起是临床最常见的阴茎异常勃起，其特点是阴茎海绵体静脉流出量减少，血液滞留，海绵体内压力增高，动脉血流入量减少，甚至停止。患者多表现为阴茎坚硬和阴茎疼痛。

2. 高流量型 高流量型阴茎异常勃起是一种少见的阴茎异常勃起类型，多由于阴茎海绵体动脉或分支损伤形成动脉-海绵体瘘引起，患者阴茎呈持续性部分勃起状态，通常无勃起疼痛或疼痛很轻。

3. 间断发作型 突发持久性阴茎勃起，增粗变硬，可伴有阴茎疼痛，勃起数小时后可自行消退，但反复发作，常见于镰状细胞贫血等血液疾病及脊髓病变。

4. 睡眠相关性痛性勃起 表现为睡眠中出现阴茎勃起疼痛，直至痛醒后活动或排尿后疼痛减轻或消失，每夜可单次或数次发作，而性生活及手淫时无勃起疼痛，多伴有焦虑、易怒或抑郁等不良情绪。

【诊断】

阴茎异常勃起的诊断应根据患者的主诉、病史、体检及辅助检查结果进行综合评估，所以对于判断异常勃起为高流量型、低流量型、间断发作型及睡眠相关性痛性勃起是阴茎异常勃起的诊治核心。

（一）基本项目

1. 病史及体检 阴茎异常勃起的病史采集至关重要，应包括阴茎持续勃起诱因及病因、阴茎疼痛表现、是否有异常勃起病史及处理方式、患者自身基础勃起功能、针对勃起的治疗（包括食物及药物治疗）、药物及毒品应用史、镰状细胞贫血病史、血红蛋白异常病史、高凝状态、盆腔肿瘤史及骨盆、生殖器或会阴部外伤，特别是会阴部骑跨伤史。

体格检查。①阴茎检查：阴茎硬度、温度、触痛程度和颜色变化等是阴茎异常勃起的重要体征。低血流量型阴茎异常勃起患者的阴茎海绵体硬度明显高于高流量型，且阴茎皮肤的温度较低，颜色暗紫。②腹部：会阴部检查常可发现这些部位的创伤或恶性肿瘤的证据。

2.辅助检查

（1）海绵体血气分析：阴茎海绵体内血液的血气分析是目前最可靠的区分低流量型和高流量型阴茎异常勃起的诊断方法。低流量型阴茎异常勃起患者阴茎海绵体内血气分析的典型表现为PO_2低于30mmHg，PCO_2高于60mmHg；而高流量型血气分析结果与正常动脉血相似。

海绵体的血气分析指标中，到底哪项更重要？PaO_2，$PaCO_2$，SaO_2，还是pH？我们认为，pH更能反映海绵体局部代谢状况，因为代谢障碍（代谢性酸中毒）对海绵体平滑肌的损害是直接并明显的，而传统诊断中经常应用的海绵体血氧指标难以反映局部代谢情况，如阴茎疲软时，动静脉血流均很少，海绵体血气似静脉血。

（2）血常规：白细胞计数、分类和血小板计数检查可发现血液病患者。镰状细胞贫血患者的网织红细胞计数升高。

（3）凝血功能分析：对于血液凝滞度判断有鉴别意义。

（4）海绵体彩超：低流量型阴茎异常勃起患者的海绵体动脉和海绵窦血流很少或没有。而高流量型阴茎异常勃起患者的海绵体动脉和海绵窦有正常或高流速的血流，有时可显示海绵体动脉周围高速的动脉血湍流和动脉-海绵体瘘。

（二）特殊项目

包括阴部内动脉造影、血液黏稠度、睡眠监测、阴茎夜间勃起功能测定、尿路及盆腔B超、MRI、CT等影像学检查，对于阴茎异常勃起诊断有辅助意义。

【治疗】

阴茎异常勃起的处理原则：尽力避免影响体循环、尽力保护海绵体组织、尽力挽救阴茎勃起功能。

（一）低血流量型阴茎异常勃起的治疗

1.病因治疗　对有基础疾病，如镰状细胞贫血或其他血液系统疾病患者，应在阴茎海绵体局部治疗的同时或稍后进行基础疾病处理。

2.一般治疗　镇静、镇痛和阴茎局部冷敷等对症治疗，能使少部分患者的病情得到缓解。

3.阴茎海绵体注射药物治疗　适用于异常勃起时间<12小时。海绵体注射拟交感神经药物，能明显提高低血流量型阴茎异常勃起的缓解率。常用的拟交感神经药物有去氧肾上腺素（新福林）、间羟胺（阿拉明）和肾上腺素等。去氧肾上腺素是一种选择性肾上腺受体激动药，无间接的神经递质释放作用，具有较好的阴茎异常勃起治疗作用，不良反应也相对较小。间羟胺也有类似效果。阴茎海绵体注射药物：患者平卧位，可在注射前预防性应用抗高血压药物（如舌下含服卡托普利片12.5mg）；成年患者使用去氧肾上腺素1～2mg或间羟胺1～2mg海绵体内注射，而后轻柔按摩阴茎海绵体，助其收缩。该法对早期阴茎异常勃起和阴茎海绵体减压同时应用效果更好。阴茎海绵体注射药物可重复进行，间隔时间为5～10分钟，一般总剂量不超过10mg。去氧肾上腺素或间羟胺：如注射1h后，阴茎异常勃起仍无缓解，则治疗失败。治疗期间必须对患者进行密切观察，血压升高、头痛和心律失常是其主要不良反应；对心血管风险较高的患者应慎用。

4.阴茎海绵体穿刺、减压治疗 适用于异常勃起时间<24h。海绵体已缺氧时，建议先减压，这样可使新鲜血液及时灌入，必要时再用缩血管药物。海绵体减压处理时，需要对减压穿刺针进行选择，穿刺针并非越粗越好，我们体会9号针既可满足要求，也可减少阴茎皮下血肿及瘀斑的发生。穿刺后采用抽吸、引流，还是灌洗？我们经验是按摩海绵体，引流积血即可，无须抽吸或灌注。上述处理后建议针孔局部指压与包扎，以减少瘀斑及血肿的发生。

5.阴茎海绵体分流术 适用于异常勃起时间>48h。当上述治疗失败后考虑应用海绵体分流术。常用的手术方法如下。

Winter方法：用Tru-cut穿刺针于阴茎头部穿通至阴茎海绵体尖。

Al-Ghorab方法：经阴茎头背侧冠状沟切口切至阴茎海绵体尖端。

Quackles方法：近端阴茎海绵体与尿道海绵体吻合。

Grayhack方法：阴茎海绵体与大隐静脉吻合或阴茎海绵体与阴茎背深静脉吻合。

阴茎海绵体分流术后，少数患者的漏口可能关闭，恢复阴茎勃起功能。但ED的发生率较高。

6.海绵体毁损 阴茎海绵体-尿道海绵体分流术+隧道术；适用于异常勃起（>48h）或上述方法治疗无效者。海绵体毁损术导致阴茎海绵体不可逆的损害，术后出现ED发生率较高。

（二）高血流量型阴茎异常勃起的治疗

1.保守治疗 部分高血流量型阴茎异常勃起可自行缓解。保守治疗包括阴茎局部冰敷、加压包扎和特定位置的压迫等。

2.选择性动脉栓塞 对于持续性不能缓解的高血流量型阴茎异常勃起患者推荐应用高选择性动脉栓塞术。高选择性血管造影及栓塞术是目前诊断和治疗高血流量型阴茎异常勃起较为常用、效果明确、安全迅速、预后良好的方法。在动脉栓塞治疗中，应用可吸收性材料，

如明胶海绵，可降低ED和其他并发症的风险。

3.手术治疗 当其他治疗方法无效后，可选择手术治疗，手术结扎动脉瘘口或切除假性动脉瘤的有效率在60%以上，但ED的发生率也相对较高。

对于少数反复发作的阴茎异常勃起患者，无论是缺血性还是非缺血性都应尽快去除病因或尽早进行海绵体分流术，必要时行阴茎假体置入术。

（三）间断发作型异常勃起治疗

应在阴茎海绵体局部治疗的同时，积极寻找病因，请专科医师参与原发疾病的诊断和治疗。

（四）睡眠相关性痛性勃起治疗

药物治疗仅能改善患者的症状，目前仍无根治的手段，需长期药物治疗。具体治疗方法详见第21章"睡眠相关性痛性勃起"章节。

（五）阴茎异常勃起治疗成功的标志

采取各种针对阴茎异常勃起的治疗目标包括以下4项：①阴茎变软（由于海绵体组织水肿等因素，完全变软难度大）；②疼痛缓解；③血流恢复（海绵体血流较治疗前加速）；④酸中毒纠正（最关键，使海绵体血液的pH达到或接近正常）。在高流量型阴茎异常勃起的治疗中，治疗成功的标志需满足前2项，而在低流量型阴茎异常勃起的治疗中，必须满足4项方视为阴茎异常勃起治疗成功。

【康复】

一项2004年的报道证实90%（持续勃起超过24小时）缺血性阴茎异常勃起将失去再次勃起的能力。所以及时的诊断及治疗是阴茎异常勃起的关键，在治疗之后，合理配合适当的康复治疗，对阴茎异常勃起患者勃起功能的预后有明显的促进作用，详见第22章"阴茎勃起功能障碍的康复治疗"。

（关 星 聂 欢）

第21章

睡眠相关性痛性勃起

夜间阴茎勃起（NPT）是正常的生理现象，大多数NPT发生于快速动眼相（REM）期，经历着勃起-疲软-再勃起-再疲软的生理过程，一般来说，男性每晚都会有4~6周期。NPT几乎可发生于从婴儿到老年的所有时期，是健康男性普遍存在的生理现象，随着年龄的增长，其发生的频率无减弱，且NPT的发生几乎不受行为因素的影响，睡前短暂的性刺激，使健康受试者阴茎充分勃起，对其随后睡眠中发生的NPT不会产生影响。

定义：睡眠相关性痛性勃起（SRPE）是睡眠中出现阴茎勃起疼痛，直至痛醒后下床活动或排尿后疼痛减轻或消失，每晚可单次或数次发作，而性生活及手淫时无勃起疼痛，多伴有焦虑、易怒或抑郁等不良情绪，是阴茎异常勃起的一种特殊类型。

【病因及发病机制】

按其发病机制可分为原发性和继发性两个类型。

（一）原发性

原发性SRPE的病因及发病机制不明，可能相关的病因有：①NPT与REM睡眠的时间相关性；大多数SRPE发生于快速动眼相睡眠期。Aserinsky等研究发现SRPE与REM睡眠存在时间相关性，进一步推测SRPE发生与REM睡眠有关，大脑在白天抑制性反应的发生，到了熟睡之后，大脑的这种抑制功能消失，触发位于桥脑网状结构快速动眼相睡眠的机制，激活交感神经可使阴茎充分勃起，即向海绵体内灌注并贮存血液使阴茎勃起。发生睡眠障碍（如睡眠中感受异常、睡眠结构异常）时，自主神经功能紊乱，肾上腺素能神经过度活跃，阴茎局部神经递质紊乱或下丘脑前部损害或激惹，导致睡眠中感觉异常，痛觉敏感。②血清睾酮及多巴胺水平的影响；Hirshkowitz等对10名健康青年男性给予促黄体生成素释放激素类似物抑制其血清睾酮水平1个月后发现NPT的持续时间明显缩短，但NPT发生次数并无明显变化。左旋多巴可通过提高颅内多巴胺水平来改善勃起功能，当血清雄激素水平正常时，左旋多巴可提高NPT发生频率和总的持续时间，增加NPT时阴茎最大周径；但对于血清雄激素水平低的患者，左旋多巴无类似作用。这些研究表明，血清睾酮及左旋多巴可能参与NPT的发生和调节，其血清水平低时可能导致NPT的异常。③大脑中枢水平的调控；研究认为主要有两大系统参与脊髓介导勃起的下行调控：位于下丘脑室旁核的催产素能神经元可能通过增强副交感神经兴奋性调控阴茎勃起，而位于脑干巨胞旁核（nPGi）的5-羟色胺（5-HT）能神经元可能是阴茎勃起的主要下行抑制因素；上述两大系统均可通过对脊髓勃起中枢的调控介导阴茎勃起，而且5-HT能神经元在觉醒及不同睡眠时相的活性不同，REM睡眠时其处于失活状态，这似乎为SRPE的发生提供了合理的依据，然而，PVN和nPGi在REM睡眠及SRPE活动中的作用机制仍不明确。

（二）继发性

如为血液病（镰状细胞贫血、地中海贫血、红细胞增多症、慢性粒细胞性白血病）、脊髓损伤或病变及其他血液黏滞度高疾病等所致。

【临床特点】

临床研究发现SRPE具有以下的特点：①好发于中老年患者，Karsenty G.等研究也证实发病年龄在40岁左右；②SRPE与REM睡眠高度有关，Klaus等通过EEG、阴茎勃起功能综合诊断仪（Rigi SCan）和多功能睡眠记录仪分别对30名22-56岁的健康男性睡眠相关性（SRPE）的发生情况与REM睡眠的时间相关性进行研究，发现其相关性高达85.4%；③疼痛每次发作可持续数分钟至数十分钟，直至痛醒后下床活动或排尿后疼痛减轻或消失，每夜可单次或数次发作；④性生活及手淫时无勃起疼痛；⑤疼痛时阴茎勃起的强度多为III-IV级；⑥部分患者出现轻度勃起功能障碍；⑦多伴有焦虑、易怒或抑郁等不良情绪；⑧睡前性交、手淫、劳累、饮水、吸烟及不良情绪对SRPE的发生及缓解无明显影响。

【辅助检查】

（一）常规检查

①血常规、尿常规、性激素、凝血功能、血液黏稠度。②睾丸、前列腺、阴茎海绵体彩超：其临床意义是除外睾丸、前列腺疾病和阴茎解剖结构异常。

（二）特殊检查

①多导睡眠监测＋NPT，典型表现如图21-1所示。②焦虑与抑制量表评估：如用GAD-7 7条目健康问卷及抑郁采用PHQ-9 9条目健康问卷评估患者的情绪状态。

【诊断及鉴别诊断】

（一）诊断

1.病史 典型的临床表现及进展情况，详细询问有无伴随症状，有无糖尿病、血液病、脊髓损伤或病变、高血液黏度等相关疾病及用药情况。

2.体格检查 阴茎、阴囊、睾丸、前列腺及会阴部感觉，排除脊髓损伤或病变导致的夜间痛性勃起。

3.典型的多导睡眠监测+NPT监测图形

4.焦虑与抑制量表评估 提示患者焦虑及抑郁的情绪。

具备典型的临床特点及多导睡眠监测+NPT监测图形是诊断SRPE的必备条件，体格检查及焦虑与抑制量表评估是诊断的辅助条件。

（二）鉴别诊断

需与其他原因导致继发性夜间异常勃起的疾病相鉴别（详见继发性SRPE的病因节）。

【治疗】

（一）原发性SRPE治疗

治疗原则：减轻患者痛苦，尽量保留患者正常的勃起功能。药物治疗仅能改善患者的症状，目前仍无根治的手段，需长期药物治疗。药物治疗尽量从对患者全身及勃起功能影响小的开始，遵循以下顺序：抑制REM睡眠或肌松药-抗雄激素治疗-联合治疗-手术治疗。

1.REM抑制药 为SRPE治疗的一线药物，发挥抑制REM睡眠的同时，可产生抗焦虑及抑郁作用。常用药物有氯米帕明、氯氮平、氯硝西泮、舍曲林等。

（1）氯米帕明：阻断中枢神经系统去甲肾上腺素和5-羟色胺的再摄取，对5-羟色胺的再摄取的阻断作用更强，而发挥抗抑郁、抗焦虑作用、改善睡眠、镇静和抗胆碱能作用。初始剂量25~50mg，口服，1/晚，效果不明显可

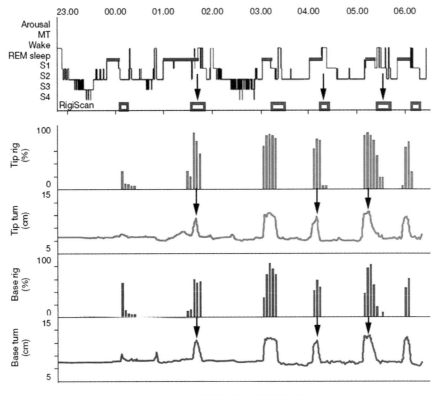

图21-1 多导睡眠监测图及NPT监测图

增至50mg，口服，2/d。

（2）氯氮平：苯二氮䓬类抗精神病药，能在不抑制NPT的情况下，减少痛性勃起的发生，使睡眠结构恢复正常。用法：50mg，口服，1/晚。Steiger 对1例SRPE患者采用氯氮平片25mg，口服，1/晚，连续1年，也取得了良好的效果。

（3）氯硝西泮：苯二氮䓬类抗癫痫药，用法：0.5～1mg，口服，1/晚。Daniel等使用氯硝地泮0.5mg，口服，1/晚，治疗1例SRPE患者2个月，患者夜间勃起疼痛完全缓解，不良反应轻微。Niteshd治疗1例77岁的老年SRPE患者，给予氯硝西泮1mg，口服，1/晚，连续1年，也取得了良好的临床效果。

（4）舍曲林：选择性5-羟色胺的再摄取药，临床疗效不肯定。用法：50mg，口服，1/晚。刘保兴等应用非那雄胺5mg，口服，1/晚+舍曲林50mg，口服，1/晚治疗3例SRPE患者，2例患者无明显效果，仅1例患者症状减轻。

2.肌肉松弛药 巴氯芬是γ氨基丁酸激动药，临床用于治疗痉挛，可完全缓解勃起疼痛并保持正常勃起功能。用法：10mg，口服，1/晚。Buda对1例SREP患者先后使用米安色林、阿普唑仑、氯硝西泮及卡马西平等药物，因患者无法耐受上述药物的不良反应，改用巴氯芬10mg，口服，1/晚，取得了良好的治疗效果，且不良反应可以耐受。

3.抗雄激素治疗 Danie认为抗雄激素治疗适用于对性生活已无要求者或REM抑制药治疗无效者。治疗药物有：雌激素、雄激素拮抗药和黄体生成素释放激素类似物等使患者血达到去势水平，从而产生临床效果。根据患者病情及经济条件，选择适宜的药物，其主要不良反应为导致性欲低下，甚至导致勃起功能障碍。常用药物①非那雄胺：5～10mg，口服，1/晚。②己烯雌酚：1.0～2.0mg，口服，1/晚。③促黄体释放激素类似物（LHRH-A）：醋酸戈舍瑞林缓释植入剂3.6mg，皮下注射1/月。

4.耐药及联合治疗　Rourke和van Driel的临床研究发现使用单胺氧化酶抑制药、苯二氮䓬类、三环类抗抑郁药、选择性5-羟色胺再摄取抑制药均可抑制快速动眼睡眠，但是大多数上述药物使用几周至数月乃至数年后无效。当单药治疗无效时，可在同类药物间更换，仍无效者改用其他药物；一类药物治疗无效时，可联合其他类药物联合治疗。

5.手术治疗　对药物治疗2年以上无效者，充分告知患者及性伴侣，手术治疗为最无奈的治疗手段，充分了解手术适应证、费用及导致永久性勃起功能障等并发症，根据患者病情及经济条件，选择阴茎假体三件套置入术或双侧睾丸切除术或阴茎海绵体毁损术。

（二）继发性睡眠相关性痛性勃起的治疗

如为血液病（慢性粒细胞白血病、镰状细胞贫血）、脊髓损伤或病变及其他血液黏滞度高疾病等所致，应请相关学科的专业医师参与治疗，积极治疗原发疾病，给予抗凝治疗，其他治疗措施参考本书"阴茎异常勃起的新思考"。

（胡海兵　陈朝晖　刘清尧　张新荣）

第22章

阴茎勃起功能障碍的康复治疗

一、定义

阴茎勃起功能障碍的康复治疗：是各种原因导致患者勃起功能严重受损后通过使用药物、辅助装置等非手术疗法来恢复或挽救阴茎的勃起功能，也就是使患者在接受性刺激后，尝试使阴茎勃起或增大，增加阴茎海绵体的血液供应以达到康复的目的。

二、康复治疗的适应证

康复治疗的适应证：前列腺癌根治术后，盆腔肿瘤术后，骨盆骨折及会阴部损伤后，阴茎硬结症，糖尿病并发勃起功能障碍及阴茎异常勃起处理后的患者。康复治疗的时机选择：所有的患者尽量早期康复治疗，尤其对于低流量型异常勃起阴茎疲软后36h就可行康复治疗。

三、康复治疗方法

目前常用的康复治疗方法包括口服PDE$_5$抑制药，真空负压勃起装置（VED），阴茎海绵体内药物注射（ICI），尿道内给药（MUSE）及联合疗法。

（一）5型磷酸二酯酶抑制药（PDE$_5$抑制药）

5型磷酸二酯酶（PDE$_5$）抑制药使用方便、安全、有效、易被多数患者接受，目前作为各种原因所致ED的首选疗法。对ED患者总体有效率达80%左右。其作用机制：它能够特异性降解阴茎海绵体平滑肌细胞内NO诱导下合成的第二信使cGMP，使其浓度降低，抑制阴茎海绵体平滑肌松弛，使阴茎保持疲软状态。在性刺激促使阴茎海绵体神经末梢和内皮细胞释放NO，增加cGMP的生物合成。口服PDE$_5$抑制药后，抑制cGMP的降解而提高其浓度，促使海绵体平滑肌松弛，引起阴茎海绵体动脉扩张，海绵体窦膨胀而血液充盈，阴茎勃起。

目前常用的PDE$_5$抑制药包括西地那非、伐地那非和他达那非。3种PDE$_5$抑制药药理作用机制相同，口服后在足够性刺激才能增强阴茎勃起功能。长期小剂量口服PDE$_5$抑制药治疗（如西地那非25mg，1次/晚，他达那非5mg，1次/晚，伐地那非5mg，1次/晚），持续3个月。可改善血管内皮功能，提高血管弹性，有助于促进患者勃起功能异常恢复。

（二）真空负压勃起装置（VED）

真空装置通过负压将血液吸入阴茎海绵体中，改善阴茎海绵体内的血循环，防止纤维化。适应证：该方法适用于PDE₅抑制药治疗无效，或不能耐受药物治疗的患者。单独应用PDE₅抑制药或真空装置治疗无效的患者，可以联合治疗。禁忌证包括自发性异常勃起、间歇性异常勃起和阴茎严重畸形患者。作用机制为：VED通过负压增加阴茎海绵体内的血液供应诱发阴茎勃起，必要时给予收缩环扎在阴茎根部阻断海绵体内的静脉回流来维持勃起。动物实验表明，VED能够改善阴茎海绵体内的缺氧状态，抑制平滑肌细胞凋亡和海绵体纤维化。作为一种非侵袭性的康复手段，VED治疗各种原因引起的ED长期有效率和患者满意率均超过80%，可1次/d，连续3～12个月。如：前列腺癌根治术后早期应用VED可促进勃起功能的恢复，保持阴茎长度。VED通常在术后1个月内开始使用，1/d，每次10～30min，或连续两次负压吸引，每次10min，间隔短暂的吸引释放，连续3～12个月。其不良反应包括阴茎疼痛、麻木、包皮肿胀、射精延迟等。使用真空装置时应告知患者，负压助勃时间不宜超过30分钟。

（三）阴茎海绵体内药物注射（ICI）

ICI也是ED患者进行阴茎康复的方法。通过注射前列地尔（PGE1）等血管舒张药，减轻阴茎海绵体缺氧造成的组织损伤，使海绵体平滑肌松弛而恢复勃起功能。但ICI是一种带有轻微创伤性的手段，患者的使用依从性因此会降低。目前，ICI主要用于口服PDE₅抑制药治疗无效或有禁忌证的ED患者。使用方法为前列地尔10μg/次，3/周，持续3个月以上。其主要不良反应有：①阴茎异常勃起：注射药物后阴茎持续勃起超过4h称为阴茎异常勃起，为阴茎海绵体内注射最严重的并发症，需立即就医。②阴茎疼痛：注射时如果方法不当、针头过大、拔针后压迫时间过短等会出现阴茎疼痛，应对症处理。③阴茎局部及海绵体感染：反复多次注射容易导致阴茎皮肤及海绵体感染局部应严格消毒，必要时可应用抗生素治疗。④其他不良反应：注射后有的出现排尿困难，睾丸肿胀疼痛，尿道出血及阴茎发麻，勃起疼痛和射精异常。这些不良反应比较少见，主要与注射部位选择不合理，进针方向和深度掌握不好或针头消毒不严密有关，另外有的会出现血压偏低及脉搏增速，一般不严重，无须特殊处理。

（四）尿道内给药（MUSE）

MUSE即将前列地尔（PGE1）的半固体栓剂，通过施用器注入尿道远端，经尿道黏膜快速吸收后到达阴茎海绵体平滑肌而诱发阴茎勃起。一项与PDE₅抑制药对照的多中心随机研究显示，每晚1次的MUSE（125～250μg）与每晚服用西地那非50mg，两者有着相似的勃起功能恢复率。但该疗法不足之处在于PGE₁引发的阴茎疼痛，尿道疼痛及性伴侣的阴道不适感，32%的患者因此而放弃治疗。目前，MUSE亦主要用于口服PDE₅抑制药治疗无效或有禁忌证的ED患者，一般每3/周，持续3个月以上。

（五）联合治疗

单用PDE₅抑制药疗效欠佳的ED患者，联合VED，ICI或MUSE同时使用，在提高治疗效果的同时，可适当降低ICI或MUSE的药物剂量，减轻后者的治疗不良反应。阴茎水肿消退，疼痛缓解后，鼓励患者尽早恢复规律性生活（1～2次/周）。

四、疗效评估

疗效评估的标准为①夜间勃起及晨勃恢复。②患者在接受性刺激后，阴茎可自行勃起，并逐步完成性生活。

（程永磊 李光耀）

第23章

射精与射精功能障碍

第一节　射精生理

　　射精是指性行为时将精液射出的反射性动作，男性射精的生理过程是包括输精、启动、泌精、射精和性高潮的一系列神经反射过程。正常情况下，射精只要触发，就是一个连续完整的过程。

一、参与射精的生殖器官

　　附睾是由一根不断盘曲的管状结构组成，附睾包括三个部分：膨大的头部、体部和尾部，性唤起时，成熟精子排放到输精管道。输精管起始端非常弯曲，继而变直，末端与精囊腺的排泄管汇在一起形成射精管，在泌精阶段，射精管平滑肌强烈蠕动性收缩使精子进入射精管，接着进入后尿道。精囊腺是位于膀胱基底部后壁和直肠之间的一对管状腺体，精囊腺液经排泄管排放到尿道前列腺部。前列腺位于膀胱颈和尿道外括约肌之间，在泌精阶段，前列腺的肌性成分收缩，将分泌物经前列腺小管排入尿道前列腺部。尿道球腺位于尿道膜部的后外侧，尿生殖膈水平，性唤起时清亮黏稠的分泌物排入尿道，起润滑尿道作用。参与射精的生殖器官（图23-1）。

二、射精过程

　　射精过程可分为以下五个阶段，输精是指性兴奋后精液自附睾、输精管转运至输精管壶腹部，由交感神经（$T_{10} \sim L_2$）支配精道平滑肌收缩使精液运动，副交感神经（$S_2 \sim S_4$）支配腺体分泌（精囊腺、前列腺等），双氢睾酮（DHT）对精道结构及功能起维护作用。

　　启动是指人的射精是由脊髓射精启动区介导的反射过程，实验研究结果显示，具备射精启动区作用的神经元定位于脊髓腰骶节，Allard等发现大鼠腰髓的LSt神经细胞（lumbur spino-thalamic neurons）构成了脊髓射精启动区。

　　泌精是指附睾和输精管在自主神经的支配下节律性蠕动，精液分泌并将成熟的精子传送到精囊及前列腺内的后尿道的蓄精池，此时，尿道外括约肌紧张性收缩促使后尿道内压增高并防止精液流出，产生前列腺尿道压力室效应，从而诱发射精急迫感。

　　射精的生理过程启动于性交时阴茎头的接触性感觉冲动，通过阴茎背神经传入脊髓射精中枢，导致交感神经紧张性进一步增高，引起尿道外括约肌舒张，而尿道内括约肌仍保持紧张性收缩状态，以防止精液逆流入膀胱。

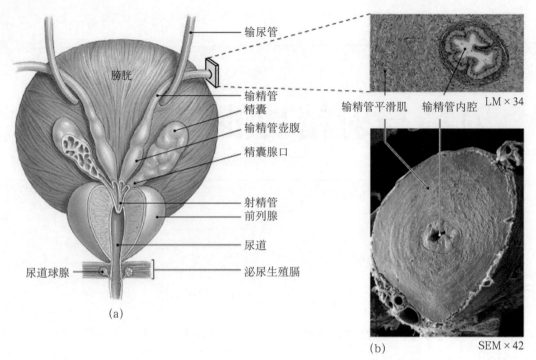

图23-1　射精的生殖器官

此时，尿道前部平直，精囊和前列腺节律性收缩。同时阴茎海绵体根部横纹肌、球海绵体肌、坐骨海绵体肌收缩，从而将尿道内精液射出。

性高潮时积累的性张力突然释放，是大脑皮质功能反应，并伴随着盆区肌肉节律性收缩，强烈的快感及快速放松。高潮时，男性全身的肌肉痉挛、血压升高、脉率加快、面部潮红，精液射程30~60cm。尿道收缩一次即有一次高潮快感，尿道收缩每次约0.8秒，肛门括约肌同时收缩增加了快感。射精收缩通常有10~15次，多数情况下，精液开始出现于第二次射精收缩，首段精液量一般占总精液量的40%以上，每次射精收缩，精液量逐渐递减，精液排空后，射精收缩仍会持续数次。射精量的多少与性刺激所持续的时间长短有关，性刺激时间越长，射精量越多，精子密度也越高。在性间歇期，附睾液会不定期少量排出，缓解附睾由于精子淤积造成的张力过高。

三、射精的神经调控

射精过程是一个十分复杂的神经调控过程，其机制目前仍不完全明确（图23-2）。

最新研究发现，射精过程由3个神经层次所调控，即脊髓上控制中心，脊髓射精启动中心和射精相关的交感、副交感及躯体运动控制中心。射精的效应器官是附睾、输精管、射精管、前列腺、精囊腺及阴茎。外周感受器（阴茎、前列腺、精囊腺等）将感觉信号上传，然后脊髓上中枢给脊髓射精启动中心一个兴奋性（多巴胺介导）或抑制性（5-羟色胺介导）的下行信号，然后脊髓射精启动中心将信号传入到脊髓泌精中枢（T_{12}~L_2）和射精中枢（S_2~S_4），再通过传出神经支配效应器射精器官而诱发射精。这种射精反射功能受大脑的控制，然而脊髓射精中枢平面以上损伤的截瘫病

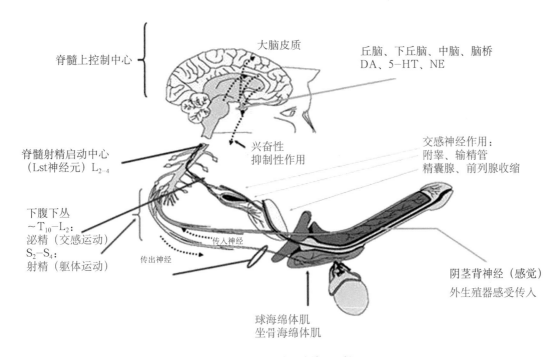

图23-2 射精过程的神经调控

人仍然保持脊髓介导的射精反射。

人的射精反射是由定位于脊髓腰骶节的脊髓射精启动区介导的，有研究表明大鼠的脊髓射精启动区是由位于腰髓的LSt神经细胞构成。LSt神经元接受来源于盆腔及外生殖器的感觉传入信息，并发出神经投射至自主神经神经核及运动神经元，参与泌精和射精过程。LSt细胞只在射精时活化，当LSt细胞病变时射精功能会消失。

射精调控的脊髓上神经核包括丘脑（SPFp）、终纹（BNSTpm）、杏仁核（MeApd）、视前核（PNpd）。射精过程由多种递质参与：如多巴胺（DA）、5-羟色胺、去甲肾上腺素（NE）、乙酰胆碱（ACh）等。实验证明在大鼠身上DA激动药有助于交配及射精反射；而对于人类，DA激动药已被用于治疗ED，也被用于治疗射精困难（如左旋多巴、溴隐亭治疗射精延缓、不射精）；DA拮抗药可阻滞射精。选择性5-羟色胺再摄取抑制药（SSRIs）可以抑制人的性欲、勃起及射精；其中抑制性欲及勃起的功能具有消极作用，但是

抑制射精的功能却对解决临床常见的早泄问题具有积极作用。SSRIs种类很多，药理作用并不完全相同，临床上并不是所有的此类药物都可以用来治疗早泄。因为有的SSRIs也可抑制DA和NE的再摄取；5-羟色胺的1B、2C受体活化可以抑制射精；5-羟色胺的1A受体活化却可以促进射精。多数SSRIs能延缓或阻滞射精；部分SSRIs无延缓射精作用；如奈法唑酮其药理作用为阻滞5-羟色胺受体；米氮平则是阻滞5-羟色胺或 α_2 受体，安非他酮抑制DA和NE的再摄取，也是5-羟色胺1A激动药。

综上所述，可以把射精总结为：一个反射（刺激-反应），两个过程（泌精、射精），三个中心（脊髓上中心；丘脑、下丘脑、中脑、脑桥等；脊髓射精启动中心；射精效应器官运动中心），四种神经（交感神经；副交感神经；躯体感觉神经：如阴茎背神经；躯体运动神经：如阴部神经），多种递质（DA、5-羟色胺、NE、ACh催产素、阿片类等）参与的生理过程。

第二节 射精功能障碍

正常射精是由中枢神经、交感和副交感神经、性腺、内分泌和生殖器官等多系统共同协调参与的复杂生理活动，如果射精通路的任一环节的器质或功能性病变，即可导致射精功能障碍。射精功能障碍是引起男性不育的重要原因之一，其造成的影响往往超过疾病本身，对患者自信心和与性伴侣的关系产生不利影响，易导致患者精神焦虑、尴尬和抑郁，可影响性欲和夫妻感情。射精功能障碍根据病因不同可分为：早泄、射精迟缓、不射精、无性高潮、精液量少、无精液、逆向射精、血精、射精痛、性快感缺失、病理性遗精等。

【分类】

（一）早泄

由于早泄的定义至今未得到普遍认同，国际性医学会（ISSM）于2010年从很短的阴道内射精潜伏期（IELT）、不能控制射精、存在巨大的心理压力和交流困难（由射精时间过短而来）这三个方面入手制定了原发性早泄的定义：射精往往或总是在插入阴道 1min 左右发生；对大多数或每次插入阴道后，没有延长射精的能力；有消极的后果，例如烦恼、痛苦、沮丧或逃避亲密接触等。而对于继发性早泄的定义目前还没有发表的客观的数据来界定，多认为继发性早泄以渐进性或突然发病为特征，发病前可正常射精，没有原发性早泄那样严重。对于自然变异早泄及早泄样射精功能障碍则不应该被视为真正的病理性症状。引起早泄的病因包括心理性因素、阴茎龟头敏感、阴部神经的高度敏感、中枢5-羟色胺能神经传递的失调、勃起困难、甲状腺功能失调、前列腺炎、慢性盆腔疼痛综合征、精索静脉曲张及遗传因素等，但目前还没有强有力的研究证实早泄的任何器质性的病因。

（二）射精迟缓

射精迟缓是指勃起的阴茎必须要有某种异常的刺激才能获得高潮并伴发射精。射精迟缓也被认为是一种轻度的无高潮，在同一个患者，这两种情况可以交替出现。延迟射精的病因可以是心理性的，也可以是器质性的，多为中枢过度抑制所致，中枢及外周刺激不足引起，如不完全脊髓损伤、医源性的阴茎神经损伤及药物因素（抗抑郁药、抗高血压药、抗精神病药等）。

（三）不射精

不射精是指阴茎能正常勃起和性交，但是达不到性高潮和获得性快感，不能射出精液，或是在其他情况下可射出精液，而在阴道内不射精。根据患者平时有无遗精和（或）通过手淫刺激能否射精可将不射精分为功能性不射精和器质性不射精。功能性不射精症约占90%，又分为原发性和继发性两种，前者是指在清醒状态下从未有过射精；后者是指曾有过射精，后因各种原因导致不射精。功能性不射精的原因在国内以性知识缺乏、性交过程缺乏必要的了解而使射精难以发生、夫妻感情不和、环境嘈杂、紧张、工作劳累等多见。而器质性者多有神经、内分泌疾病、生殖系统器质性病变、手术或服用药物史。此外不射精需与精液生成障碍及输精管道梗阻相鉴别。

（四）无性高潮

无性高潮是指不能达到性高潮，因而也不可能射精。无性高潮多由心理性因素所致，而且常常是原发性的。一些患者主诉有偶发的夜间遗精或在经历与性活动无关的极度兴奋情况下射精。

（五）精液量少及无精液

当自主神经功能障碍后可导致前列腺及精囊腺分泌、收缩功能障碍导致精液量较少、无精液，此外前列腺及精囊腺的炎性纤维化及睾酮缺乏也是精液量减少、无精液的常见病因。

（六）逆向射精

指男性性欲正常、阴茎勃起正常，能进行性交，有射精动作和高潮感受，却无精液从尿道口排出，性交后尿液沉渣化验，可见大量精子。指完全或部分不能顺行射精，精子逆向进入膀胱。逆行射精常与神经源性病变、药物性、膀胱颈功能不全、尿道解剖异常等因素相关。

（七）血精

指肉眼可见精液中含有血液。男性生殖系、下泌尿系及全身性疾病都可能引起血精，多数是良性病变及自限性症状。常见的原因包括输精管、射精管、精囊、前列腺及后尿道的梗阻、炎症、结石、肿瘤等。

（八）射精痛

射精痛是指在性交达到性高潮而射精时发生性器官如阴茎、睾丸、会阴及下腹部等部位的疼痛。射精痛往往是获得性的，常由以下原因引起：输精管道梗阻或炎症、各种类型的慢性前列腺炎和（或）慢性盆底疼痛综合征、尿道结石炎症、尿道憩室、抗抑郁药物和心理因素等。

（九）性快感缺失

指患者不能达到性高潮，并可能会导致不射精，它的病因通常是心理性的，大多为原发性。某些患者可能会有偶尔的夜间遗精或在某种与性活动无关的极度感情兴奋下会射精。性快感缺失多由于中枢的过度抑制、中枢或外周刺激不足所致。

（十）病理性遗精

病理性遗精通常指已婚男子，有正常性生活，但仍有较多遗精；或未婚男子频繁发生遗精（1/1～3d），伴头昏、乏力、腰酸等症状，持续1个月以上者。发生遗精机制：中枢神经系统下丘脑视交叉中央等区域存在对射精起重要调节作用的5-羟色胺能神经，该神经的兴奋除直接抑制射精的发生外，还能抑制中枢催产素能神经释放催产素，而且后者对性高潮和射精产生促进作用；其次由于精液淤积，输精管道压力增高，使交感神经兴奋性高；其他如梦幻刺激、阴茎局部刺激等。

【诊断】

（一）病史采集及体格检查

仔细询问患者射精的特点：如勃起状态、有无高潮、有无夜间遗精、射精功能障碍是一贯性还是只发生于特定环境或性伴侣、有无伴随症状、原发性的或是获得性、有无进行性发展等。

患者对性知识的理解及夫妻感情、有无治疗及治疗效果和对性伴侣的影响。

有无糖尿病、神经系统病变、外伤、泌尿生殖道感染、生殖器畸形、手术史和用药史。

详细的泌尿生殖器检查，包括外生殖器及第二性征发育情况、直肠指检检查前列腺及肛门括约肌张力、末梢神经试验了解阴囊、睾丸和会阴的敏感性等。

（二）实验室检查

精液、前列腺液常规检查，尿常规及在性交或手淫出现性高潮和射精感后检查尿液内有无精子、果糖。若出现白细胞增多需行细菌培养以指导治疗。

多普勒动脉血流分析仪、男性性功能动态诊断系统、性激素检测等寻找射精功能障碍的病因，以便于采取针对性的治疗措施。

早泄病人需测定实际阴道内射精潜伏期、早泄问卷调查表。

（三）影像学检查

阴囊、经直肠精囊及前列腺超声，必要时

行输精管造影明确有无输精管梗阻。

逆行射精的患者行排尿期膀胱尿道造影，了解膀胱颈及尿道结构有无异常，必要时行尿流动力学检查。盆腔电子计算机断层扫描（CT）或磁共振成像（MRI）了解有无结石、炎症、肿瘤等病变。

【治疗】

由于射精功能障碍的分类及病因多种多样，其治疗方式包括病因治疗、心理行为治疗、药物治疗、器械治疗及辅助生殖技术。

（一）病因治疗

1.停用干扰正常射精的药物。

2.控制泌尿生殖道感染。

3.泌尿生殖系统器质性病变采用外科手术治疗。

4.治疗原发病如糖尿病、甲状腺功能失调、脑血管病等。

（二）心理行为治疗

需要夫妻双方协作与理解，相互支持鼓励。加强性教育，增强性知识，消除不良心理影响及错误观念，建立信心是治疗的先决条件。

（三）行为方法指导

1.宜食清淡食物，少食辛辣刺激性食物，加强运动锻炼，增强体质；不要纵欲过度，节制房事，避免手淫。

2.早泄患者可指导其体验性高潮发生前感觉，常用方法如下。

（1）停-始疗法：1956年，泌尿外科医师Semans设计了一种最早的行为治疗方法，该方法是由配偶刺激男方的阴茎，到其感觉几乎达到高潮时停止，待射精感觉消退后重复上述刺激动作，直到男方能自主控制射精为止。

（2）挤捏法：由性治疗师Masters-Johnson于1970年首创，该法与停-始疗法的不同之处

在于停止刺激阴茎后，配偶挤捏男方的包皮系带，使其阴茎发生部分疲软，后至少在30秒后恢复刺激阴茎，直至男方获得自主控制射精能力。

（3）性交前手淫排精或多次性交也是多数年轻男性可采用的方法。

3.对于射精迟缓患者多采用性感集中训练法来提高患者对性反应的自身感觉，减轻对性交的焦虑和恐惧。

（四）药物治疗

基于射精功能障碍的分析，在临床治疗中药物治疗的靶点如（图23-3）所示。A 靶点：外周神经感受器：局部表面麻醉药在性交前10分钟涂于阴茎头处，降低阴茎头敏感性；可以采取震动取精（射精反射弧完整）；背神经切断术等方式分别治疗不射精和早泄。B 靶点：脊髓上控制中枢，临床上经常应用选择性 5-羟色胺再摄取抑制药（SSRIs）、三环类抗抑郁药及多巴胺激动药等药物治疗此靶点出现的临床问题，包括早泄、功能性不射精等。C 靶点：脊髓射精启动中心，根据临床的不同表现可采用α受体阻滞药或激动药达到加速或延缓射精的目的，目前尚无理想的方法。D 靶点：射精效应器官（输精管壶腹、精囊腺及前列腺），可以应用α受体激动药（需射精启动），电刺激取精，按摩等方式治疗逆向射精及不射精（射精反射弧损害）。

几种常见射精功能障碍及药物治疗如下：

1.早泄 详见相关章节。

2.不射精（无精液、无性高潮）

（1）对勃起不持久者，适用5型磷酸二酯酶抑制药（PDE$_5$）：他达那非20mg，按需口服或者5mg，1/d；西地那非100mg，按需口服。

（2）可以试用美多芭（多巴丝肼）片，0.25mg，3次/d，口服。卡麦角林片，0.5mg，2次/周。

（3）对心理性不射精（无性高潮）者，首选性心理治疗及性行为治疗，腹膜后手术后和

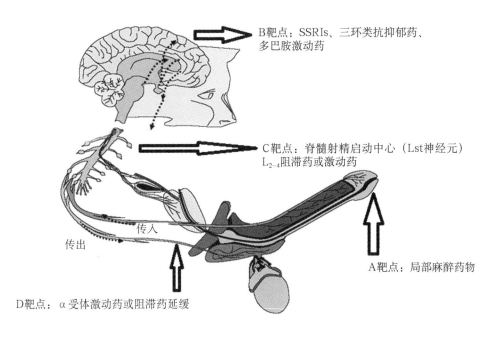

B靶点：SSRIs、三环类抗抑郁药、多巴胺激动药

C靶点：脊髓射精启动中心（Lst神经元）L_{2-4}阻滞药或激动药

A靶点：局部麻醉药物

传入

传出

D靶点：α受体激动药或阻滞药延缓

图23-3　射精功能障碍药物治疗靶点

神经病变导致的不射精，药物治疗困难。

3.**射精延缓**　有心理因素者，需要进行心理治疗，可获得较满意效果。对脊髓损伤、交感神经节损伤、糖尿病，或服用镇静安定药物等原因，进行原发病治疗，也可利用性感集中训练法。

4.**逆向射精**　α受体激动药、抗胆碱能药及抗组胺药物，增强交感效应，减低副交感反应，增加膀胱颈部张力，同时减少不良反应。常用药物：米多君：2.5～5.0mg，口服，3/d，注意监测血压。

5.**病理性遗精**　盐酸舍曲林是治疗病理性遗精常用药物，机制是抑制中枢神经元对5-羟色胺再摄取，可增加中枢神经突触间隙的5-羟色胺浓度，从而抑制射精，用法：舍曲林50mg，1/d。

6.**射精痛**　治疗以追查病因，如结石、感染等，对原发病对症治疗。

7.**血精**　见相关章节。

（五）器械及手术治疗

药物治疗尤其对于脊髓损伤、神经病变导致的不射精症及无性高潮患者疗效不佳时，震动刺激或电射精诱发射精等器械治疗可为首选的治疗方式，增强患者射精意识的感觉，有助于建立或恢复正常的射精反射。震动刺激射精要求腰骶部脊髓节段是完整的，只要损伤发生在T_{10}以上脊髓节段，震动刺激都会有较好的治疗效果；而电射精治疗不受反射弧完整性的影响，只需通过一个插入直肠的电极刺激前列腺周围神经而射精，因此当震动刺激射精失败时，可行电射精治疗。对于持续性及复发性血精患者可行精囊镜检查进一步明确诊断及内镜下治疗。输尿管、精囊、尿道等梗阻性病变可手术解除梗阻。各种原因所致膀胱颈过宽而发生的逆行射精，可行膀胱颈重建术，增加膀胱颈阻力，使精液顺行从尿道口排出。阴茎背神经选择性切断术及包皮环切术，其机制可能是手术方式破坏了部分阴茎上的性感受器，减少了性刺激信号的输入量，降低中枢的兴奋性，延缓了射精潜伏期，但目前缺乏疗效和安全性的循证医学证据。

（六）辅助生殖技术

对于因射精功能障碍引起的不育，其治疗很少是针对病因的，一般可通过优选精子行辅助生殖技术。

（景治安　董丙洲）

第24章

早　泄

早泄（PE）是射精障碍中最常见的类型，发病率占成人男性的35%～50%，关于早泄的定义至今没有达成一个共识。目前临床上推荐使用的且具有循证医学基础定义是国际性医学学会，在2008年指出终身性（原发性）早泄的定义为：一种男性射精功能障碍，应包括以下三点：①射精，总是或几乎总是发生于插入前或插入后1分钟内；②性交时，阴茎部分或完全进入阴道后，从未或几乎从未能延缓射精；③对患者及其配偶造成情感伤害，如苦恼、烦扰、挫折或回避亲热等。其他定义如1984年，美国精神病协会颁布的第4版《精神病诊断和统计手册》（DSM－Ⅳ－TR）将不如所愿地插入阴道即发生射精，或者在性刺激最小的情况下就射精确定为早泄。《射精障碍指南》中指出早泄是指"在阴茎插入阴道之前或之后不能在充足的时间内控制射精"。《早泄的药物治疗指南》认为PE即指"射精发生在个人期望之前，不管是插入前还是插入后，并导致对方或双方的苦恼"。上述定义是没有循证医学基础的，但是几乎所有定义都包含三个要素：①射精潜伏期短，出现轻微性刺激后（插入阴道之前、之时或者刚刚插入）即射精；②或者主观感到过早地射精；③控制射精能力差，性满足程度低。

【病因】

早泄病因不明确，理论上讲，一切能使射精刺激阈值降低的因素，均可引起早泄。早泄的病因较为复杂：阴茎龟头敏感性过高，（射精阈值低）表现热觉、触压、痛觉敏感；射精反射过度活跃（泌精、射精、球海绵体肌反射过快）；遗传易感因素（家族性？）；中枢5-羟色胺（5-HT）受体敏感性（5-HT$_{2C}$受体低敏感，5-HT$_{1A}$受体高敏感，受体基因多态性等）。其他易感因素包括：受教育程度低、健康状况差、肥胖患者、前列腺炎、甲状腺激素异常（甲状腺功能亢进？）、垂体激素异常（促甲状腺激素下降、催乳素下降）、情感障碍（焦虑、抑郁）、紧张、勃起功能障碍等因素均可导致早泄。随着研究深入，发现躯体疾病、神经电生理紊乱等因素也可以导致早泄，而心理环境因素可能强化了早泄的发展。另外手淫是否会引起早泄，有待进一步研究。

【分类】

早泄作为一种综合征，学者曾把早泄分为原发性早泄和继发性早泄两大类，但近来也有学者提出与原发性早泄和继发性早泄表现完全不同另外两种早泄综合征：自然变异早泄和早泄样射精功能障碍。目前，医学界对早泄的临床分类也存在不同的认识和理解。

（一）临床表现分类

1.原发性早泄　原发性早泄更多是由神经生理学原因所致，其临床特征是：几乎每次性交都出现射精过早的情况；几乎与任何性伴性交时均会出现；大约从首次性生活后一直存在；绝大多数（90%）情况下射精时间在30～60 s以内；延迟射精控制能力差，在射精即将来临时抑制精液射出的能力低下或缺乏。

2.继发性早泄　继发性早泄是后天获得性早泄，有明确的生理或心理原因，其特点是：患者一生中的某个阶段发生射精过快；早泄之前多数情况下射精潜伏期正常；早泄突然或逐步出现；射精控制能力差，在射精即将来临时抑制射精的能力降低或消失；射精障碍的出现可能与勃起功能障碍、慢性前列腺炎、甲状腺功能不全等疾病及心理或人际关系问题相关。

3.自然变异性早泄　此类患者的射精时间有长有短，过早射精时而出现，仅偶然条件时发生射精过快，不应该被视为真正的病理性症状。其临床特征是：没有规律的射精过快，延迟射精能力低下，在射精即将来临时抑制射精的能力降低或消失，在延迟射精能力降低的同时，伴有射精潜伏期过短或正常。

4.早泄样射精功能障碍　早泄样射精功能障碍是指男性实际经历或主诉早泄，心理和（或）人际关系问题可能是潜在原因，不应被视为病理性症状。其临床特征是：性交时主观感受发生射精过快和射精缺乏控制，实际阴道内射精潜伏期（IELT）在正常范围，延迟射精能力低下，在射精即将来临时抑制射精的能力降低或消失，对自己射精控制能力的认识并不是其他疾病所引起的。

（二）病因分类

1.器质性　神经性；泌尿疾病性；内分泌性；药物性。

2.非器质性　功能性（经验、教育问题所致）；体质性（心理特质）；压力诱导性（急性和慢性）；性心理技巧缺乏。

（三）其他分类

1.起病分类　原发性（终身性）；获得性。

2.射精时相　插入前；插入后。

3.性伴相关性　绝对型；相对型（特定性伴）。

4.伴发其他性功能障碍（SD）　单纯型（不伴发其他SD）；复合型（伴发勃起功能障碍；继发于勃起功能障碍）。

【相关疾病】

早泄是男性常见病和多发病，也与许多其他疾病相关，尤其是与男科疾病密切相关，包括慢性前列腺炎、精索静脉曲张、肥胖、糖尿病等。探索彼此的相互关系，有助于全面了解疾病，并为合理治疗奠定基础。

（一）前列腺炎

Liang等组织国内的学者进行大规模的流行病学调查，研究前列腺炎与早泄的关系，结果发现12 743例成年男性的前列腺炎样症状和慢性前列腺炎的发生率分别是8.4%和4.5%；慢性前列腺炎患者中的早泄发生率较高，在前列腺炎样症状和慢性前列腺炎患者中的早泄发生率分别是64.1%和36.9%。

（二）精索静脉曲张

Lotti等对2448例研究对象进行问卷调查及查体，在排除了年龄影响因素后发现，精索静脉曲张患者早泄的发生率是29.2%，而非精索静脉曲张者的早泄发生率为24.9%，两者具有统计学差异，早泄是唯一与精索静脉曲张有相关性的性功能障碍。

（三）肥胖及糖尿病

Gokce等的研究发现，终身性早泄与肥胖负相关，终身性早泄患者往往比较瘦，健康者中的肥胖人数是早泄组的3倍。Larsen等的研究发现，在肥胖和糖尿病人群中，早泄发生率较正常人群高。

（四）单纯性的遗尿症

Gokce等发现，原发性早泄患者中单纯性的遗尿症的发生率较高，在51例早泄患者中发现19例（37.2%）有单纯性的遗尿症病史，而106例对照病例中仅16例（15.1%）有单纯性的遗尿症病史。

【诊断】

早泄诊断主要依据患者及其伴侣对性生活史的描述，早泄的起始原因及病程，射精控制能力程度，阴道内射精潜伏时间，早泄是否伴发疾病（如勃起功能障碍等），早泄对患者及其伴侣的影响等。若考虑早泄，再以原发性或继发性归类，留意是情境性的（在特定环境下或与特定伴侣）还是一贯性的。对性生活和生活质量（QoL）的影响及药物使用或滥用情况。部分勃起功能障碍（ED）患者会因难以获得和维持勃起而产生焦虑，进而罹患继发性早泄。

早泄定义包括三项基本要素：依据IELT评价的射精时间；自我控制感；苦恼、射精功能障碍相关人际交往困难。致使其诊断具有多维性。

（一）阴道内射精潜伏期（IELT）

早泄和非早泄男性IELT有部分重叠，单独采用IELT并不足以界定早泄。另外，IELT还会对射精自我控制感产生显著的直接影响，但却不会对射精相关个人苦恼或性交满意度产生显著的直接影响。此外，射精自我控制力对射精相关个人苦恼和性交满意度均有显著的直接影响（两者均可直接影响射精相关人际交往困难）。临床实践中，医师采用自我估算IELT法。自我估算和秒表测定IELT可互换，可准确判定早泄状态的敏感性为80%，特异性为80%。如联合使用IELT与射精控制力和性交满意度（评分范围：0=非常差，至4=非常好）及个人苦恼和人际交往困难（0=完全没有，至4=非常好）单项患者报告结果（PRO）时，可进一步提高诊断的特异性，可达到96%。然而，秒表测定IELT仍是临床试验所必需的。

（二）评价问卷

由于评价早泄的需要，多项基于PROs应用的问卷应运而生，并基本能够鉴别出早泄患者和非早泄人群，主要包括早泄诊断工具、阿拉伯早泄指数及中国早泄问卷调查表。尽管这些问卷工具使早泄药物研究方法学简化了许多，却仍需开展更多的跨文化研究来验证其有效性。

（三）体格检查和辅助检查

早泄患者的体格检查包括血管、内分泌和神经系统，以筛查与早泄或其他性功能障碍相关的基础疾病，如慢性疾病、内分泌病、自主神经病、Peyronie 病（阴茎硬结症）、尿道炎、慢性前列腺炎等。实验室检查或神经生理检查并不一定常规推荐采用。常用检查方法如下。

1.阴茎体感诱发电位测定法　是用电刺激阴茎背神经末梢，并在头皮记录脑电波变化，以评价阴茎背神经向心性传导功能和脑神经中枢之兴奋的比较客观性检查方法。

2.其他检查　如阴茎神经电生理检查、阴茎交感皮肤反应测定和球海绵体肌反射潜伏期测定等。

【治疗】

（一）心理行为治疗

1.心理咨询　直到20世纪90年代，早泄始终被视为心理疾病（而非生理性障碍），因而性心理行为治疗自然是优先的治疗选择，让其认识到早泄对患者的实际危害并不严重，是可以治愈的。营造温馨的性生活环境，缓解焦虑情绪，降低交感神经活动强度，从而降低射精阈值。女方也要密切配合，爱抚体贴，使其增强自信心，缓解患者心理紧张。

2.行为治疗　无论病因如何，性行为治疗在早泄治疗中均有重要作用，1956年，泌尿外科医师Semans设计了一种最早的行为治疗方法，命名为停-始疗法，该方法是由配偶刺激男方的阴茎，到其感觉几乎达到高潮时停止，待射精感觉消退后重复上述刺激动作，直到男方能自主控制射精为止。类似的疗法由性治疗师Masters和Johnson于1970年首创，该法与停-始疗法的不同之处在于停止刺激阴茎后，配偶挤捏男方的包皮系带，使其阴茎发生部分疲软，而后至少在30s后恢复刺激阴茎，直至男方获得自主控制射精能力。性心理治疗的基础是学习延缓射精的技巧，但性行为治疗的主要目的是协助男方获得性功能的自信，减轻操作焦虑，同时化解双方的交流困境，增加互动交流。性行为治疗的早期成功率较高（45%～65%），但疗效多不能持久。Hawton等报道早泄患者行为治疗初期的成功率为75%，随访3年后，疗效逐渐减弱。行为治疗更适用于精神心理因素或夫妻关系导致的早泄患者，联合药物治疗效果可能更好。

如前所述，射精是大脑等脊髓上神经中枢强力控制的脊髓反射过程，类似于排尿和排便过程；射精的控制可以通过练习掌握，并受既往经历（经验）和现实状况的影响。

（二）药物治疗

中国国家食品药品监督管理局批准用于早泄治疗的唯一药物：盐酸达泊西汀（必利劲）；现在常用的药物还有抗抑郁药、表面麻醉药和PDE$_5$抑制药。

1.选择性5-羟色胺再摄取抑制药（SSRI）及三环类药物 如舍曲林、氟西汀、帕罗西汀、西酞普兰及氯丙米嗪等有延缓射精的作用，因此被以治疗早泄和（或）射精过快；上述药物的药理特性适合于治疗抑郁症，后者需要血药浓度持续而平稳，以达到最大效应；治疗早泄和（或）射精过快理想的药物应是按需服用，多数人并非每天都有性生活；SSRI药物还有不良反应，如性欲减退和ED等；许多SSRI类药物必须逐渐减量（氟西汀除外），以避免撤退症状；停药后，多数患者射精恢复原状。

雄性大鼠试验证实，5-HT$_{2C}$受体活化的作用是延缓射精，而5-HT$_{1A}$受体活化的效果是加速射精；Waldinger等认为终身性（lifelong，原发性）早泄的病因是神经生物学现象，即5-HT$_{2C}$受体低敏感和（或）5-HT$_{1A}$受体超敏感；早泄治疗的目标是刺激5-HT$_{2C}$受体，和（或）抑制5-HT$_{1A}$受体。

初始服药时，SSRIs阻滞了突触前膜5-HT的转运，使突触间隙中5-HT聚集，进而活化位于神经细胞体的5-HT$_{1A}$和突触前膜的5-HT$_{1B}$自控受体，抑制突触继续释放5-HT；约2周后，5-HT$_{1A}$和5-HT$_{1B}$自控受体的敏感性下降，突触间隙中5-HT重新聚集，发挥其对突触后膜5-HT受体的刺激作用；见图24-1。

由此可见，传统的SSRIs治疗早泄有两种机制，效果可有差异。急性作用机制：按需服用，药物达峰后起效；慢性作用机制：连续用药约2周后起效。

2.达泊西汀 也叫必利劲，是为治疗早泄设计的按需服用的强力SSRI药物；该药吸收快，t_{max}为1.5h，$t_{1/2}$为1.49h，清除快速，不易蓄积。两项随机、双盲、对照研究（1958例患者）结果显示，性交前1～3h服用达泊西汀30mg或60mg，IELT从0.9min延长至2.78min和3.32min，而安慰剂延长至1.75min；两种剂量药物使患者的射精控制力分别提高了51%和58%；达泊西汀（30mg，60mg）的不良反应有恶心（8.7%，20.1%），腹泻（3.9%，6.8%),头痛（5.9%，6.8%）及眩晕（3.0%，6.2%）。

3.表面麻醉药 局部应用麻醉药的理论基础是阴茎对性刺激的过度敏感性，局部麻醉药可降低阴茎头敏感性，延迟射精潜伏期，对射精快感不会产生不良影响。代表性药物有：利多卡因7.5mg+丙胺卡因2.5mg合剂，提前5～10min使用，可使患者的IELT由1min延至4.9min。SS霜，由9种中草药制成，0.2g提前1h使用，可使患者的IELT由1.37min延至10.92min。达克罗宁和（或）前列地尔，阴茎

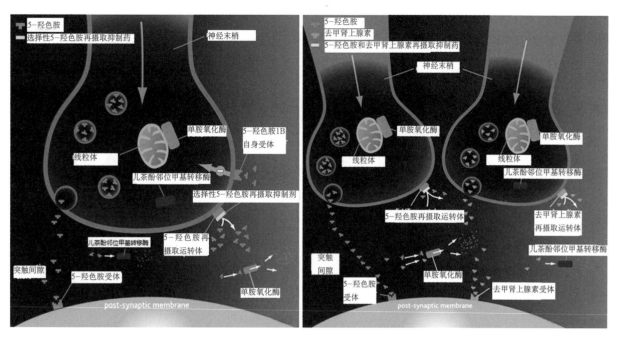

图24-1 中枢神经突触前后5-HT受体分布及5-HT作用机制

头及尿道口涂抹。用药后需戴安全套或性交前清洗，可能影响性生活的随意性、自然性，降低性唤起能力。

4.5型磷酸二酯酶抑制药（PDE₅） PDE₅抑制药可以单独使用，也可与SSRI合用治疗早泄和（或）射精过快，改善射精潜伏时间；PDE₅抑制药更适用于继发于ED或伴发ED的早泄患者。张贤生等研究发现，在对早泄患者的治疗上，联合应用西地那非和舍曲林比单用舍曲林疗效要好。这些药物可通过改善勃起功能而减少患者对性功能减退的焦虑感，并使勃起的性刺激阈值下调至较低水平，而要达到射精阈值则需较高的性刺激水平。然而，对于其作用的多数机制仍处于推测阶段。

5.其他药物 ①α受体阻滞药：抑制输精管管道收缩，能延缓射精（如纯外周作用，此效果存疑？）可能影响泌精过程，导致逆向射精，如西洛多辛、坦索罗辛（主要是中枢作用）可导致不射精。②曲马多：中枢作用，活化阿片受体，抑制5-HT及NA再摄取，有研究报道其治疗早泄的疗效（50～100mg），可作为备选药物，注意其不良反应（便秘、口干及呼吸困难）和成瘾。

（三）手术治疗

目前国内外还没有充分的数据证明PE外科手术治疗的有效性。张春影等认为阴茎感觉过敏或阴茎感觉神经兴奋性增高等器质性因素也是引起早泄的病因之一，而改良式阴茎背神经切断术治疗原发性早泄效果良好；其机制可能是手术方式破坏了部分阴茎上的性感受器，减少了性刺激信号的输入量，降低中枢的兴奋性，延缓了射精潜伏期，但目前缺乏疗效和安全性的循证医学证据。国内外指南共识均未推荐手术治疗早泄。毛向明等报道包皮成形术可使射精潜伏期明显延长，效果良好。张世杰等也研究发现包皮过长与早泄有着直接或间接的关系，包皮环切术是治疗早泄的有效方法之一。

（四）脱敏带

Wise等为阴茎敏感度过高的早泄患者设计了一种脱敏带，每天配戴30分钟，连续6周；期间每周手淫3次（患者自己或伴侣），每次约5

分钟或患者感到"即将射精"为止。如此刺激2次，第3次射精；此方法属于物理+行为联合治疗。

（五）脉冲式射频神经调制

脉冲式射频神经调制是采用脉冲射频方式对阴茎背神经进行神经调节，治疗的目的是使阴茎背神经脱敏；15例原发性早泄患者（IELT<1s，常规疗法无效者）的初步研究结果显示治疗后IELT较治疗基线显著增加（139.9±55s/18.5±17.9s）；治疗后未发生局部疼痛、阴茎不敏感及ED的并发症。

（李志超 李 剑 董丙洲）

第25章

血　精

血精是指在性生活射精或遗精时排出血性精液。正常精液呈乳白色、灰白色或淡黄色，出现血精后则呈粉红色、棕红色或带有血丝，在光学显微镜下观察，精液中可见红细胞。

【病因及发病机制】

血精大多数是一种良性病变及自限性症状，其病因与血尿类似，从精曲小管、附睾、输精管、射精管、精囊、前列腺到尿道，任何部位出血均可能出现血精。血精在临床上多数病因不明，少数病例由精囊病变，如精囊结石、精囊炎症、精囊肿瘤等所致。血精可能与一些重大或基础性疾病密切相关，同时血精也可反映出某些全身性疾病或严重器质性疾病。肝硬化时痔静脉丛与前列腺静脉丛的侧支循环作用会导致血精症，也有发现血精症与高血压、肾结核和早期前列腺癌有关。血精按其发病机制可分为生理性血精及病理性血精，又可分为全身疾病及局部病变所致血精。

（一）生理性血精

过度性生活或手淫，突然性交中断或长时间的禁欲均可出现一过性血精。

（二）病理性血精

1.医源性创伤　如痔注射，阴茎注射，前列腺穿刺活检术，放射治疗，微波疗法，经尿道前列腺切除术，尿道器械操作，尿道支架迁移等。

2.泌尿生殖道感染　精囊、前列腺与泌尿道、直肠等器官毗邻，容易导致感染，感染后炎症反应可刺激小管和腺体黏膜，造成局部充血、水肿并导致出血。致病原包括病毒、细菌、分枝杆菌和寄生虫感染等。炎症也可以是创伤性（可包括前列腺或精囊内的结石）、尿道异物（如尿道支架）、化学药品等造成的结果。①前列腺液约占精液的30%，罹患前列腺炎后，前列腺充血致腺管黏膜受损毛细血管发生破裂，最终出现血精。②精囊腺液约占精液的60%，精囊发生炎症，精囊内出血致精囊分泌液被染成血色，当精液排出体外后，精液呈红色或者混有血丝，即是血精。

3.射精管道梗阻或囊肿　射精管梗阻后可使梗阻的近端管道扩张和膨胀，导致黏膜血管破裂、出血，如射精管囊肿、苗勒管囊肿、精囊囊肿和前列腺中央囊肿等。

4.泌尿生殖道肿瘤　良性和恶性膀胱肿瘤均可以引起血精，尿道中的异位前列腺组织、前列腺息肉和增生性尿路上皮等可以引起血精。前列腺、睾丸和精囊的恶性肿瘤可以引起血精。

5.凝血及血管异常　全身性疾病，如凝血障碍可能导致血精。精囊、前列腺尿道和膀胱颈部的静脉曲张亦可致血精的发生，此外，青春期生殖系统血管异常可导致血精，包括动静脉畸形、前列腺血管瘤、精囊和罕见的精索血管瘤等。

6.其他特发性因素　目前检查手段难以查到明确病因。

【临床表现】

（一）临床特点

血精的临床表现即为排出的精液呈血性或于显微镜下精液中见红细胞，少数患者伴有射精疼痛，小腹、阴囊或会阴部坠胀不适；多数患者伴随症状不明显，甚则无伴随症状。患病无年龄界限，少、青、中、老年均可发病，一般以青壮年性活动旺盛期最为多见。一过性或者一次血精多为行为性原因引起，少数血精呈间歇性发作，临床上一些血精，未经治疗也可自愈，但往往过一段时间（数周或数年）又复发。

（二）临床分类

1.根据含血量的多少分类

（1）肉眼血精：精液看上去呈血性，或有血凝块。

（2）镜下血精：只有在显微镜下才能看到精液中有红细胞。

2.根据病程特点分类

（1）急性血精：每月出现3次以上，病程小于3个月为急性血精。

（2）慢性血精：每月出现3次以上，病程大于3个月为慢性血精。

（3）偶发性血精：3个月内出现3次以下为偶发性血精。

3.根据病情特点分类

（1）单纯性血精：是指由一个单独的病因导致的血精如单纯性精囊炎。

（2）复杂性血精：是指同时有两个或两个以上的病因导致的血精如射精管结石伴有精囊炎。

【诊断】

首次或偶发性血精，应排除感染，包括性传染病，患者年龄小于40岁需排除睾丸肿瘤；顽固性或复发性血精，应排除尿道及射精管道肿瘤，年龄40岁以上排除前列腺癌，诊断及流程详见图25-1。

1.病史和体格检查　详细了解病史对排除假血精（血尿，性伴侣来源的血污染或黑精症）及诊断与治疗至关重要；体格检查最基本的是对外生殖器和直肠的检查。

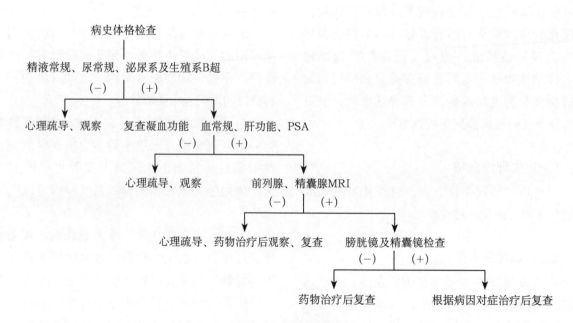

图25-1　血精诊断流程

2.检查项目 血常规、尿常规、凝血功能、肝肾功能、精液常规、前列腺特异性抗原、泌尿系及经直肠前列腺、精囊B超,必要时可查前列腺及精囊腺MRI、膀胱镜及精囊镜检查。

【治疗】

(一)病因治疗

血精是临床症状,所有血精的患者均应积极寻找原发疾病。治疗的目的:减少出血,控制感染,解除梗阻,清除结石,切除肿瘤。

1.第一次排血精或医源性病因引起的血精通常具有自限性。因此,心理疏导、观察是最合适的治疗策略,必要时给予抗感染治疗。

2.射精管道感染伴有血精。包括精囊炎、前列腺炎、尿道炎及性传染疾病等,需给予抗生素治疗,建议患者行精液细菌培养+药敏,根据药敏选择敏感抗生素,疗程2~4周。如无药敏试验,可经验性给予喹诺酮类抗生素治疗。

3.射精管道梗阻或囊肿者。如为精囊结石、射精管囊肿可行精囊镜治疗,如为苗勒管囊肿或精囊囊肿可在经直肠超声引导下穿刺引流治疗。

4.射精管良性肿瘤可行经尿道囊肿电切开窗术,前列腺、睾丸和精囊的恶性肿瘤行根治术治疗。

5.血管异常者可暂行观察,如出血不止者可给予止血药物治疗,保守治疗无效者可行血管瘤切除术或介入血管栓塞术。

(二)对症治疗

对于病因不明者并出血较小者可继续观察,暂不给予相关治疗;如出血较多,应继续完善相关检查,明确病因,同时给予止血对症治疗,必要时给予抗生素预防感染。

【预防】

建议适度性生活,中青年患者每周2~3次,不宜过频过激烈,也不宜禁欲时间过长。禁饮酒和辛辣刺激性食物,避免久坐或长距离骑车,以免造成病情反复。已生育者可以温水坐浴,水温41~42℃,1次/d,每次15~20分钟。对于尚未生育者,则避免坐浴,以免高温影响精子质量。

(陈益民 胡海兵 陈 伟)

第26章

高催乳素血症与男性不育及性功能障碍

第一节　人类催乳素

　　人类催乳素（human prolactin, hPRL）是主要由垂体前叶嗜酸性细胞合成的一种多肽类激素，含有198个氨基酸，相对分子质量为23kD，由三个二硫键连接成弯曲的球状。1981年克隆了hPRL基因，位于第六对染色体上。

一、PRL的分泌与调节

　　PRL为应激性激素，呈脉冲式分泌并有昼夜节律性：早晨5:00-7:00时最高，10:00-14:00降至谷值。随着年龄的增长血清PRL逐步下降，老年男性平均PRL水平比年轻人下降50%左右。PRL的分泌主要受下丘脑传入的抑制与刺激信号之间的平衡和外周血激素的调控。下丘脑 PRL抑制因子（PIF）包括多巴胺（DA）、γ-氨基丁酸（GABA）等。DA是下丘脑分泌的最主要且作用最强的PIF，PRL的分泌受到下丘脑-垂体漏斗结节DA神经元的直接抑制性调节，DA功能增强或DA受体（DAR）敏感性增高，就会导致PRL分泌减少，DA功能降低或DAR被阻滞则PRL分泌增加。DA通过垂体门静脉系统到达垂体前叶，与垂体PRL表面的DA受体结合，引起细胞内cAMP减少，从而抑制PRL的释出。DA还可抑制细胞外Ca^{2+}的内流，使细胞内Ca^{2+}减少而抑制PRL的释出。垂体PRL细胞有GABA受体，正中隆起处也有很多含GABA的神经末梢，GABA与其受体激动药可抑制PRL mRNA的生成和PRL的分泌，动物实验显示，GABA主要是通过与垂体PRL细胞GABA-A和GABA-B受体结合抑制PRL分泌，而与GABA-C受体结合则促进PRL的分泌。PRL释放因子（PRF）包括促性腺激素释放激素（GnRH）、促甲状腺激素释放激素（TRH）、血管活性肠肽（VIP）、血管紧张素Ⅱ等；脑内神经介质（儿茶酚胺与5-羟色胺类物质）也可促进PRL的释放；外周激素包括糖皮质激素抑制PRL基因转录，雌、孕激素诱导PRL合成与释放等。垂体PRL细胞上存在TRH受体，TRH能刺激PRLmRNA的表达，从而促进PRL的合成与分泌；在TRH作用下，PRL细胞内活性钙增高，促使PRL释放。VIP是由小肠中分离出的一种物质，垂体细胞膜上有VIP受体，下丘脑有高浓度的VIP。动物实验发现，给脑室注射VIP可使PRL分泌增加，于体外培养的垂体细胞中加入VIP也可刺激PRL的分泌，且存在剂量效应关系。

二、PRL在血液中的存在形式

PRL 在血液中有4种存在形式：①小分子PRL（23kD），是 PRL 的主要组成部分，占85%～95%，具有高受体亲和力、生物活性和免疫活性；②糖基化 PRL（20～30kD），免疫活性低于小分子 PRL；③大分子 PRL（50～60kD），由糖基化 PRL 的二聚体和三聚体组成；④特大分子 PRL（150～170kD），代表与免疫球蛋白共价或非共价结合的PRL。大、特大分子PRL与PRL受体结合能力降低，有免疫活性而无生物活性，因此，临床上血清PRL值可能与症状不一致，性腺与生殖功能正常的无症状HPRL可能是由特大分子PRL引起的巨分子HPRL，巨分子HPRL的误诊率约为10%，可用聚乙二醇沉淀法来排除巨分子PRL的干扰，提高诊断准确性；大分子PRL 不稳定，可因二硫键的减少转变为小分子PRL而引起有症状的HPRL。

三、PRL对男性性腺功能的影响

PRL可影响性腺功能，在下丘脑-垂体-性腺轴的调控下，PRL与促性腺激素的相互作用对性腺、附属性腺的生长、发育和功能维持起重要作用。男性体内正常水平的PRL能够促进睾酮合成与分泌，进一步刺激精子的发生，促进精母细胞演变为精子，有助于维持男性体内较高的睾酮水平，对性腺和附属性腺的生长、发育和功能维持起重要作用。PRL水平升高可通过抑制下丘脑-垂体-睾丸轴的功能，损害男性生殖功能，导致性功能障碍，出现ED、性欲减退、高潮障碍、射精障碍等，因精子发生减少还可导致男性不育等。许多研究表明PRL水平与男性性功能之间有密切的关系。

第二节　高催乳素血症

高催乳素血症（HPRL）是指各种原因导致外周血PRL异常升高>30mU/L（1.37nmol/L），是一种下丘脑-垂体功能紊乱性疾病，普通人群中患病率为0.4%，生殖功能障碍患者中为9%～17%，且女性高于男性。是男性不育的常见内分泌疾病之一，1.5%～9%男子不育伴有高催乳素血症。

【病因】

任何减少下丘脑DA合成、阻碍向垂体输送DA及干扰DA与其受体作用的因素均可减弱抑制性调节，引起PRL升高。常见的HPRL病因可以归纳为生理性、病理性、药理性和特发性4类，其中病理性和药理性是主要病因。

（一）生理性因素

进食、睡眠、乳头刺激、性交等均可使PRL升高，但升高幅度不大，持续时间不长，精神紧张、寒冷、剧烈运动等应激情况可使PRL升高数倍，但持续时间不超过1h。

（二）病理性因素

垂体肿瘤是引起HPRL最常见的原因，以PRL腺瘤最为常见；其他如生长激素瘤、颅咽管瘤、神经胶质瘤、促肾上腺皮质激素瘤、空蝶鞍综合征、原发性甲状腺功能减退、慢性肾功能衰竭、严重肝病、肝硬化等亦可引起PRL升高。

（三）药理性因素

凡是干扰DA合成、代谢、重吸收或阻断DA与DAR结合的药物均可促进PRL分泌：雌激素、抗精神病药物、多潘立酮（吗丁啉）、甲氧氯普胺、H_2受体阻断药、镇静药、利舍平、α-甲基多巴、单胺氧化酶抑制药等。

（四）特发性HPRL

临床上8.5%～40%的HPRL病因不明，称为"特发性 HPRL"，但不能排除有 MRI 查不出的很小的微腺瘤存在，偶发性无功能性垂体微腺瘤也有一定的患病率；巨分子 HPRL 也属于特发性 HPRL。

【临床表现】

①性欲减退、性欲消失；②性功能障碍：阴茎勃起功能障碍；③男性乳房女性化；④第二性征减退：阴毛稀少，肌肉变细，骨质疏松；⑤男性不育：少精子症、弱精子症、无精子症；⑥头颅症状：头痛、视野缺损、视物模糊、癫痫发作和其他脑神经压迫等症状。

【辅助检查】

1.PRL升高　PRL测定仍然是诊断高催乳素血症最常用的检测方法，检测值应考虑到患者进食、运动、乳头刺激及疼痛等对PRL浓度的影响，建议患者在早餐2小时后（10-11时）测定，早餐尽量避免高蛋白饮食。PRL水平显著高于正常参考值上限1次检查即可确定，当PRL测定的结果在正常上限3倍以下时至少检测2次，以确定有无HPRL。对于精神病类患者，应至少停用抗精神病类药物72小时后方可进行抽血，停药前应与精神科医师商量，不能停药者，可直接行垂体MRI检查。

2.性激素异常　血性激素异常；可表现为FSH、LH、T三者都降低或者三者均在正常值的下限以上。

3.精液常规异常　部分患者可表现为精子密度、精子数量、总活力下降及畸形精子增多，严重的患者可为无精症。

4.头颅CT或MRI　血PRL>96.46mU/L均应行鞍区影像学检查（MRI或CT），以排除或确定是否存在垂体柄或分泌泌乳素的颅内肿瘤及空蝶鞍综合征，MRI检查的软组织分辨率高，可以多方位成像，在垂体微小肿瘤的检出、鞍区病变的定性及定位诊断等方面明显优于CT，并且无放射性损伤，可以多次重复检查，是鞍区病变的首选检查。

【诊断】

HPRL（高催乳素血症）的诊断包括明确是否存在HPRL和确定引起HPRL的病因。病因诊断包括定性诊断和定位诊断。定性：确定是由生理性、药物性还是病理性的原因。详细询问病史及药物史如①病史：患有精神病、颅咽管瘤、神经胶质瘤、促肾上腺皮质素瘤、空蝶鞍综合征、原发性甲状腺功能减退、慢性肾功能衰竭、严重肝病、肝硬化等；②服药史：雌激素、抗精神病药、多潘立酮（吗丁啉）、甲氧氯普胺、H$_2$受体阻断药、镇静药、利舍平、α-甲基多巴、单胺氧化酶抑制药。定位诊断：通过鞍区CT或MRI来确定是否存在垂体占位。

【治疗】

当男性HPRL出现性腺功能低、男性不育症或有中枢神经系统受侵犯的表现时才有治疗的指征。男性HPRL治疗目的是降低血清PRL水平，重建下丘脑-垂体-性腺轴的平衡，改善症状、恢复性功能和生育能力。

（一）诱发因素治疗

对诱发因素的处理在HPRL的治疗中有重要意义。原发性甲状腺功能减退患者下丘脑TRH分泌增多，一方面刺激垂体合成分泌PRL增加，还可能通过抑制DA（多巴胺）分泌而使PRL升高，可口服甲状腺素抑制PRL过多分泌。慢性肾功能衰竭者肾脏对PRL代谢清除率下降，同时高氮质血症也改变了垂体PRL细胞对DA的敏感性，使PRL分泌受抑制程度减少，可采用透析治疗或考虑肾移植手术。严重肝病、肝硬化等亦可影响DA的代谢引起PRL升高；肝性脑病时假神经递质形成增多，PIF（催乳素抑制因子）作用减弱可导致PRL升高，应积极采取保肝、护肝治疗，预防严重并发症的发生。对药物因素引起的HPRL，应根据患者的病情权衡利弊后决定是否停药，或改用其他不引起PRL升高的药物。

（二）降低PRL的治疗

治疗HPRL首选DAR（多巴胺受体）激动药，DAR降低PRL及恢复生殖功能的疗效可靠，对绝大多数PRL腺瘤也有明显疗效。溴隐亭是第一个在临床上应用的DAR激动药。溴隐亭是一种半合成的麦角生物碱，为强力D2R激动药，是目前国际上治疗HPRL和PRL腺瘤的首选药物。溴隐亭通过选择性激动PRL细胞膜上的D2R，从而抑制PRL mRNA基因的表达和PRL细胞代谢，导致PRL合成分泌减少，同时使细胞内质网和高尔基体减少，并抑制细胞繁殖，致使肿瘤体积皱缩。溴隐亭初次用量为1.25mg/d，根据患者症状和性激素检查情况逐步加大剂量，在几天内逐渐增加到2.5～10mg/d，分2～3次口服，大多数患者5.0～7.5mg/d已显效。药物剂量的调整依据是血清PRL水平，达到疗效后可分次减量，通常以1.25～2.5mg/d口服为维持量。在减量和维持治疗期间，应定期观察临床表现、PRL水平和影像学改变。疗程应该做到个体化，原则上是逐步减量，不能突然停药，且定期随访防止反跳。

（三）PRL腺瘤的治疗

溴隐亭能使75%～92%的PRL腺瘤患者血清PRL水平正常化和肿瘤体积缩小，几乎所有的PRL微腺瘤患者在开始治疗后数天或几周内PRL分泌恢复正常，随后患者的性腺功能也几乎完全恢复；对垂体PRL大腺瘤，溴隐亭治疗能使80%～85%患者的肿瘤缩小。随着PRL下降、肿瘤体积缩小，垂体功能不断改善，患者性欲、性功能恢复，血清睾酮水平升高，精子质量改善等临床效果显著，需要手术治疗的PRL腺瘤患者已大为减少。但部分患者仍有手术适应证：①药物治疗无效或效果不佳者；②

药物治疗反应大不能耐受者；③巨大的垂体腺瘤伴有明显的视力及视野障碍，药物治疗一段时间后无明显改善者；④侵袭性垂体瘤伴有脑脊液鼻漏者；⑤拒绝长期服用药物治疗者，手术也可以治疗复发的垂体腺瘤。在药物治疗之前或之后也可以采用手术治疗。近年来随着神经导航及神经内镜等仪器设备的发展及手术微创技术水平的提高，使经蝶窦入路手术更精确、更安全、损伤更小、并发症更少。

（四）DAR激动药的耐药和停药复发问题

尽管DAR激动药对于降低HPRL水平和缩小肿瘤体积有一定的效果，但是仍有少数患者对DAR激动药产生耐药，即使使用大剂量的DAR激动药仍不能达到治疗目标。原发性耐药为：每天规律应用溴隐亭15mg，连续应用3个月后肿瘤的体积没有缩小50%，或者PRL水平没有恢复至正常水平。继发性耐药为：溴隐亭初期治疗有效，即常规剂量下肿瘤体积缩小和PRL水平恢复正常，但在溴隐亭持续治疗情况下泌乳素再次升高或肿瘤体积增大，即使溴隐亭剂量加大亦无效。目前认为DAR激动药耐药与PRL细胞上D2R数量下降及与D2R结合的G蛋白减少，导致腺苷酸环化酶活性下降，从而减弱了DAR激动药抑制PRL分泌的能力有关。很多情况下DAR激动药耐药是不完全的，通过加大药物剂量的措施仍能取得一定效果，如增加溴隐亭剂量后仍然耐药，可考虑更换药物，卡麦角林为高选择性D2受体激动药，是溴隐亭的换代药物，抑制PRL作用强大且维持时间长，不良反应相对减少，抑制PRL、恢复性腺功能的作用及对垂体PRL腺瘤的疗效均优于溴隐亭，对溴隐亭抵抗或不耐受溴隐亭治疗的PRL瘤患者仍有50%以上的有效率。卡麦角林每周只需服用1～2次，常用剂量0.5～2.0mg，建议对溴隐亭抵抗的患者改用卡麦角林，对于仍然无效的肿瘤患者，可通过手术摘除肿瘤来恢复患者的性腺功能。使用DAR激动药治疗HPRL，无论是降低PRL水平还是肿瘤体积的缩小都是可逆的，需长期服药维持治疗。PRL降至正常后应继续治疗3~6个月，微腺瘤患者可以开始减量，大腺瘤患者需根据MRI复查结果，确认PRL肿瘤已明显缩小后开始减量，以保持PRL正常的最小剂量作为维持量。HPRL复发多发生在停药早期，停药后3个月内应每月复查PRL，以后每半年复查PRL 1次。

（五）不育和性功能障碍的治疗

1. HPRL与男性不育及性功能障碍的关系
PRL不仅能与睾丸间质细胞特异性结合，通过LH促进间质细胞分泌睾酮，还作用于附睾、前列腺以维持附属性腺的形态和功能，并且能促进精子的代谢、运动和获能。过高的PRL水平能通过中枢抑制GnRH的释放，使垂体分泌LH与FSH的频率和幅度降低，减少性激素的合成与分泌，导致睾丸生精障碍，生精细胞阻滞在初级精母细胞和精子细胞阶段，不能发育为成熟精子，使得精子数量下降而导致男性不育。生精障碍也为男性HPRL患者的主要表现之一，有研究表明，有1.5%~9.0%的男性不育患者伴有HPRL，3%的少精子、无精子症的男性伴HPRL。性功能障碍是男性HPRL患者的常见症状，Buvat总结了300例HPRL患者的临床资料，发现性功能障碍占88%，几乎都有ED，且多与性欲减退相伴，高潮延迟或缺乏、逆行射精等也是HPRL常见的性功能障碍的表现。HPRL患者出现性功能障碍的机制尚未完全阐明，可能与下丘脑-垂体-性腺轴功能紊乱有关。HPRL时下丘脑分泌GnRH的频率和幅度均明显降低，干扰垂体对GnRH的反应，使垂体分泌LH与FSH的频率和幅度也降低，睾丸合成雄激素的量明显下降，欧洲的一项多中心调查表明，血清睾酮尤其是游离睾酮与性欲减退、ED等性功能障碍有显著相关性，且呈负相关。过高的PRL还可破坏PRL与FSH、LH的协同作用，直接影响性腺与附属性腺对FSH、LH的反应能力，导致性腺功能低下，出现性功能障碍的症状。有研究表明，血清PRL水平升高可直接导致性功能障碍的发生。Corona等通过对2146例男性性功能障碍患者的调查发现，PRL水平与性欲呈明显负相关，PRL水平越高性欲越低，经治疗后随着PRL水平的降低，患者性欲也会得到明显改善。通过进一步研究 PRL水平与性功能的关系后发现，PRL是动脉性ED、早泄和代谢综合征的独立高危因素。还有研究认为，HPRL在某种程度上作用于中枢神经系统，而使性欲和勃起功能受抑制。Corona等通过对PRL水平与性功能关系的研究，推测性功能障碍可能存在雄激素依赖性和雄激素非依赖性两种机制。雄激素依赖性机制是指勃起从接受性刺激、神经突触互联，到外周神经递质的释放都依赖睾酮。睾酮不仅调节PDE-5的表达，影响海绵体血管和血管内皮，还直接抑制阴茎海绵体平滑肌细胞的凋亡。雄激素非依赖性的机制则发生在大脑的神经传导系统水平之上，可能与以下几种因素有关：①PRL与神经递质系统相互作用，增加中枢（下丘脑）神经元内DA的合成、转化和释放。多巴胺对性行为具有刺激作用，但过度刺激会下调DAR，从而产生抑制效应。②垂体瘤刺激下丘脑视旁核和视前区内酪氨酸羟化酶mRNA的表达，而该区与性行为及勃起功能相关。③下丘脑延髓神经元中，阿片样肽类和5-羟色胺参与交感神经和副交感神经的传导，在脊髓和脊髓上影响阴茎勃起。

2. 男性不育症的治疗 生精障碍可能与HPRL有关，通过降低血清PRL水平来恢复不育患者的生育能力。有研究表明，溴隐亭可明显降低PRL水平，大部分患者经过规范治疗后，精液参数各项指标及妻子受孕率较治疗前明显改善，但仍有部分患者精液参数及妊娠率无明显改善，因此DAR激动药对不育男性生育状况改善作用存在争议。有学者建议伴HPRL的男性不育者使用卡麦角林，从每周0.5~1mg开始，分1~2次口服，同时随访血清PRL、睾酮及精液情况，如果精液检查结果没有恢复正常，应该对该患者做进一步检查，以查找其他导致不育的原因。在使用DAR激动药降低PRL水平的同时，可配合使用促性腺激素治疗以恢复生育功能。达到调节下丘脑-垂体-性腺轴功能，促使FSH和LH的释放作用，提高血清睾酮水平，提高精子数量，改善质量，增强生育能力。还可根据精液分析结果和配偶情况，必要时采用辅助生殖技术解决患者的生育问题。

3.性功能障碍的治疗　HPRL造成性功能障碍的治疗首选DAR激动药，可使血清PRL下降，性功能障碍得到改善及恢复。部分ED患者血清PRL水平仅轻度升高（<1.6nmol/L或<50ng/ml），且不伴有睾酮及促性腺激素水平的变化，多为药物影响或原因不明的HPRL，PRL水平轻度升高可能并不是引起ED的主要原因，应考虑是否存在其他导致ED的因素。对于因PRL瘤压迫导致的促性腺激素细胞功能障碍，PRL水平下降后睾酮水平仍不能恢复正常者，可补充雄激素以恢复保持男性第二性征。通过纠正血清PRL水平后，性欲可恢复正常。症状严重的性功能障碍，特别是患病时间长，伴焦虑、抑郁等行为模式改变者，有必要进行心理咨询和治疗，不仅可以治疗患者的性功能障碍，还可以同时治疗性伴侣的性功能障碍，改善患者与伴侣的关系，再配合使用PDE-5抑制药、中医中药等，从单一治疗到多手段联合治疗，提高患者的性生活质量。

（姚晓飞　胡海兵）

第27章

男科相关的精神心理疾病

随着社会发展及人们生活方式的改变，男科疾病逐渐增加。男科医师在诊治过程中往往只注重药物治疗而忽略了心理治疗，结果疗效往往是事倍功半。究其原因是我们传统的男科医师，缺乏必要的心理学方面的知识，对男科疾病中心理因素的重要性没有给予足够的重视。另外一方面，由于传统观念的影响，人们对有关性的问题，包括与性有关的疾病有特殊的心理反应。因此，心理因素及其相关疾病在男科疾病中具有特殊的地位。本章就男科疾病中的心理学问题作一简述，期望对男科医师的临床实践有所帮助。

心理学源于西方，尽管其历史仅百余年，但是内容却日益丰富、不断更新，分为意识心理学、行为主义、精神分析、认知心理学和人本主义五大体系，这五大体系又包括了许许多多的分支和流派。男性性心理学作为心理学的分支之一，与性生理和精神卫生有着密切的联系，其主要内容是男性性心理的发育及变态性心理与性行为的心理学分析。了解正常的男性性心理对于建立健康的性心理状态及正确地分析、解释异常性心理有着极其重要的意义。

性心理活动是人的心理活动的组成部分，其内容和行为方式深奥而复杂。众所周知，心理现象是脑的功能，是客观现实的反映。人类的认知、情感等心理活动，不能脱离其物质基础——大脑而存在，也不能脱离社会的实践而发展。我们说，人类的心理现象与其他高等动物的心理现象有着本质的区别，是因为人类的心理现象具有社会性。

由此我们知道，人类在性活动中所表现出来的心理现象，绝不仅仅只是一种生物的本能的行为。人类的性欲、性行为、性反应等生理活动，均与人类的认知、情感等心理活动密切相关。性生理活动必然伴随相应的性心理活动，而性心理活动又影响着性生理活动。同时，人类的性生理活动及性心理活动既产生明显的社会效果，又都受到社会文化背景、道德观念、制度法规的制约。

一、男科疾病心理研究进展

男科疾病主要包括性功能障碍、男性不育、生殖系统感染等。心理因素在男科疾病中具有非常重要的意义。然而男科疾病中的心理因素非常复杂，很难被识别，其原因在于①心理因素较隐匿，不易被外人所察觉；②患者常以躯体疾病为主诉，此时心理因素被躯体化；③医师常以一元论作为诊断原则；④医师缺乏时间与患者交谈；⑤男科医师缺乏有关心理疾病诊断识别技巧的培训；⑥患者掩盖或否认。因此，要想做好一个男科医师不仅要治疗患者的身体疾病而且要善于治疗患者的心理问题。

（一）心理因素在男科疾病发病机制中的作用

1.心理因素在性功能障碍发病机制中的作用 人体具有许多生理功能，有些功能如消化功能、循环功能及呼吸功能等主要是在自主神经支配下进行，即使大脑皮质受损，处于无意识状态下的植物状态，仍能进行呼吸、循环及消化，以维持生命。有些功能如性功能是一个复杂的生理过程，不仅需要神经系统、内分泌系统及心血管系统协同起作用，而且需要健全的精神心理状态。如精神、心理状态异常，可导致性功能障碍。

男性性功能障碍分类有：①性欲异常；②勃起障碍；③射精障碍；④性快感异常。心理因素在以上四种性功能障碍中都具有重要意义。

性欲异常可以有器质性原因所致，但夫妇关系紧张，生活中出现负性事件及工作压力大等心理因素都可以导致性欲低下。

过去认为，有精神因素导致的勃起障碍占勃起障碍病例的90%以上。随着诊断技术的进步，发现一部分过去归因于精神因素的勃起障碍实际上是由器质性原因所致。毋庸置疑，精神性因素仍然是勃起障碍的重要原因。心理性勃起障碍的常见原因有：①由于性无知或父母及家庭的影响，对性生活有神秘和恐惧感；②夫妻关系紧张；③过度疲劳；④心情忧郁；⑤对自己性能力怀疑。即在某一次性生活中发现勃起障碍后，对自己的性能力产生怀疑，以后每次性生活时高度紧张或焦虑，造成大脑皮质的强烈抑制而导致勃起障碍。

性生活中还可能出现由器质性因素所致的感觉障碍，如精囊炎或前列腺炎患者出现射精痛。但更重要的是心理状态，在心境不佳时往往影响性高潮的感觉。

2.心理因素在性偏离发病中的作用 性偏离，或称为性变态就是指的性行为明显偏离常态的一组心理障碍，主要表现为以异常的性对象和性行为作为满足性需要的主要形式，因而不同程度地影响了正常的性活动。包括同性恋、性梦、色梦、露阴癖、施虐癖等。

随着性科学的发展，社会文化的影响，性变态的概念也有了一些变化。最初，人们把各种异常的性活动统称为性变态（来源于拉丁文perversus，含有贬意，认为这些行为是违背社会伦理道德、亵渎神明、损害身心健康的恶习。随着性心理学研究的开展，性心理学家霭理士认为，研究变态性行为的目的在于了解和设法治疗，不在于道德评判，因之改用性偏向，A.Meyer则用性偏好称之，现在仍多沿用性变态称之，不含贬意，比较中立的态度，认为性变态不是道德败坏，也不是对神明的亵渎，而是一类性行为与性心理偏离正常的疾病。

对于性变态研究的深入，使之涵盖的内容也发生了一些变化，早期把性变态归类于人格障碍，目前，大量的研究表明，性变态除了性欲对象和性行为方式与常人不同外，其他方面没有明显的缺陷，基本上是不具备人格障碍的特征的，尽管性心理也是人格内容的一部分。因之，在现行的诊断标准中（如ICD-10、CCMD-3、DSM-Ⅳ）均将性变态从人格障碍中分离出来，单列为性心理障碍。

另外，性变态者不一定是道德败坏的流氓分子或犯罪分子。他们中大多数人的社会适应良好，有较好的工作能力。一般状况下具备正常人的伦理道德观念，对自己违反社会规范的行为有充分的辨别力，也试图去控制，但其行为往往具有无法控制的强迫性，事后多有悔过之心，这也对精神心理学家和性学家提出了一个要求，不断地去研究其发生机制，寻找出帮助他们消除强迫重复的变态性行为的途径。

（二）男科疾病的身心障碍

男科疾病均为生殖器官等隐私的疾病，较其他系统的疾病更容易产生身心障碍，原因有：①由于传统观念的影响，在患男科疾病后羞于启齿，心中的痛苦得不到宣泄，不能得到别人心理支持；②患病后讳疾忌医，不能及时得到诊断治疗，长期遭受病痛的折磨；③在患性传播疾病、性功能障碍或男性不育后往往影响家庭稳定，夫妻关系紧张。常见的男科疾病的身心障碍如下。

1.勃起功能障碍　心理因素是导致勃起功能障碍发生的重要原因，并单独分为一类，称心理性ED，因此，正常性活动的完成，除了需要男女双方有健全的生理功能外，还必须有健康的精神心理状态。总的说来，心理因素对于ED的发生起着促进和维持的作用。常见的可以导致勃起功能障碍的心理因素有①夫妻间日常关系不和谐：夫妻间缺乏交流，甚至对性伴侣感到厌恶，或是性伴侣不合作，都将导致勃起失败，最终发展为ED，英国的一项调查显示，47%的男士认为日常关系不和谐是造成性功能障碍的原因之一，他们的妻子中认为是这一原因的比例则高达68%。有研究提示，在无爱的条件下性交，其性交过程往往不能顺利进行，性活动的正常反应过程因而也不能完全或顺利进行，此种状况的持续可能是ED发生的重要原因之一。②社会和家庭环境的影响：在一个道德管束严厉和封建文化意识严重的环境中，人们往往缺少性知识，对性往往也是持完全否定的态度，认为生育以外的性活动是邪恶和不可接受的，这些性禁锢的观念进一步影响到个体，产生否定性的性观念，进一步在实际生活中压抑自己的性冲动，正常勃起反射就会受到抑制而最终导致ED。③不良的性经历：来自性伴侣的嘲笑、性伴侣过于急切、婚前性行为担心对方怀孕或害怕被发现、儿童时期受到过性侵害都可以影响到个体性行为时的心理状态，导致勃起失败并进一步发展为ED。体验过勃起失败的男性由于心理受到了创伤，对自己的性能力丧失信心，以后即使温馨的气氛中也会因为害怕失败而不敢主动尝试勃起。对于这样的个体，加强性教育，增强信心是尤其重要的。④不适当或不充分的性刺激：有的人靠思维或性幻想就可诱发勃起，而有的人需要强烈的触摸特定部位才能激发满意的勃起，充分而适当的

性刺激可以让个体通过视觉、触觉、嗅觉、幻想或情感的交流获得足够的性愉悦，刺激性兴趣，增强完成满意性生活的信心，相反，如果在性行为中得不到所喜欢性刺激方式也会引起强烈的心理反应，如焦虑、紧张等。甚至产生对性生活的厌恶，从而导致勃起失败。⑤焦虑和抑郁：工作和生活压力的增大会造成焦虑、抑郁、紧张的情绪，而且身体也会处于疲劳状态，如果在这种情况下进行性生活常常会造成勃起失败，这可能也是近些年来ED发病率增高的原因之一。因此建议在此种环境下暂缓性生活，待困难时期度过后再行性交，以避免负面效应的影响。另外，先前所述四个方面的原因最终可能也与产生了焦虑和抑郁的情绪有关，这种情绪常因产生能否启动和维持勃起的担心而对勃起调节产生抑制效应而干扰正常的勃起过程。

目前，治疗勃起功能障碍的方法很多，特别是磷酸二酯酶5型抑制药的问世，给广大勃起功能障碍患者带来了福音。但我们须知"心病还须心药治"。在治疗中一味地强调药物的作用而忽视心理治疗是得不偿失的。应该积极地、有技巧地解除患者的心理包袱，恢复患者的自信心，消除患者的后顾之忧，并对患者进行一些基本性教育，使患者对自己的病情有所了解，使其解除焦虑和失败感，过上正常人的生活，让其心理上回归社会，回归健康。

2.早泄　早泄的原因是复杂的，不同的人有不同的原因。大多为精神性（心理性），受大脑病理性兴奋或脊髓中枢兴奋增强影响，少数为器质性疾病引起。心理性早泄的病因包括以下几类。

（1）焦虑和抑郁：因为焦虑和早泄同为交感神经所调节。①婚前的仓促性交常在心情紧张下进行，力求快速射精（早泄）的条件反射一旦形成，即使婚后性生活也难以改变提早射精的习惯；②性交次数过少，一旦性交引起过分强烈的性兴奋（交感神经兴奋）而容易提早射精（早泄）；③人际关系、家庭关系、夫妻

关系不融洽，造成焦虑、紧张、畏惧都会引起早泄；④缺乏自尊、受到挫折、感到内疚、耻辱感、自卑感等抑郁心情可造成早泄；⑤缺乏性知识、性交技巧和经验等。

（2）长期过度的手淫：由于手淫时多害怕被人发现和耻笑，心情紧张，力求快速射精，逐渐养成早泄的习惯。

（3）疲劳过度：体力劳动或脑力劳动后感到疲劳，精力不足时进行性生活，也容易发生早泄。在韩国的一项多中心研究对早泄的发病率进行了调查，调查包括2037名超过20岁的韩国男性，以阴道内射精潜伏期（IELT）小于2分钟为标准的早泄发病率只有7.9%，而被调查者自我评价的早泄发生率为27.5%。早泄所带来的压力对被调查者及配偶的心理，性活动和生活质量都有明显的影响。

早泄的发生是一个多因素共同作用的结果，所以早泄的治疗也应该是一个系统性工程，包括心理治疗、行为治疗、药物治疗等。除了一般的性教育外，临床医师需要有的放矢地治疗引起焦虑的原因。比如，由于性经验不足造成的早泄，应该加强性教育。由于女方的不配合而导致的，应加强男女双方的沟通。此外，女方的支持和宽慰经常会有助于减少批评或愤怨带来的恐慌。由于手淫负罪感而造成的，应告诉患者手淫并不可耻，是一种正常的性宣泄，没有什么可怕的后果，适度的手淫不会对身体造成损害，也不是不道德的行为，从而消除患者心中的负罪感。同时，可以配合一些治疗早泄的药物如盐酸达泊西汀片等。

3.男性不育 不育患者的心理状态比较复杂，概括起来有如下几种。①意外感：当被医师诊断为不育时，患者最初感受是十分意外，没有多少人会预先想到自己不能生育，特别是那些长得很有男子汉气魄的男性患者。②否认：面对不育的事实，男性患者一下子难以接受，乃至于怀疑医师诊断是否正确，于是为了尽快达到生育的目的，想尽办法四处求医检查试图推翻不育的结论。③自卑感：男性患者在

社交场合刻意避开生育的话题，或者减少社交活动，尤其当亲朋好友携儿带女进出社交场合时，这种自卑感更加强烈。我国是一个以家庭组合式为一体的传统国家，在一个家庭中孩子占有重要地位，"不孝有三，无后为大"的儒家传统影响根深蒂固，儿孙满堂是男人成功幸福的标志之一。不育给患者带来巨大压力，使其更加自我封闭、更加孤独，严重影响患者工作生活，引起紧张、忧郁、悲伤，使内分泌功能紊乱，进一步加重病情。④痛苦感：男性患者享受不到生育的欢乐，便产生一种难言的痛苦，担心别人的歧视，害怕妻子的奚落。有的患者在妻子面前低声下气，唯唯诺诺，唯妻子之命是从，毫无男子汉气概，或者承担全部家务劳动，以维系夫妻关系。⑤恐惧紧张感：由于性知识的贫乏，导致性心理的失常，有的男性患者由于工作、学习或其他因素，导致性欲低下，无性兴奋及性高潮者，夫妻间不协调，影响夫妻间的感情，产生了恐惧紧张心理，自然就影响了生育。⑥无所谓感：大多存在于年轻患者中，他们有两种观点：一是年纪尚轻，不急于诊治，思想上未引起重视。二是想趁年轻，自己轻轻松松过几年。此类患者往往是在配偶或长辈的催促下就诊，而不是出于自愿。因此医师要配合心理治疗，鼓励安慰他们，使其消除顾虑，振作精神，树立战胜疾病的信心，将对不育患者起到不可忽视的意想不到的治疗效果。有些患者疾病原因是次要的，而心理因素是主要的，一旦心理障碍排除，可很快恢复正常的生育功能，不少患者一旦领养子女，不久就能很快生育。对不育患者的家庭来说，尤其是妻子，应主动淡化此事带来的紧张气氛，为不育者创造一个宽松的家庭，是治疗心理因素造成不育的一剂良药。

4.迟发性性腺功能减退 迟发性性腺功能减退是一种与年龄增长相关的临床和生物化学综合征，其特征具有体能下降、性功能障碍及心理障碍等一系列临床症状和血清睾酮水平降低。迟发性性腺功能减退伴有认知功能障碍的

情感障碍临床表现为：精神状态差，注意力不集中，健忘，易怒等患者生物活性睾酮水平下降对情绪和认知功能有重要调节作用，睾酮以游离的形式穿过血脑屏障，作用于中枢神经系统或者通过调节中枢神经系统的多巴胺及5-羟色胺信号传导通路发挥作用。当睾酮水平减低时，老年男性就会出现焦虑、惊恐不安、失眠、记忆力减退、思维反应和智力减退。治疗时在补充睾酮同时，可加用抗焦虑抑郁药物等，增加社交活动及体育运动等综合治疗效果要优于单用雄激素。

5.慢性前列腺炎 慢性前列腺炎是最常见的男科疾病之一，患者除疼痛和排尿症状外，往往有很严重的精神心理症状，特别是那些长期不愈的患者。国外多数学者认为80%以上的前列腺炎患者会出现某种精神心理方面的问题。有的患者没有耐心，没有坚持正规服药，或短期内未见效便迅速放弃原治疗方案，有的患者对治疗前景不抱任何希望，处于绝望边缘，精神抑郁，甚至萌生轻生念头。作为男科医师，除了要提供最佳的治疗方案外，还要根据不同的情况，化解患者心中的症结，鼓励患者继续与疾病斗争下去，要关心爱护患者，做患者的知心朋友，以期减轻患者的心理压力，改善其生活质量，促进患者早日康复。

6.性传播疾病 部分患者对性病缺乏全面客观的认识，一说性病脑海中就浮现出骨瘦如柴、无药可治的艾滋病或者鼻子塌陷、面目全非的梅毒晚期患者，对性病非常恐惧，这种心理障碍被称为性病恐惧症。如果医师不适当地夸大性病的危害性和治疗难度，会使患者的性病恐惧症进一步加重。有性病恐惧症的患者表现为：①焦虑和不能控制的慌张，常伴有失眠、心悸、出冷汗及头痛等；②有明显的负罪心理，为避免或减轻性病对家属的危害，动员家属做有关检查及治疗；③因自己曾有不洁性交史或认为自己的某种感觉和某性病的症状相类似，即坚定自己患有性病，虽经多家医院进行检查否定性病，仍认为自己确实患有性病，

辗转于多家医院进行检查，不惜代价用贵重药品；④曾患有性病，经过系统性治疗已治愈，但患者对生殖系统过分关注，经常在生殖系统找毛病，总认为有不舒服的感觉或把本来正常的结构认为是病变，如把阴部的毛囊认为是尖锐湿疣。由于患者认为自己的性病尚未痊愈，再三要求进一步治疗。作为男科医师要尊重他们的人格，耐心细致为他们提供科学诊疗，保护患者的隐私权，多与患者交流沟通，建立良好的医患关系，取得患者的信任，并适当满足他们提出的要求（如检查、用药）。

二、相关量表及应用

量表在精神心理问题的诊治过程中主要发挥着筛查和辅助诊断的功能。面对大量的临床患者，我们男科临床医师很难在有限的时间内将有问题的患者识别出来，转诊到精神科进行诊治，所以量表筛查无疑会发挥重要的角色。心理学专业化的量表很多，对于我们非心理学科的医师，由于临床工作的局限性（患者数目多，就诊时间短等因素），对患者进行系统的临床会谈或他评定量表的检查存在一定的困难。现有的可以用于男科的评估筛查工具简介如下：

（一）《症状自评量表SCL90》

该表是世界上最著名的心理健康测试量表之一，是当前使用最为广泛的精神障碍和心理疾病门诊检查量表，将协助您从十个方面来了解自己的心理健康程度。本测验适用对象为16岁以上的患者。症状自评量表，又名90项症状清单（SCL-90），时也叫做Hopkin症状清单（HSCL，编制年代早于SCL-90，作者为同一人，HCSL最早版编于1954年）。于1975年编制，其作者是德若伽提斯（L.R.Derogatis）。该量表共有90个项目，包含有较广泛的精神病症状学内容，从感觉、情感、思维、意识、行为直至生活习惯、人际关系、饮食睡眠等，均

有涉及，并采用10个因子分别反映10个方面的心理症状情况。

由于自评量表是测量个体在一段时间内感觉到的症状的严重与否，所以在量表分数的解释上应该慎重，并不是得分高就一定说明个体出现了很严重的心理问题，某些分量表上的得分较高有可能只是由于个体当时遇到了一些难题如失恋、面临考试、患病等，因此还应该对学生得分高的原因作进一步的了解。如果个体在多个维度上自觉这些症状较为严重时，应该加强心理健康的教育，严重时应该到比较权威的心理咨询和治疗机构进行进一步的检查和诊断。

（二）综合性医院焦虑抑郁量表

由Zigmond A.S.与Snaith R.P.于1983年创制。主要应用于综合医院患者中焦虑和抑郁情绪的筛查。HAD共由14个条目组成，其中7个条目评定抑郁，7个条目评定焦虑。焦虑与抑郁两个分量表的分值划分为0～7分属无症状；8～10分属症状可疑；11～21分属肯定存在症状。

（三）焦虑自评量表（SAS/SDS）

由Zung于1971年编制，包括正向评分15题，反向评分5题共20个条目，每条目分4级评分，评分需与常模或对照组比较进行分析，主要用于评定焦虑患者的主观感受。汉密尔顿焦虑量表（HAMA）由Hamilton于1959年编制，包括14个项目，每项分5级评定，为经典的焦虑评定量表。总分超过29分，可能为严重焦虑；超过21分，肯定有明显焦虑；超过14分，肯定有焦虑；超过7分，可能有焦虑；小于7分，为无焦虑，一般取14分为焦虑分界值。量表又分出躯体性、精神性两项因子分，可进一步了解患者的焦虑特点。主要用于评定神经症和其他患者的焦虑程度。

（四）PHQ-9量表和GAD-7量表

这是由美国精神医学会（简称APA）

出版的《精神疾病诊断与统计手册》第5版（DSM-Ⅴ）推荐的量化评估标准。在历经十年后终于在2013年5月发布。DSM是一本在美国和包括中国在内的其他国家最常用的诊断精神疾病的指导手册。这次DSM-Ⅴ的更新将为临床和研究方案带来许多积极的变化，其中最核心的理念就是倡导基于评估的治疗，并在指南中提供了相应的评估模式。这两个评估表一个针对抑郁症的患者健康问卷（PHQ-9），PHQ-9量表严格符合DSM-Ⅴ的9条症状学标准，每个条目0～3分，总分值范围为0～27分。PHQ-9既可以用于筛查也可用于评估抑郁严重程度，采用该量表对患者进行评估，既可提供量化指标，也可帮助医师制定临床决策。PHQ-9量表是被DSM-Ⅴ推荐使用评估抑郁严重程度的量表。另一个是旨在评估焦虑的广泛性焦虑量表（GAD-7），它是一种简便有效的广泛性焦虑障碍（GAD）识别及评估工具，在国外已被广泛应用。该量表共有7个条目，每个条目0～3分，总分值范围0～21分。GAD-7量表在临床实践中可以有效筛查GAD并评估其严重程度，在中国人群中的研究显示，GAD-7量表具有良好的可信度，对广泛性焦虑障碍及惊恐障碍的筛查具有较高的敏感度和特异度。国外针对综合医院或基层卫生机构的评估工具发展趋势是简单化，准确化。比较有代表的如PHQ-9、GAD-7（表27-1，表27-2）量表，这两个量表内容简单、可操作性强，经国内外研究验证具有良好的信度和效度，在DSM-Ⅴ的草案中被推荐用于评估监测抑郁及焦虑症状。并可帮助医师筛查焦虑抑郁患者，并且监测病情变化。

总之，男科疾病中的心理因素不容忽视。掌握必要的心理学知识，建立良好的医患关系，自觉应用生物-心理-社会医学模式，在男科临床中具有非常重要的意义。这样才能保证作出正确的诊断并进行有效的全方位治疗，才能更好地为患者服务。

表27-1 PHQ-9抑郁症筛查量表

在过去的2周里，有多少时候您受到以下任何问题所困扰？（请用 √ 选您的答案）

	无 （0分）	有几天 （1分）	一半以上时间 （2分）	几乎天天 （3分）
1.做什么事都没兴趣，没意思				
2.感到心情低落，抑郁，没希望				
3.入睡困难，总是醒着，或睡得太多嗜睡				
4.常感到很疲倦，没劲				
5.口味不好，或吃的太多				
6.自己对自己不满，觉得自己是个失败者或让家人没脸了				
7.无法集中精力，即便是读报纸或看电视时记忆力下降				
8.行动或说话缓慢到引起人们的注意，或刚好相反，坐卧不安 　烦躁易怒，到处走动				
9.有不如一死了之的念头，或想怎样伤害自己一下				

如果发现自己有如上症状，他们影响到你的家庭生活，工作，人际关系的程度是： 有困难＿＿，有一些困难＿＿，很多困难＿＿，非常困难＿＿。

总分判定：
0～4分 没有抑郁；5～9分 可能有轻微抑郁；10～14分 可能有中度抑郁；
15～19分 可能有中重度抑郁；20～27分 可能有重度抑郁。

表27-2 焦虑自测量表（GAD-7）

在过去2周，有多少时候您受到以下任何问题所困扰？（请用 √ 选您的答案）

	完全没有 （0分）	几天 （1分）	一半以上的时间 （2分）	几乎每天 （3分）
1.感觉紧张，焦急或急切				
2.不能停止或控制担忧				
3.对各种各样的事件担忧过多				
4.很难放松下来				
5.由于不安而无法静坐				
6.变得容易烦恼或急躁				
7.感到似乎将来有可怕的事情发生而害怕				

总分判定0～4分 没有焦虑；5～9分轻度；10～14分中度；15～21分重度

（佟雪松 高 明）

第四部分

男性不育及相关问题

第28章

睾丸生精功能与生精功能障碍

一、睾丸生精功能

睾丸具有内、外分泌功能，受控于下丘脑-垂体 性腺轴。睾丸的间质细胞，负责性激素的合成。睾丸内精曲小管有外分泌功能，即生精。精原干细胞增殖产生精母细胞，经减数分裂产生精子细胞再变形为成熟精子。

（一）睾丸生精功能正常发挥的必要条件

1.睾丸胚胎期分化及早期发育正常

（1）胚胎期生殖系的发育及分化：胚胎在第4周时出现性腺嵴，以后发展成为原始性腺，包括皮质和髓质两部分。男性胚胎于第7～8周时，原始性腺的髓质出现精曲小管雏形（睾丸索）和支持细胞，初具睾丸形态，皮质发生萎缩。期间原始性腺的间充质细胞分化为胚胎期支持细胞最为关键。原始生殖细胞（生殖母细胞）在支持细胞的诱导下部分分化为精原干细胞（胚胎22周时），睾丸索间的结缔组织分化为胚胎期间质细胞（第8周出现），受若干基因（如SF-1）的调控。

在胚胎第8周开始合成分泌睾酮，在12～14周达到高峰，以后逐渐下降。睾酮和双氢睾酮诱导男性内、外生殖管道的分化与发育。

出生后6个月内，下丘脑-垂体-睾丸轴有一短暂活化期，由此引起促性腺激素释放激素（GnRH）和促性腺激素（GN）峰值使生精细胞和支持细胞增殖；间质细胞分泌睾酮（T）增加，称为迷你青春期。

出生6个月后至青春期前，儿童睾丸随身体生长继续小幅增大，可能主要依赖生长激素、抗苗勒管激素（AMH）及GnRH、黄体生成素（LH）、卵泡刺激素（FSH）及旁分泌生长因子的作用。

肾上腺皮质网状带受促肾上腺皮质激素控制分泌产生脱氢表雄酮、雄烯二酮。肾上腺雄激素在青春期开始前1～2年（约在8岁时）显著增高，称为肾上腺功能初现。肾上腺雄激素与阴毛和腋毛的生长有关。

（2）性腺分化的基因调控（详见第39章"男性不育症的遗传学基础"）。

位于Y染色体上的睾丸发育相关基因：Y染色体上睾丸决定基因（TDF）决定性别分化，其合成依赖于Y染色体短臂上性别决定因子（SRY）。

位于常染色体上的睾丸发育相关基因：原始性腺形成：SF1、WT1诱导，LHX1、LHX9调节；睾丸形成：SRY、SF1刺激SOX9表达，诱发支持细胞分化，进而引起其他细胞分化，最终出现精曲小管雏形；卵巢形成：β-catenin通路，WNT4、RSPO1抑制SOX9表达，阻止原始性腺细胞向支持细胞的分化。

2.睾丸下降正常（详见第2章"隐睾症"）胚胎第8～16周，睾酮经5α-还原酶转化成双氢睾酮而促使睾丸及沃夫管衍生的睾丸血管、输精管、附睾、射精管及阴囊逐步发育。

睾丸下降分为腹内段及腹股沟段，腹内段下降（由肾下极降到盆腔）受AMH调控，胰岛素样因子3及蛋白使睾丸引带增大增粗，将睾丸牵引至腹股沟区；雄激素使睾丸悬韧带退化，控制两个阶段；生殖股神经释放的降钙素引导睾丸引带通过腹股沟管移向阴囊（妊娠26周至35周）。有观点认为雌激素和环境内分泌干扰剂可以诱导胰岛素样因子3表达而干扰睾丸下降。

3.睾丸青春期发育 青春早期促性腺激素释放激素夜晚分泌增多；青春期中后期整个昼夜都维持增高水平。精子生成开始启动，生精细胞数目增多，睾丸体积显著增大是青春期的明显变化。

男性的首次射精大约出现于青春期启动后的12个月，初期的精液清亮，量少，胶冻状，不能液化，约90%不含精子。伴随青春期发育的进展，精液质量逐渐提高。首次射精后24个月，精液量、精子数量、精子活动力等指标达到成人水平。

成熟的睾丸体积85%～90%由精曲小管组成，余为间质。每侧睾丸共有600～900条精曲小管，总长450～620m。每侧睾丸含（350～475）×10^6个支持细胞，125～200×10^6个间质细胞。两侧睾丸每日生成精子在1亿～2亿以上。

4.睾丸生精的功能组织学

（1）精子发生启动：胎儿期和新生儿期FSH对调控支持细胞数量起重要作用，青春期精子发生的启动需FSH和LH共同参与。Kisspeptin通过刺激GnRH释放而增加LH、FSH的分泌；KiSS-1神经元受环境（如光周期）和代谢因素的影响；而瘦素和褪黑激素参与了对Kisspeptin的调控。（内在的）与非快相睡眠相关的GnRH脉冲分泌峰（每90分钟），此后在白天亦出现分泌峰；LH和FSH亦出现和GnRH同步的分泌脉冲。

（2）支持细胞：精曲小管基底膜被覆以支持细胞，后者的胞质突入管腔内。支持细胞作为生精上皮的支架，维持生精上皮的构筑。

支持细胞之间紧密的连接，构成了血睾屏障。细胞联结复合体将精曲小管分为两个空间：基底小室和管腔小室。使精子生成过程在免疫特区进行。发育中的生精细胞从基底小室向管腔小室移动，精子最后释放到曲细精管管腔（图28-1）。

支持细胞将营养成分运输给生精细胞，并参与生殖细胞的吞噬和胞饮。FSH与支持细胞上的受体结合后，诱导细胞产生ABP，分泌入精曲小管管腔。ABP与睾酮结合，保持着精曲小管内睾酮的高浓度（血浆浓度的20～50倍），刺激精曲小管的生长发育，启动青春期精子生成，并转运睾酮至附睾。支持细胞还分泌转铁蛋白、铜蓝蛋白等调节因子对于精子生成和分化具有重要作用。

抑制素B（inhibin，INH B）来源于支持细胞。配体-受体复合物，如c-kit和kit配体，可能介导了生殖细胞与支持细胞间的通信。抑制素与活化素-抑制素由支持细胞合成，特异性地抑制垂体释放FSH。睾丸内抑制素的合成受FSH的刺激，对垂体或下丘脑有负反馈。活化素（activin）由2个与抑制素相同的β亚单位构成，刺激垂体合成与分泌FSH，其作用由（FOXL2）介导控制FSHb亚单位的转录。

（3）曲细精管管周细胞：曲细精管外周固有膜由基膜、胶原及管周细胞（肌成纤维细胞）构成，管周细胞分泌多种物质控制细胞收缩，管周细胞构成曲细精管的完整性并参与小管的收缩，还能调节支持细胞的功能。

细胞外基质构成曲细精管的完整性并且帮助维持血睾屏障。成熟精子在精曲小管内的运动有赖于细胞的收缩。生精功能障碍伴随胶原纤维层增厚，管周及间质纤维化伴随生精功能进行性损害。曲细精管管壁纤维化，透明样变，精曲小管折叠造成睾丸体积萎缩。

（4）睾丸间质细胞：分为间质干细胞、间质祖细胞、胚胎期间质细胞、青春期后间质细胞或成人间质细胞。在睾丸间质中，LH与间质细胞膜上的LH受体结合，激活腺苷酸环化酶，

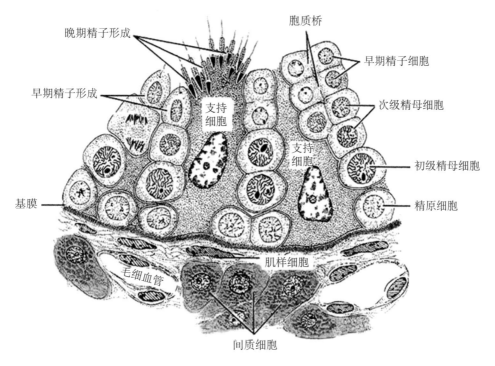

图28-1 部分生精小管与睾丸间质

促进细胞内cAMP的生成。cAMP再激活依赖cAMP的蛋白激酶，促进蛋白质磷酸化过程，从而使胆固醇进入线粒体内合成睾酮。睾酮受5α-还原酶的作用，转化为主要的代谢物双氢睾酮（DHT）和受芳香化酶的作用，转化为雌二醇。睾酮通过刺激管周细胞产生特定因子P和调节睾丸血流间接地调节支持细胞功能。LH受体位于睾丸的Leydig细胞，FSH与支持细胞和精原细胞结合，是胚胎发育期精曲小管生长的主要刺激因子。

成年后，胰岛素样生长因子（INSL3）是生精细胞的抗凋亡因子，可作为间质细胞的功能指标（特别是老年人）。INSL5和INSL6可能也参与了生精量的维持。INSL3是成熟间质细胞合成分泌的小肽类激素，其合成分泌反映了间质细胞的数目和分化状态，即结构性变化；测定睾丸INSL3 mRNA 或血清INSL3肽可作为胚胎期、青春期、老年期及内分泌干扰物暴露后间质细胞分化状态的良好指标。巨噬细胞通过细胞因子影响间质细胞的增殖、分化及合成激素。巨噬细胞分泌甾体激素的刺激剂和抑制剂，神经递质和信号分子调节间质细胞功能。

5.精子发生

（1）精原细胞的增殖：精原细胞分为暗型精原细胞（Ad），亮型精原细胞（Ap），B型精原细胞。

Ad是生精细胞的干细胞，精原干细胞以有丝分裂方式达到数目更新。增殖阶段，Ap、B型精原细胞可分化为细线前期精母细胞。

（2）减数分裂：初级精母细胞形成精子细胞。前细线期初级精母细胞完成了（脱氧核糖核酸DNA）的复制并且姐妹染色体形成后进入减数第一分裂。在首次减数分裂后，每个子细胞包含1对相同的染色体，称为次级精母细胞。减数第一分裂，需时23天。

次级精母很快进入第二次减数分裂期，染色质在着丝点处分离，生成圆形的单倍体精子细胞。每个初级精母细胞生成4个精子细胞，偶尔会发生生殖细胞的损失。减数第二分裂，需时8小时。

视黄酸促进减数分裂初级精母细胞进入并通过减数分裂期由视黄酸信号通路控制；青春期前，细胞色素酶Cyp26b1维持低浓度的视黄酸；青春期启动后，视黄酸水平增加，诱导视黄酸基因8表达，容许初级精母细胞进入减数分裂。纤维生长因子9（FGF9）抑制减数分裂；FGF9降低生精细胞对视黄酸的敏感性；FGF9信号能保持生精细胞的多潜能性，胚胎发育过程中促进男性表型；视黄酸与FGF9协调控制生殖细胞的命运。

微小RNA对生殖细胞的分化发育有重要作用，生殖细胞特异性基因准确表达对精子的生成是必须的；Dicer 1（RNase Ⅲ核酸内切酶）负责合成miRNAs和内源性小干扰RNA。

精原干细胞龛（Spermatogonial Stem-Cell Niche）组织细胞及细胞外物质，包容一个或数个精原干细胞，控制其更新及分化（图28-2）。

精子细胞经过细胞核与细胞质的变化，形成精子。主要变形过程包括：核浓缩、顶体形成（高尔基复合体形成顶体）、尾部结构形成（中心体构成鞭毛）、线粒体螺旋形成（线粒体在中段外周重组）、多余胞质去除及脱离支持细胞（释放）。

6．生精上皮周期　人生精上皮周期分为Ⅰ-Ⅵ，4.5周期完成生精过程（图28-3）。

自精曲小管的基底膜到管腔，精原细胞附着于基底膜，依次为初级精母细胞、次级精母和精子细胞。人类睾丸内可见13个不同发育期的生殖细胞。支持细胞间的紧密联结屏障可使精原细胞和早期精母细胞分布在精曲小管的基底膜部分，而发育较成熟的生殖细胞分布于近管腔部分。生殖细胞由其形态分期，有Ad、Ap和B型精原细胞，细线前期、细线期、偶线期和粗线期初级精母细胞，次级精母细胞及不同阶段的精子细胞。

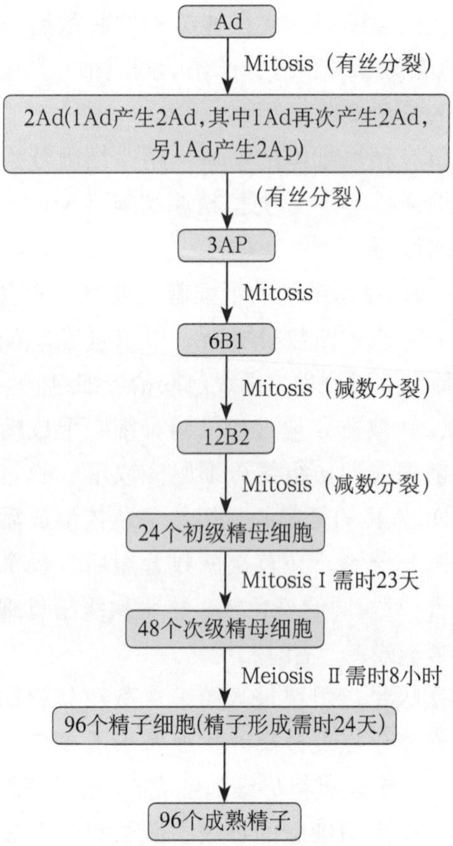

Ad
Mitosis（有丝分裂）
2Ad(1Ad产生2Ad，其中1Ad再次产生2Ad，另1Ad产生2Ap)
（有丝分裂）
3AP
Mitosis
6B1
Mitosis（减数分裂）
12B2
Mitosis（减数分裂）
24个初级精母细胞
Mitosis Ⅰ 需时23天
48个次级精母细胞
Meiosis Ⅱ 需时8小时
96个精子细胞(精子形成需时24天)
96个成熟精子

图28-2　精原干细胞龛

Ad
Ap
B
R
L
Z
P
II
Sa
Sb_1
Sb_2
Sc
Sd_1
Sd_2
RB
Cell types
Stages of the cycle

Ⅰ	Ad, Ap	B	P	a	d_1
Ⅱ	Ad, Ap	B R	P	a	d_2 or Z
Ⅲ	Ad, Ap	R	P	b_1	
Ⅳ	Ad, Ap	L	P	b_2	
Ⅴ	Ad, Ap	L Z	P D_1	c	
Ⅵ	Ad, Ap	Z P	I_D II II_D	c	

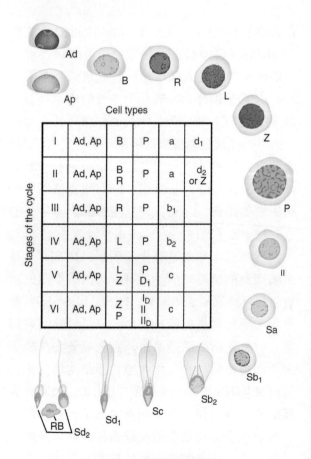

图28-3　人类生精上皮周期

精子生成总需时约64天（42～76天）。精子生成中，发育处于相同阶段的生殖细胞由胞质桥联结，共同完成发育过程。生精过程中，相邻的各级生精细胞保持胞质桥联系；胞质桥的存在对细胞的协同性增殖及基因表达的调控很重要。精曲小管腔内有一种生精周期步骤的特殊组合，称为生精波。人类睾丸内，生殖细胞呈螺旋状排列，保证精子生成是连续过程而非脉冲式。

7.生殖细胞的凋亡　生精细胞凋亡可发生于精原细胞有丝分裂中，也可见于精子形成阶段及成熟精子。人类生精细胞凋亡常见于减数分裂的最后阶段，使精子细胞与粗线期初级精母细胞比例（理论为4:1）下降了40%，避免不正常精子产生。

生精细胞的凋亡受激素、多种调节因子及外界环境的影响，如隐睾、精索静脉曲张、睾丸扭转、环境污染物，上述病理变化可诱导基因突变和凋亡基因的产生及特异蛋白的表达，如热休克蛋白，造成凋亡细胞的急剧增加。

8.HPT轴及生长因子旁分泌功能

（1）下丘脑-垂体-性腺轴（HPG）：调节作用包括胚胎形成中性别表型的分化与发育、青春期的性成熟、睾丸分泌睾酮及睾丸生精。下丘脑分泌的GnRH经垂体门脉到达腺垂体，促进腺垂体促性腺激素细胞合成和分泌FSH和LH。

LH分泌频率为每24小时8～16次脉冲，分泌量相差在1～3倍。LH与间质细胞膜上的LH受体结合，诱导线粒体内的胆固醇转化为睾酮。睾酮浓度过高则作用于下丘脑和垂体，抑制GnRH分泌，进而抑制LH的分泌，调节睾酮水平。

FSH分泌频率平均为每次1.5小时，分泌量变化约25%。FSH与支持细胞膜上受体结合后，经cAMP蛋白激酶系统，促进支持细胞蛋白质合成。FSH促进支持细胞分泌雄激素结合蛋白（ABP），ABP维持曲细精管内的睾酮水平。FSH激活支持细胞内的芳香化酶，促进睾酮转

变为雌二醇，降低腺垂体对GnRH的反应性，作用于间质细胞调节睾酮的分泌。FSH刺激支持细胞分泌的抑制素对腺垂体的FSH分泌有负反馈调节作用。活化素（activin）刺激垂体合成与分泌FSH，是FSH相对独立于GnRH控制的原因。

催乳素（prolactin，PRL）可能增加间质细胞上的LH受体密度，维持睾丸内正常的睾酮浓度。高催乳素血症能干扰GnRH的脉冲式释放，终止促性腺激素的脉冲式分泌。

GnRH、FSH、LH、T、雌二醇（Estradiol，E2）、抑制素B（inhibin，INH B）、PRL等均参与生精；睾酮及其代谢物对生精细胞减数分裂的完成及精子细胞成熟是必需的。

（2）生长因子旁分泌调节：生长因子具有旁分泌和自分泌的作用，参与生精细胞的增殖、减数分裂和分化的局部调节。

胰岛素样生长因子由睾丸Leydig细胞分泌，刺激减数分裂和生精细胞DNA的合成。

表皮生长因子是颌下腺分泌的产物，与睾丸内膜受体具有高度的亲和力，能增加sertoli细胞对FSH的应答，增加sertoli细胞分泌胰岛素样生长因子，刺激Leydig细胞合成孕酮和雄激素调节精子的发生。

转化生长因子通过自分泌和旁分泌作用，增强sertoli细胞对FSH的应答，刺激Leydig细胞合成雄激素，调节精子的生成。

成纤维细胞生长因子能增强sertoli细胞对FSH的敏感性，促进sertoli细胞分泌胰岛素样生长因子。

9.其他（未知问题，表观遗传调控修饰）　精原干细胞更新分化的调控（调节机制不明）。调控更新与分化的因子有内在基因表达、外部信号分子及黏附分子。支持细胞限制精原干细胞群的扩张，激素不影响精原细胞群的扩张，调控是自动的，基因层面的干细胞因子及其受体调控精原细胞的发育。

生精过程中，相邻的各级生精细胞保持胞质桥联系，胞质桥的存在对细胞的协同性增殖

及基因表达的调控很重要。

精子发生过程中，特别是减数分裂和精子形成的后两个阶段中的基因调控极其复杂，并存在一系列的"遗传脆弱性"而失掉生殖细胞的自我监护、淘汰机制。

（二）睾丸生精外源性有害因素影响

1. 化学治疗 化疗中患者血清FSH升高，部分出现无精子症。化疗后血清FSH水平下降者显示生精功能恢复，血清FSH水平持续不降者生精功能恢复的机会少。接受PVB（顺铂、长春新碱、博来霉素）、PVP（顺铂、长春新碱、平阳霉素）及POMP（泼尼松、长春新碱、甲氨蝶呤、巯嘌呤）和（或）ACE（多柔比星、环磷酰胺、依托泊苷）方案治疗的患者生精功能恢复的概率是50%～60%。接受顺铂化疗方案患者常发生无精子症，其中多数在4年内恢复生精功能。烷化剂治疗者生育率较对照组低60%；Hodgkin病以MOPP（氮芥、长春新碱、丙卡巴肼、泼尼松）和COPP（环磷酰胺、长春新碱、丙卡巴肼、泼尼松）方案治疗后，永久性无精子症的发生率为80%～100%。

2. 影响生精功能的药物 详见第36章"影响男性生育功能的药物"。

3. 放射治疗 由于细胞分裂（有丝分裂及减数分裂）率高，生精上皮对放射高度敏感；精子细胞（高度分化单倍体细胞）较精原细胞和精母细胞更能抵御放射；Leydig细胞对放射不敏感，因而放射治疗中血清睾酮水平维持正常；放射后血清FSH水平增高，生精功能恢复后可能降低。放射量超过65cGy（为组织吸收放射线的剂量单位），通常会发生无精子症；放射量少于100cGy，生精恢复需要9～18个月；放射量200～300cGy，生精恢复需要30个月；放射量400～600cGy，生精恢复可能需要5年；约1/4放射治疗后的患者发生永久性无精子症；放射治疗后，建议患者在6～24个月内避免生育；放射治疗后的患者后代出生缺陷的概率未见增高。

4. 外界环境因素 化学因素如农药、工业化合物（如表面活性剂和食品添加剂）、重金属、人工合成的雌激素、植物生长调节剂、汽车尾气、吸烟、生殖毒素及相关的环境因素，内分泌干扰剂（如邻苯二甲酸盐及双酚）对生精可能有不利影响。物理因素包括如高温环境，或长时间高热史、电离辐射、噪声、震动、微波等。生物因素包括病原微生物和寄生虫的影响。有观点认为溶解脲原体及沙眼衣原体影响精子的发生。

（三）精子成熟与受精

精子在附睾会发生变化，包括精子表面组份、膜蛋白组成、免疫原性、磷脂和脂肪酸含量、腺苷酸环化酶活性等。可改善精子膜的完整性，增强其受精能力。人精子在附睾的成熟与储存（20天至数月）。

受精发生于输卵管壶腹部。受精过程：精子顶体释放溶解酶，精子与透明带上的受体结合，协助其穿透卵子的包裹即顶体反应，穿孔。精子通过透明带，精子（单个）膜与卵细胞膜融合精卵直接结合似乎由各自表面的受体介导。精卵相互作用和变化的结果是精子整合入卵子的胞质中。精子穿卵后，卵子发生皮质反应：透明带上的精子受体破坏，其他精子不能穿卵，避免多精授精。精子核被卵子胞质吞噬，而后进入两原核期，继之是原核融合，染色体整合。此外，卵子恢复减数分裂，开始形成中期Ⅱ纺锤体。精子中段的中心体对授精卵的早期纺锤体形成至关重要。

二、睾丸生精功能障碍

【分类及病因】

（一）继发性睾丸生精功能障碍

1. 下丘脑及以上因素（基因异常多见） 详见第39章"男性不育症的遗传学基础"。

（1）Kisspeptin-gpr54异常：Kisspeptin促进生殖器官的发育及青春期启动，通过刺激GnRH释放而增加LH、FSH的分泌；Kisspeptins受体gpr-54失活变异可导致青春期延迟或缺失，而gpr-54活化变异导致性早熟。Kisspeptin及gpr-54也介导了T和E2对HPG的负反馈作用；从而证实Kisspeptins及其受体gpr-54对HPG轴的调控作用。

（2）先天性促性腺激素释放激素（GnRH）不足：多因患者出现第二性征发育缺陷在青春期方能诊断。女性表现为原发性闭经及乳房不发育，男性在新生儿期表现为隐睾症或小阴茎症，最常见的临床表现是青春期发育滞后，主要是类无睾者体态及睾丸无发育。

（3）Kallmann综合征：详见第4章"男性青春期发育及发育异常的处理"。

（4）体质性青春发育延迟：详见"男性青春期发育及发育异常的处理"。

（5）获得性GnRH不足：颅内肿瘤，炎症、手术、放射治疗、损伤等均可影响下丘脑的功能，使 GnRH 分泌不足，导致获得性GnRH不足。

2.垂体因素（组织损害较多）

（1）垂体功能减退：可能是肿瘤、梗死、手术、放射、浸润或肉芽肿性病变。对镰状细胞贫血患者而言，镰状红细胞在其垂体和睾丸内发生的微梗死被认为是不育的原因。

（2）垂体肿瘤（如颅咽管肿瘤，腺瘤）。

（3）单纯LH不足（生殖性无睾症）：部分促性腺激素缺乏，LH足以刺激睾酮合成和生精，但睾酮不足以使患者雄性化，表现为类无睾体征，雄性化程度不同和男乳女化。患者睾丸体积正常，但精子密度低。血浆FSH正常，LH和睾酮处于正常低值。

（4）单纯FSH不足：垂体分泌FSH不足，但LH正常，患者雄性化正常。睾丸体积、血LH和睾酮水平正常。血FSH均低，对GnRH的刺激无反应。表现为无精子症或极度少精症。

（5）高泌乳素血症：详见第26章"高催乳素血症与男性不育及性功能障碍"。

（二）原发性睾丸生精功能障碍

1.先天性

（1）无睾症：胚胎期因感染、创伤、血管栓塞或睾丸扭转等原因引起睾丸完全萎缩而致病，表型为男性。青春期男性第二性征不发育，外生殖器仍保持幼稚型，无睾丸。若有残余或异位的间质细胞分泌雄激素，可出现适度的第二性征。血睾酮水平低，促性腺激素显著升高，hCG刺激后，睾酮不增高。

（2）睾丸发育不良综合征：①睾丸发育不良综合征：是睾丸生殖细胞肿瘤、隐睾、尿道下裂、不育相关性睾丸发育障碍综合征，可能与环境、生活方式及遗传学异常有关。②部分性性腺发育不良：由于睾丸发育不良（不同程度），表现为外生殖器异常（如尿道下裂，隐睾等），染色体核型正常（46，XY）。睾丸组织学表现可能有精曲小管少，纤维组织增多，直至睾丸轻度异常，可能是双侧睾丸改变，也可能伴随条索状睾丸。SRY基因突变很少见，部分患者系NR5A1 基因突变所致。③混合性性腺发育不良：患者性腺及生殖器表型与部分性性腺发育不良相似，染色体核型是 45，X/46，XY或其他变异型。伴随正常或结构异常的Y染色体；45，X/46，XY核型可能存在于女性表型及 Turner 综合征，生殖器两性畸形和卵睾综合征及不育症的男性表型。嵌合型患者身材较矮，伴随先天性畸形，心血管和肾等器官的先天性或获得性异常。④隐睾，详见相关章节。

（3）遗传学异常：详见第39章"男性不育症的遗传学基础"染色体数目和结构异常或多种基因突变。前者包括性染色体和常染色体畸变，后者包括生殖系统特异表达的基因突变，调控性分化和性腺发育的基因突变和常染色体基因突变。①克氏综合征：详见第40章"克氏综合征与男性不育症"。②性逆转综合征：核型46XX，SRY（＋）／（－），AZF缺失或存在；男性表型，小睾丸，有精或无精子症；HPG轴高促（FSH及LH）或正常，睾酮正常或低，性功能多数正常；病因为精母细胞减数分裂时，X-Y联会，片段交换异常，SRY易位于X染色体，AZF区域移动情况不一；AZF（-）者，AID（供精人工授精）；AZF（+）者，需遗传咨询。③XYY综合征（XYY syndrome）：父系精子形成的第二次减数分裂过程中Y染色体没有分离的结果。具有进攻性或反社会性倾向。FSH水平高，LH和睾酮正常，少精症或无精子症。睾丸活检显示精子成熟障碍或唯支持细胞综合征。患者携带了额外的X染色体，来自于父亲或母亲，在阴茎长度、睾丸体积、激素水平、精神症状、认知和行为方面没有差异。④Noonan综合征：与Turner综合征（45，X）相似。核型正常（46，XY）或嵌合型（X/XY）。典型患者具有蹼状颈部、身材矮小、双耳下垂、眼距增宽和心血管异常等。出生时，75%的患者有隐睾表现对生育力有影响。睾丸完全下降则有可能生育，血FSH和LH的水平取决于睾丸的功能状况。⑤颓废睾丸综合征：患病率为0.005%。双侧睾丸缺如，睾酮缺乏导致性成熟障碍。病因是胚胎期睾丸扭转、创伤、血管损伤或感染。胚胎发育第14~16周时，Wolffian管生长发育，而Mullerian管抑制，并有男性外生殖器相应的生长发育。该病患者表现类无睾体形，但无男乳女化，染色体核型也正常。血LH和FSH增高，睾酮水平极低。不育症无法治疗，需终身补充睾酮以维持其雄性化和性功能。⑥Y染色体微缺失：详见第39章"男性不育症的遗传学基础"。

（4）生精细胞发育不良：完全性或局部生殖细胞发育不良唯支持细胞综合征（SCOS）。生精上皮的缺失可能与遗传缺陷、生殖细胞先天性缺失和雄激素抵抗有关。

（5）生精阻滞：精母细胞水平的完全性生精成熟阻滞，间质细胞和支持细胞、精原细胞和精母细胞均正常，但缺乏精子细胞和精子。精子形成阶段（睾酮依赖），圆形精子细胞不能变形为精子。完全阻滞导致无精子症，部分阻滞可致严重少精子症。

2. 获得性病因

（1）睾丸创伤：由于其免疫状况特殊（免疫豁免区），睾丸损伤除导致组织萎缩外，还可激发异常的免疫反应。两者均可引发不育症。对睾丸损伤导致的白膜破裂应探查并予以修补，减少睾丸组织暴露的机会。

（2）睾丸扭转：青春期前儿童和青春发动早期多见。精索扭转可导致睾丸抗原在自身免疫系统的接种，为免疫性不育症埋下隐患。对侧的"健睾"可能有组织学异常的表现。精索扭转在发病后6h内手术纠正，睾丸功能可保留。

（3）腮腺炎合并睾丸炎：详见第35章"病毒性睾丸炎与不育症"。

（4）系统性疾病（肝硬化，肾衰竭）：肝功能衰竭和肝硬化伴有睾丸萎缩、阳萎和男乳女化。睾酮水平和代谢清除率降低；由于雄激素转化雌激素（芳香酶作用）增加，雌激素水平增高。睾酮水平的降低并不伴有LH和FSH成比例的增高，提示肝功能衰竭可能伴发HPG轴的抑制。尿毒症可伴发不育症、性欲减退、勃起功能障碍和男乳女化。睾酮水平降低，FSH和LH增高，25%的患者催乳素增高。雌激素过多可能是性激素轴紊乱的原因之一。

（5）睾丸肿瘤：睾丸间质细胞瘤或支持细胞瘤。

（6）精索静脉曲张。

（7）手术导致睾丸供血受限-睾丸萎缩：睾丸位置表浅，容易受伤，除导致睾丸萎缩外，还可激发异常免疫反应，两者均可导致不育；睾丸血管、输精管道的医源性损伤也会导致不育。

3. 特发性病因　目前未知病因。

（三）性激素作用异常

1. 雄激素不敏感综合征（雄激素受体缺乏）　又称睾丸女性化综合征，是一种X连锁遗传病，在胚胎期由于雄激素受体（AR）缺陷而引起的一种男性表型异常综合征。AR功能全部缺失者，称为完全性性激素不敏感综合征（CAIS），表现为男性假两性畸形；AR部分缺陷者称为部分性AIS（PAIS），后者又称为Refenstein综合征，表现为尿道下裂，隐睾，小阴茎。轻微缺陷者，表现为不育症。

2.5α-还原酶缺乏　睾丸和wolffian管结构（内生殖器）发育正常，而外生殖器发育不稳定。5α-还原酶可将前列腺、精囊腺和外生殖器等雄激素敏感组织中的睾酮转化为双氢睾酮。生殖器皮肤成纤维细胞中5α-还原酶的表达量的下降可确认5α-还原酶缺乏。有报道下降的睾丸有精子生成，该病患者尚无生育的报道。

3.芳香酶缺乏　芳香酶是体内唯一将雄激素转化为雌激素的酶系，对睾丸局部及整体雌雄激素的体内平衡有重要的调控作用。芳香酶缺乏将造成雌激素减少，出现生精细胞凋亡加速，顶体形成异常，间质细胞增生肥大，精子发生受到破坏，精子活力和数量减少。

4.内源性或外源性激素异常

（1）雌激素和（或）雄激素过多：外源性雄激素增多常见于口服类固醇激素、先天性肾上腺增生、有激素活性的肾上腺肿瘤或睾丸间质细胞肿瘤。而过度肥胖、肝功能不全是雌激素增多的常见原因，还与一些能分泌雌激素的肿瘤如肾上腺皮质肿瘤、睾丸支持细胞瘤或间质细胞瘤有关。

（2）糖皮质激素过多：过多的外源性糖皮质激素抑制机体垂体-肾上腺皮质轴，能抑制LH的分泌，导致精子生成障碍。多见于库欣综合征或医源性摄入增加。

（3）甲状腺功能亢进或减退：甲状腺功能的平衡通过垂体和睾丸两个层面来影响生精，甲状腺功能亢进或甲状腺功能减退可改变下丘脑激素的分泌和雌/雄激素比值，甲状腺功能异常约占男性不育原因的0.5%。

【组织学改变】

睾丸各类型的生精功能障碍的病理改变（图28-4，图28-5）。

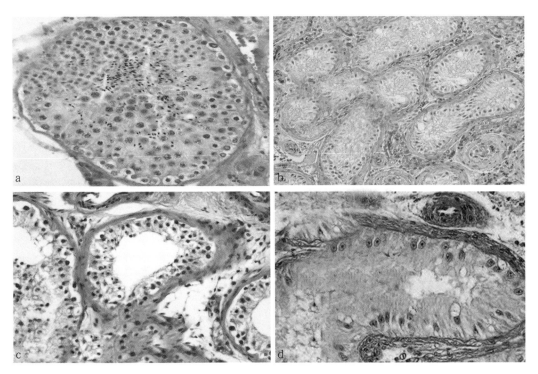

图28-4　睾丸生精功能障碍病理组织学

a.生精功能正常；b.生精细胞发育不良（唯支持细胞综合征）；
c.生精细胞功能低下；d.睾丸组织终末期改变（如克氏综合征）

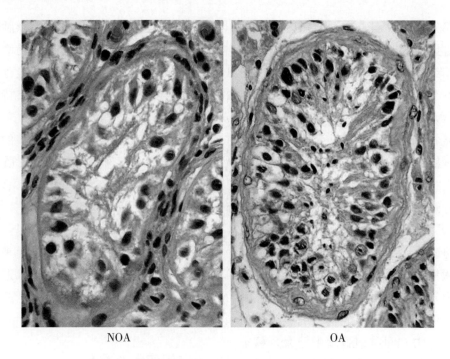

NOA　　　　　　　　　　OA

图28-5　非梗阻性无精子症(NOA)与梗阻性无精子症(OA)

【病理生理学】

生精功能障碍最重要的病理改变是精曲小管严重玻璃样变，曲细精管内没有任何细胞存在，其次是生精细胞完全萎缩、唯支持细胞综合征（SCOS）这些曲细精管的直径通常变小。

精母细胞水平的完全性生精成熟阻滞，特征是间质细胞和支持细胞、精原细胞和精母细胞均正常，但缺乏精子细胞和精子。成熟阻滞在精原细胞和圆头精子细胞水平较少见，后者阻滞特点为成熟和正在变长的精子细胞缺乏。较轻的生精功能改变有生精功能低下（部分生精细胞减少）、部分生精细胞成熟阻滞、局灶性SCOS和混合型。

生精阻滞的常见环节：精原细胞阶段（1.7%）；初级精母细胞阶段（12.5%，纺锤体期，检测点），不能进入减数第一分裂（睾酮依赖，染色体数目及结构异常，AZFb、C缺失，精索静脉曲张，其他原因）；精子形成阶段（睾酮依赖，精索静脉曲张），圆形精子细胞不能变形为精子；精子释放障碍（FSH、T依赖）。生精完全阻滞导致无精子症，部分阻滞可致严重少精子症。睾丸终末期改变：睾丸小而软（2～3ml），基膜增厚，生精小管硬化，生精细胞与支持细胞均消失，常见于克氏综合征及隐睾患者，可能存在局灶性生精。

【临床表现】

临床表现为生育困难，睾丸小、软或正常，严重少弱畸形精子，或无精子，内分泌检查可见低促性腺素性功能减退症、高促性腺素性功能减退症及正常，详见表28-1。病理表现有生精低下、生精阻滞、唯支持细胞综合征及睾丸终末期改变（精曲小管纤维化）。

【诊断】

（一）诊断流程

1.问诊　详问生长发育史，性生活状态，有无致女性怀孕经历，有无泌尿系统感染病史，手术史（如腹股沟疝，隐睾，睾丸扭转等），腮腺炎睾丸炎病史，棉籽油食用史，生殖毒性用药史，家族史及职业生活习惯等。

2.体格检查　包括体型，阴毛，睾丸附睾大

表28-1　各类型生精功能障碍的性激素对比

睾丸功能状态	T	FSH	LH	PRL
正常	正常	正常	正常	正常
生精阻滞/精道梗阻	正常	正常	正常	正常
原发性性腺功能减退	相对低	高	正常/高	正常
生精细胞发育不良	绝对低	低	低	正常
继发性性腺功能减退	绝对低	正常	正常	正常
高催乳素血症	低	低	低	高
外源性睾酮/间质细胞瘤	高	正常/低	低	正常
服氯米酚或雄激素抵抗	高/正常	高/正常	高/正常	正常

小形态质地，输精管及精索静脉，直肠指检等。

3.辅助检查　精液常规及生化检查，内分泌检查，泌尿生殖系超声，染色体检查，头颅核磁共振，睾丸活检等。

(二) 辅助检查

1.精液分析参考值　详见表28-2。

2.精子DNA碎片化检测　15%～25%男性不育患者的精液常规正常，但精子DNA完整性较差。精子DNA完整性严重影响精子的受精能力、受精后原核的形成，可致流产、先天畸形

表28-2　《世界卫生组织人类精液检查与处理实验室手册》（第5版）精液分析参考值

参数	参考下限
精液量(ml)	1.5(1.4～1.7)
pH	≥7.2
精子总数(10^6/一次射精)	39(33～46)
精子浓度(10^6/ml)	15(12～6)
总活力(PR+NP, %)	40(38～42)
前向运动(PR, %)	32(31～33)
存活率(活精子, %)	58(55～63)
精子形态(正常形态, %)	4(3.0～4.0)
白细胞(10^6/ml)	<1.0
MAR试验(与颗粒结合的活精子, %)	<50
免疫珠试验(与免疫珠结合的活精子, %)	<50
精浆锌(μmol/L一次射精)	≥2.4
精浆果糖(μmol/L一次射精)	≥13
精浆中性葡萄糖苷酶(mu/一次射精)	≥20
精子低渗试验	尾部肿胀精子>50%
伊红染色	≥50存活精子

或者遗传性疾病。正常碎片率小于10%，表示有正常的生育能力。临界碎片率：10%～15%表示自然妊娠及人工助孕成功率可能降低，反复流产可能性增加（精子碎片率和体外受精IVF及ICSI成功率、胚胎质量负相关）。异常碎片率大于15%表示男性生育力降低，自然妊娠还是IUI助孕成功率都很低，且IVF/ICSI助孕有流产风险增加的可能，超过30%很难临床妊娠。

3.精液脱落细胞学　包括精子动力学、精子功能学、精子形态学、生精细胞学、精液生物化学等内容。狭义的精液脱落细胞学指"精子形态学"和"生精细胞学"，以精子形态学为依据，包括精子、生精细胞、粒细胞、红细胞、巨噬细胞、线索细胞、细胞骨架、结晶、细菌有形成分。可评估睾丸损害程度和恢复能力，动态观察生精细胞变化，为疗效观察和预后判断提供依据。精液中出现生精细胞脱落高峰期，是睾丸生殖障碍的明显信号。

4.精子顶体酶活力　顶体酶存在于精子顶体内膜及赤道部膜上，以无活性形式存在，当精子头部进入卵透明带时，顶体酶原被激活为顶体酶。此酶是受精过程中不可缺少的一种中性蛋白水解酶，类似于胰蛋白酶，能水解卵透明带糖蛋白，使精子穿过卵丘再穿过透明带与卵子融合；能促使生殖道中激肽释放，从而增强精子的活力和促进精子的运动。

5.精液生化　果糖用于监测精囊功能。还有酸性磷酸酶、枸橼酸、蛋白质、微量元素、乳酸脱氢酶X、精浆肉碱等。中性α-葡萄糖苷

酶可认为附睾的功能指标外，还用于鉴别梗阻性与非梗阻性无精子症。

6.抑制素B（INH B） 由睾丸支持细胞分泌，参与生殖内分泌、旁分泌及自分泌的调节。区分睾丸取精是否成功的INHB水平为＞40pg/ml（敏感性90%，特异性为100%）。INH B可用于男性不育病因诊断和监测放、化疗对生精功能的损伤及隐睾症、精索静脉曲张治疗疗效评估。

7.睾丸活检 50%～60%的非梗阻性无精子症的曲细精管内存在精子，可用于卵细胞浆内单精子显微注射（ICSI）治疗。活检时取多点不同位置的标本能反映不同部位的生精情况。睾丸活检评分采用JOHNSEN评分，详见表28-3。睾丸活检时应尽量足够精子冷冻保存以备ICSI使用，如果这些精子尚活动，ICSI后的受精率或种植率将更高。

8.抗精子抗体（ASA） 检测 ASA可能存在于血清、精浆或精子表面，精子表面抗体与不育的相关性最强。多数观点认为测定生殖道局部抗精子抗体更为重要。

9.染色体核型分析及Y染色体微缺失检测

（1）染色体核型检查：2%～15%的无精子症或极度少精症存在性染色体或常染色体的异常。适用人群①无精子症；②严重少精子症

表28-3 睾丸活检推荐使用JOHNSEN评分表

评分 组织学标准	得分
生精功能正常	10
生精功能轻度改变，后期精子细胞较多，排列紊乱	9
每小管小于5条精子，后期精子细胞较少	8
无精子和后期精子细胞，早期精子细胞较多	7
无精子和后期精子细胞，早期精子细胞较少	6
无精子和精子细胞，精母细胞较多	5
无精子和精子细胞，精母细胞较少	4
只有精原细胞	3
无生精细胞，只有支持细胞	2
生精上皮	1

（＜5×10⁹/L）；③夫妇一方为染色体病患者，或曾妊娠、生育过染色体病患儿的孕妇；④夫妇一方为先天性神经管缺陷患者，或曾妊娠、生育过该病患儿的孕妇；⑤有不明原因自然流产史、畸胎史、死胎或死产史的孕妇。

（2）Y染色体微缺失检测：Y染色体上存在影响精子发生的无精子因子（AZF），分为AZFa，AZFb和AZFc三个区域。利用多重聚合酶链反应（PCR）特异性扩增Y染色体AZF区域的序列标签位点（STS），扩增产物用电泳或杂交等方法进行检测。适用于无精子症及严重少精子症（＜5×10⁹/L）。

AZFa、AZFb和AZFc三个区域全部缺失；AZFa区域整段缺失通常导致唯支持细胞综合征（SCO综合征）；AZFb和AZFb+c整段缺失也会导致SCO综合征或生精阻滞；以上临床表现均为无精子症，基本不能通过TESE获得精子。

AZFc缺失尚残存精子生成能力。AZFc缺失见于无精子症或严重少精子症，可在自然状态下遗传给其男性后代。AZFc缺失者通过TESE获得精子的机会要大，可进行ICSI受孕，但男性子代将是AZFc缺失的携带者。

10.泌尿生殖超声检查 检查睾丸及周围的病变性质和范围。探查精索静脉，测量血流形态和静脉管径。一般来说蔓状静脉的直径＞2.2mm被视为异常。Valsalva动作时精索静脉内血液逆流也是精索静脉曲张的特征。经直肠超声检查前列腺、精囊和射精管。TRUS显示精囊扩张（宽径＞1.5cm）或射精管扩张（＞2.3mm）伴囊肿、钙化或结石者，高度提示有射精管阻塞。

11.CT与磁共振成像 头颅CT和MRI可诊断颅脑如垂体瘤等病变。盆腔CT和MRI影像技术有助于确定生殖道解剖结构，常提示腹膜后病变的单纯右侧精索静脉曲张，或不可触及的睾丸的探查。

【治疗】

(一) 病因治疗

1. 特发性少弱精症　对于LH、FSH、T均在正常范围内的少弱形精症者可给予雌激素拮抗药（氯米芬25mg/d或他莫昔芬10mg，3次/d，口服连续1～3个月），其作用机制利用减少雌激素的负反馈，提高FSH、LH、T，间接促进睾丸生精。

2. Kallmann综合征患者（缺乏GnRH，不足以维持正常的垂体功能）　该病并发的不育症，使用hCG（1000～2000U，3次/周）和重组FSH（75U，2次/周）。用GnRH泵，以脉冲方式注射GnRH[25～50ng/（kg·2h）]。适用于垂体疾病伴发的睾丸功能不全，对GnRH治疗反应不佳，而对hCG和HmG的治疗反应好。

3. 生殖性类无睾综合征或单纯LH缺乏患者对hCG单独治疗的反应好。一般在治疗启动后9～12个月，精液中可见精子。

4. 高催乳素血症　可干扰GnRH的周期性释放，消除促性腺激素的脉冲式分泌。治疗详见第26章。

5. 原发性性腺功能减退　当FSH高，LH正常或高，T正常或低采用药物治疗极为困难，如想提高T（经验性治疗），可用抗雌激素药物（氯米芬，他莫昔芬）或芳香酶抑制药，其外周作用可降低血清E2，提高T/E2。

6. 甲状腺功能异常　甲状腺激素过高或过低，均影响精子生成，占不育症总病因的0.5%，去除或补充甲状腺激素临床疗效好。

7. 先天性肾上腺发育不全　多为21-羟化酶缺乏症，皮质醇产生不足。由于雄激素过多，抑制垂体促性腺激素的分泌，使睾丸成熟障碍。该病罕见，常表现青春期提前，应进行细致的实验室检查。无论男女，该病及其相伴的不育症，均以皮质激素治疗。

8. 雄激素不敏感综合征临床处理

（1）完全型雄激素不敏感综合征：切除隐睾（腹腔镜）；有子宫补充雌激素雌、孕激素诱导人工月经；无子宫单纯补充雌激素，维持女性功能及特征。

（2）部分型雄激素不敏感综合征：睾酮补充治疗（大剂量），阴茎及尿道矫形。

（3）轻微型雄激素不敏感综合征 ：hCG促进生精。

9. 外源性睾酮及其代谢物过多能抑制垂体-性腺轴的功能和精子生成　患者应停止使用激素，使激素平衡恢复正常。二线治疗用hCG和FSH，对睾丸进行刺激，用法类似于Kallmann综合征。

10. 精索静脉曲张　详见第10章"精索静脉曲张"。

(二) 睾丸生精障碍治疗常用药物

详见第37章"男性不育症的药物治疗"。

(三) 辅助生殖技术

详见第43章"男科医师应知的辅助生殖技术"。

【展望】

对于生精细胞完全缺失或处于不成熟状态的如何进行干预？目前辅助生殖技术需要成熟生精细胞，如何完成这一目标。生物技术需要将不成熟生精细胞继续分化，或诱导躯体细胞产生精子。

人类胚胎干细胞是目前再生医学研究中的关键问题之一，优化多种成体干细胞分离纯化和体外培养技术，改进干细胞定向诱导分化的条件，建立骨髓等来源的成体干细胞定向诱导分化技术，并对诱导细胞的免疫表型、分化调控、生物学特征、体内外功能、临床应用安全性评估等进行了系统研究，已为干细胞治疗的临床应用奠定了基础。

（佟雪松　胡海兵）

第29章

精液凝固、液化与黏稠度

一、概述

精液的凝固、液化与黏稠度，是精液呈现的不同的理化性质，对精子的活动能力、分布有影响，精液黏稠度高甚至对精子的DNA完整性都有影响，从而影响男性的正常生育。一般认为精液的凝固、液化及黏稠现象，多与前列腺、精囊的生理功能密切相关，其次还可能与免疫因素、性激素水平、泌尿生殖系统感染及人为因素等有关。

二、精液凝固、液化及黏稠度异常的定义

1. 精液液化不良　是指射出的精液在37℃恒温下60min后精液部分或者全部呈胶冻或成团块状，甚至不能在悬垂的状态下呈液态滴落，不能被吸管吸出的凝固状态。

2. 黏稠度异常　精液黏稠度是指液化后的精液黏性，通过黏液丝的长短来判断是否正常。正常精液都会有一定的黏性，呈半流体状，也可以形成黏液拉丝状态。但不应有明显的拉丝现象或者拉丝长度低于2cm，即视为不黏稠。如果黏液丝长>2cm，或0.5ml精液通过特定黏度计的时间少于2min（中间值为50s）即视为黏稠度高。

3. 精液不凝固　是指精液射出后不呈胶冻状，直接为液化状态甚至稀薄如水，半透明或者透明状，发生比例较精液不液化者高。

三、精液凝固、液化异常的机制及对生育的影响

（一）精液凝固与液化需要两类因子的参与，即凝固因子与液化因子

1. 精液的凝固因子由精囊腺体分泌合成，即精液凝胶Ⅰ（Sg1）和精液凝胶2（Sg2）及纤维连结蛋白（FN），以上是精液凝胶的主要结构蛋白，Sg和FN以非共价方式连接。它的存在可以让刚刚射出的精液凝结成团，有利于防止精子的"走散"或者"被冲走"，让精子在阴道停留的数量更多，时间更久。也有利于精子在阴道内进一步吸收营养和获能，为精子即将发出的冲刺和受精提供最后一次获能机会。

2. 精液的液化因子为由前列腺上皮分泌合成的前列腺特异抗原（PSA），是丝氨酸蛋白激酶，为蛋白分解酶（过去称精液素）。其最合适的pH为6.5～7.5（pH低于4.0或者高于9.0该酶失效）。由于有液化因子的存在，使得精液在未射出体外的阶段呈液态，便于顺利的从尿道射出。也会让射在阴道内经过充分"休整"后的凝固团精液变成液态，解除对精子的约束，让精子自由、迅速、有力地冲进女性子宫内，完成光荣的使命。研究发现精液的液化过程在室温下分为三个阶段。

第一阶段是精液从凝胶状物质溶解，球状颗粒消失。第二阶段是精浆中溶解的蛋白质再降解为肽，此阶段精子开始运动。第三阶段是肽降解为氨基酸。其过程是PSA将Sg水解成多肽的小片段，肽产生氨基酸，随着Sg片段的释放增多，FN的降解片段也迅速增加，更促进了精液液化的过程。此阶段精子开始运动活跃，逐渐获能，快速运动。如果缺少这个"解冻"过程，再活跃的精子都会被困在这个"凝固团"中，形似"困兽"动弹不得，最终被流出女性体外，丧失了施展威力的机会，当然也就不能怀孕。

（二）精液不凝固或者凝固障碍的后果

如果精液不凝固或者凝固障碍，性生活后精液很快就从阴道流出，从而导致阴道内精子数量减少，就容易导致低育或者不育现象。出现此种情况多与精液中的凝固酶、果糖等成分明显减少甚至缺乏等有密切相关。

（三）现代医学与传统医学对精液凝固、液化及黏稠度异常的观点

1.现代医学观点　现代医学认为精液的液化不良多与前列腺分泌的液化因子不足或者液化因子失活有关系；其次由于性激素水平低、从而导致附属性腺生理功能低下，分泌能力下降，精浆中的液化因子或者凝固因子失衡，前列腺体及精囊分泌减少出现精液性状出现异常及附属性腺感染（如支原体等感染）后功能紊乱，精浆成分发生改变、精浆抗精子抗体（AS-Ab）出现，从而导致精液液化异常。另外有报道精索静脉曲张因为局部缺氧造成睾丸微血管的损害，间质水肿，生精小管界膜病变，导致血睾屏障破坏，在外周血和精液中产生抗精子抗体（AS-Ab），也会导致精液液化异常。

精液不凝固或者凝固障碍者，多与精囊发育不良或者缺如、各种原因导致的射精管堵塞、慢性精囊炎、精囊管堵塞、精囊分泌的凝固酶不足等有关系。

黏稠增高一般认为与睾酮缺乏或者前列腺、精囊腺发育差导致分泌液化因子偏少有关；黏稠度增高会导致精液质量差、精子活力弱、精子前向运动能力减弱、精子DNA完整性受损，从而减少妻子受孕的机会，甚至影响怀孕质量，出现流产、胎停育或者死胎。

如果排出的精液直接呈米汤样，称之为黏度太低。可能为先天性无精囊或精囊液流出管道阻塞所致。

2.传统医学观点　传统医学认为，精液的正常液化，有赖于阳气的气化，又依赖于阴阳之气的协调，阳气不足或者过甚均不能保持精液的正常液化。《黄帝内经·灵枢》所谓"阳化气，阴成形"。因此一切可以引起机体阴阳平衡失调的原因均可导致精液不液化。若素体阴虚火旺，过服温燥壮阳之品，热盛灼精，精液黏稠不液化；脾肾阳虚或者元阳不足，精室虚冷气化失司则精浊不化；过食辛辣醇厚，内生湿热下注，熏蒸男子包室，清浊想混致精液难化；素体痰湿壅盛下阻包脉，精道淤阻而不化。《黄帝内经·素问》所谓"伤于湿者下先受之"是也；房事不节、过度手淫、忍精不射、离位败精、阻滞精道气机，精液黏稠不化者亦可见之。

四、精液凝固、液化及黏稠度的相互关系

（一）精液黏稠高（SHV）与液化不良的关系

1.精液黏稠度是整份精液液性特征，是在精液液化后的考察指标。只有在精液液化后才能测量黏稠度（或拉丝度），没有液化的精液是无法准确判断它的黏稠度。

2.国外有学者研究发现精的黏稠度越高，阴道内的精子前向运动能力、精浆中PSA水平就越低，分布数量也少但分布均匀。这也说明前列腺分泌的PSA参与了精液黏稠的降解过

程。虽然不完全液化的精液里精子也有可能运动较快，但分布不均匀，自然受孕的机也会减少；而不液化的精液，精子基本不能运动，自然受孕机会极少。

3.精液的液化程度会随着观察时间的延长而逐渐明显。而黏稠度（或拉丝度）却不会随时间的延长而改变。精液在其液化过程中，黏稠度也会随之逐渐下降。而黏稠度越高的精液其液化时间也越长。

4.精液黏稠的程度可以作为评估前列腺和精囊功能的指标。黏稠度越高，精浆果糖、精浆枸橼酸、精浆锌水平越低，提示前列腺精囊功能越差，呈负相关现象。

5.精液黏稠度还与遗传因素（如囊性纤维化，CFTR）有关系。

（二）精液不液化与前列腺炎的关系

精液的液化过程是精液凝胶体的瓦解过程，主要靠前列腺液中的液化酶发挥作用，比如蛋白分解酶、溶纤蛋白酶等。精液不液化还可能与其他因素有关，如精囊因素、免疫因素、性激素水平、附睾因素、精浆超氧化反应、精浆微量元素低下甚至人为因素等。

五、临床表现

患者多无自觉症状，偶尔自诉发现排出的精液不均匀或者有凝块。多以男性不育症来院就诊要求检查。

六、诊断

该疾病的诊断主要是靠实验室检测甄别为主要依据。

（一）精液液化程度

正常精液刚射出后呈胶冻样（或者成坨）状。一般5~15min内会自行液化。

1.在30min内液化完全成液态的称之为精液

液化。

2.在30min后不液化但在60min内液化应视为液化延迟。

3.超过60min精液仍成胶冻样状或者黏性团则判断为不液化。

4.刚采集的精液立即观察，如果一直呈水样不凝固或半液化状态，判断为精液凝固不全或者凝固障碍。

（二）精液黏稠度程度

判断精液黏稠度是以液化后精液的拉丝长短来判断黏稠的严重与否。报告时可以报告拉丝的实际长度供临床医师判断。

1.拉丝长度2~4cm轻度黏稠；

2.拉丝长度4~6cm中度黏稠；

3.拉丝长度>6cm重度黏稠。

七、鉴别诊断

（一）精液不液化与不完全液化鉴别

1.精液不液化与不完全液化是相对的，只是液化的程度不同而已。大部分精液随着观察的时间延长，原本不液化的精液也会逐渐液化。少数患者的精液即使经过24h也不液化。

2.完全不液化的精液，眼见成坨，吸管难以吸附，不能涂片，根本无法进行下一步的精液分析；不完全液化的精液，还是有一部分精液可以吸附、涂片检测，但在此情形下精子分布可能不均匀，精液分析参数也不准确，仅供参考。

3.精液不液化者，精子基本不能运动，受孕机会极少。液化不全者，部分精子运动不受限或者受限不明显，受孕能力仍然存在，只是机会相对少些。

（二）黏稠度增高（SHV）与精液不液化的鉴别

精液的黏稠度增高与精液不液化乃是两个不同的概念，应区分开。所谓不液化的精液是指精液的性状部分或者全部呈成团块状，甚至不能在悬垂的状态下呈液态滴落。其内的精子分布不均匀，精子运动明显受限甚至不动，无法计数和分析检测；而黏稠度高的精液是指精液已经完全液化，只是在精液中有明显拉丝存在。其内的精子分布均匀，只是精子向前运动能力减弱，可以计数分析检测，但精子DNA完整性可能受损。

八、实验室检查要求及方法

实验室检查的准确性除了技术、设备本身有影响外，患者采集的精液标本完整与否、禁欲时间长短、排精时性兴奋程度、心理状态、排精环境、身体状况、附属性腺分泌能力的生理波动（即使同一患者在不同时间射精量也有不同）都会影响检验结果。

（一）禁欲时间

要求2～7d，一般认为禁欲3～5d为最佳检查时间。禁欲时间的长短对精液分析和判断往往有明显的影响。

（二）采集精液

1.采精容器　最好是广口、无菌、一次性专用收集器。便于完全收集，防止标本污染。

2.采精环境　安静、温馨、安全、舒适的采精环境对患者留取完整的精液有很大帮助。患者在此环境中会最大限度的发挥性兴奋和性刺激，便于完整的排精。传统的用尿杯在卫生间收集精液非常不利于完整的采精。

3.采精方法　精液采集原则上是清洁双手后采取手淫的方法。如果此法不行，可采用避孕套法（要求避孕套内不含杀精剂）、体外排精法、电动按摩取精法、精囊按摩法、性交后生理盐水冲洗阴道法（极少采用，不准确）等。

4.采精要求　要求在充分的性兴奋和刺激下完整的收集前中后段精液，不能只采集其中

一部分。

（三）标本存放环境温度

采集的新鲜精液应当在采精后30min内送检，存于37℃的环境。温度不能太高太低，温度太高酶会失活且精子容易受损、精浆的生化改变及细菌生长，温度太低精浆里各种活性酶效力不足，不利于正常检测和观察。

（四）检测方法

1.精液凝固的检测方法　标本取得后，应该立即观察，如果呈水样不凝固，或呈半液化状态，称之为凝固不全或者凝固障碍。

2.精液液化的检测方法　新鲜的标本取得后，首先看其是否凝固，以后每5分钟观察1次，直至完全液化，并如实记录从精液凝固到完全液化的时间。有些标本可能不液化或者黏稠度高者，会影响精子计数及活力测定，需要另行处理（机械混匀或者加1g/L菠萝蛋白酶或者0.35～0.5U/ml的糜蛋白酶才能分析）。

3.精液黏稠度的检测方法　精液液化后，用一宽孔的5ml滴管轻轻吸入精液，让精液依靠重力的作用滴落并观察拉丝的长度。正常的精液在移液管口形成不连续的小滴滴下，没有拉丝形成，即使有拉丝，长度也不应超过2cm。如拉丝长度>2cm则视为精液黏稠度增高。

（五）影响实验评估的外界因素

1.患者因素　未严格按照或者达到精液采集要求标准而采精的精液送检。所以一旦发现精液检查不正常，应该再择期多做几次精液检查，综合评估，而不轻易下结论。

2.检查因素　如各地区医院试验室条件参差不齐、医务人员的操作存在差异、各个医院执行的检验标准差异、有些检查人员未严格按照技术操作流程和标准去检测；或者精液黏稠与不液化混淆报告；或者保存精液环境随意，测试环境温度不保障等都会导致不同的医院检测的结果可能不相同。

还有临床医师对实验室报告高度依赖，不进行客观分析，唯报告论，没有综合的分析，仓促盲目的下结论。

3.环境、温度因素　季节气候及采精环境温度对患者采精会有一些影响。一般春、冬季节，气候寒冷，穿着厚实，操作笨拙，患者性兴奋度会低一些，射精可能会偏少。或者将精液标本放在普通室温下，精浆酶活性低，精液液化也会受到影响。

九、治疗

临床治疗之前，排除偶然因素，排除人为因素，要对患者病情综合分析，对精液性状异常的病理因素要全面考虑，进行有针对性的病因检查，如生殖系统彩超、性激素测定、精浆生化、精浆支原体及衣原体检测、前列腺液常规、细菌培养等。

治疗目的是让精液液化更充分，黏稠度降低，让精子活跃度增强，增加自然怀孕的概率。

（一）一般治疗

包括戒烟酒，均衡营养，合理膳食；合理作息时间，适当强度的有氧运动；夫妻生活的规律化或者正常化，避免纵欲、禁欲。

（二）药物治疗

1.前列腺炎的治疗　鉴于前列腺的生理解剖结构的特殊性、病原菌种类复杂、血药屏障的存在，且抗生素也会对精子造成损伤的缘故，治疗药物的选择需要谨慎。笔者掌握的大致原则是：尽可能根据细菌培养结果和药物穿透前列腺能力的强弱选择抗生素。推荐可供选择的抗生素有氟喹诺酮类（如环丙沙星、左氧氟沙星、洛美沙星和莫西沙星等）、大环内酯类（阿奇霉素和克拉霉素等）、四环素类（如米诺环素等）和磺胺类（如磺胺甲噁唑等）等药物。尽管按照"2014前列腺炎治疗指南"要

求抗生素治疗的疗程为4～6周，但是考虑到抗生素长期使用会对精子的损伤，抗生素用药时间不宜过久，一般一个治疗周期不超过15d，之后可配合中成药；尽量少用咪唑类药物，如果确实因有滴虫等厌氧菌感染，用药以"短、冲、快"为宜，即短期用药（<7d），冲击剂量，尽快停药。每月复查1次，随时调整药物；用抗生素的60～90d内尽量避孕，避免因使用抗生素对精子的影响导致妻子不良妊娠。

2.睾酮缺乏的治疗　睾酮缺乏，多因精索静脉曲张、患者年龄偏大、高催乳素血症、睾丸发育不良、糖尿病等原发疾病。治疗时首先应该积极治疗原发疾病。

药物提高睾酮首选类雌激素药物（如枸橼酸氯米酚片25mg，口服，1/d。或者他莫昔芬片10mg，口服，2/d）促使睾丸产生内源性睾酮，一般不推荐使用外源性睾酮，以免出现反馈抑制的不良反应。必要时可以使用绒毛膜促性腺激素（hCG）2000U，肌内注射或者皮下注射，2/周。但由于药品保存要求冷藏，使用麻烦，不做首选。如因催乳素高引起，建议口服甲磺酸溴隐亭片每次1.25～2.5mg 1～2/d，饭中服用；或者甲磺酸-α-二氢麦角隐亭片（商品名：克瑞帕）每次10～20mg，2/d，饭中服用。性激素药物的使用期间，每隔15d或者30d要复查1次激素水平。

3.中医药治疗　肾虚、湿热是导致本病的重要病理因素，阳虚者临床少见。辨病与辨证相结合，标本兼治是本病的治疗要点。

中成药的选择亦需要遵循中医辨证施治原则，对于炎症者可以选用清热利湿类，如热淋清颗粒、八正散、癃闭舒、龙金通淋、龙胆泻肝丸等。属于前列腺精囊功能低下者，可加选补肾类如右归丸、知柏地黄丸、六味地黄丸等。笔者使用三七粉3g或者水蛭粉3g，单味冲服，1/d，每月复查1次。调节酶的活性，改善血循环，效果良好。

中药灌肠：主要是治疗前列腺精囊炎或者改善前列腺精囊功能，药物以中药煎剂较为

常用，具体方剂应该以中医辨证结果开具。其次可以使用直肠栓剂，如前列安栓、野菊花栓等。

（三）辅助助孕

对于经严格治疗仍然无效的顽固性精液不液化或者高黏稠精液的患者，可以将精液机械混匀或者加1g/L菠萝蛋白酶或者0.35~0.5U/ml的糜蛋白酶，使精液液化充分一些，行人工授精获得后代。对于精液不凝固的患者，临床治疗效果多不理想，多数都需要试管婴儿方式获得后代。

（施长春　李冬霞）

第30章

精液量少

一般情况下，正常男性每次射精量2~6ml，一次射精量与射精频度呈负相关。若禁欲5~7天射精量仍少于1.5ml视为精液量减少。

精液由精子和精浆组成，其中95%是精浆。精浆由附睾、输精管、精囊腺、前列腺和尿道球腺分泌的混合体组成。其中以前列腺和精囊腺的分泌物为最多。它除了含有水、果糖、蛋白质和脂肪外，还含有多种酶类和无机盐及锌元素，精浆是精子活动的介质。在性兴奋期，随着阴茎的勃起，精囊腺、前列腺分泌增加，附睾、输精管和射精管在副交感神经支配下开始有节律性的蠕动，并将精液传送到后尿道，这一过程称为泌精，继之是射精，精液团由尿道排出。

精液合成分泌的调控，主要依赖于下丘脑-垂体-性腺轴功能的正常，LH、FSH及睾酮的协同作用对维持正常精液量、精子生成和生精再激活必不可少。

精液量过少无法充分中和阴道的酸性分泌物，影响精子的生存和活力；精液量减少（精浆不足）导致性交后没能在阴道后穹窿生成足够的精液池，不利于精子上行进入女方子宫颈管，带来女方不孕；当精液量过少没能维持精子足够营养，影响新陈代谢和精子的活力，可以致使不育。精液量少对性快感及性满意度均有影响，射精前在后尿道蓄积的精液量不足以使后尿道产生足够的膨胀感，从而使射精时的性欣快感不强烈，或射精阈值下降。

【病因】

1. **射精管区域梗阻** 包括射精管的闭锁或狭窄，多见于射精管囊肿、射精管炎性梗阻、射精管先天性闭锁引起。由于精子和精囊分泌液要进入尿道排出，其最后的出口是射精管，也就是说输精管的壶腹部与精囊管汇合后就形成射精管。射精管有了"关卡"，精囊液和精子就不能排出或排出减少，因而射精时只有独立开口于尿道的前列腺管排出少量液体，精液量自然明显减少。

2. **精囊缺如或者精囊前列腺功能障碍** 精囊的分泌物占精液量的60%左右，因此先天性精囊缺如的患者精液量多不足1ml；如果精囊或前列腺发育不良、炎症或雄激素缺乏而分泌功能减退，精液量就会变少。

3. **下丘脑、垂体或睾丸间质细胞病变或功能障碍** 造成促性腺激素降低或雄激素减少内分泌紊乱引起附睾、前列腺、精囊腺发育差从而导致精液分泌不足。另外甲状腺功能低下等内分泌功能紊乱的疾病亦可导致精液分泌和排出功能异常。

4. **尿道内有憩室或尿道狭窄** 尿道内有憩室或尿道狭窄会使精液在排出时部分贮留于憩室内而不能全部排出，或被阻于狭窄区之上，而不能全部排出，而出现精液变少的现象。

5. **生殖道感染** 各类细菌、病毒、支原体、寄生虫、结核菌、淋球菌等均可引起泌尿生殖道炎症，造成附属性腺功能损害，引起精液输出管道梗阻，或者前列腺、精囊的分泌和排泄减少从而导致精液量减少，这就不利于精子的成活，严重偏少者减少自然怀孕的机会。

6.采样误差　包括患者取精方式如性交体外精、戴安全套性交取精等其他方式；取精时容器不标准（一般应该采用具有刻度线的标准取精杯）；收集标本有部分遗漏。

7.禁欲时间短　包括平时性生活过于频繁、检查时未按照禁欲时间要求。

8.性刺激不足　采精室环境简陋，造成患者精神紧张，手淫性刺激不足、未达到充分的高潮、境遇性阳萎所致勃起不坚射精不充分。

9.逆向射精

（1）逆行射精的先天因素：主要包括先天性膀胱颈关闭不全、先天性脊柱裂及先天性尿道瓣膜等，这些先天性疾病都可能会使得膀胱颈半闭不全或尿道膜部阻力增加，在性生活时诱发逆行射精。

（2）医源性因素：主要包括各种膀胱颈部和前列腺手术，胸腰部交感神经切除术，腹膜后广泛淋巴结清除术及其他的盆腔手术，导致了神经根切除或损伤，使膀胱颈部关闭不全，发生逆向射精。

（3）机械性因素：是由于外伤性及炎症性尿道狭窄由于尿道阻力增加，导致射精时精液受阻，从而导致部分或者全部逆向射精。

（4）疾病因素：糖尿病、脊髓损伤、膀胱结石、膀胱炎、尿道炎等使患者丧失排精能力或逆向射精，发病率较高。

（5）药物因素：服用肾上腺素受体阻滞药，如利血平、呱乙啶、盐酸甲硫哒嗪、苯甲呱及溴苄胺等都可引起平滑肌收缩无力而出现逆向射精。

（6）少数先天畸形：如脊柱裂、先天性尿道瓣膜、膀胱憩室、膀胱颈挛缩等，均可造成逆行射精。

10.其他因素　包括皮过长、包皮口狭窄使性交时嵌顿，产生疼痛而使性交射精中断均可导致精液量减少。

【诊断】

精液量少的诊断主要依据病史、体检、实验室检查（精液常规，射精后尿液，性激素、精子活体染色，精浆生化等）、影像学检查（B超、MRI、精道造影）。

要诊断精液量过少，首先必须排除收集精液时的误差因素。在明确精液量减少后，首先患者的查体，包括男性的第二性特征的发育状况，男性的外生殖器官的发育情况，尤其是睾丸、附睾、输精管部位的触诊，必要时可行直肠指检了解前列腺及精囊的大小、形态、质地、结节、缺如等异常情况。其次需进行相应检查以明确病变部位。

1.由于射精管阻塞或先天性精囊缺如而致精液量过少可同时伴有无精子和精液果糖缺乏，可以对患者进行直肠超声检查进一步明确诊断；对于射精管阻塞的情况必要时可以进行精道造影或者精囊镜的检查。

2.精液量减少，有精子时，可能系性腺功能减退所致，可以进行性激素的检查，对于高催乳素血症的情况应做垂体部位的磁共振检查。

3.当生殖道有感染造成附属性腺功能损害时，精液中可出现大量白细胞，细菌培养及计数可帮助诊断。

4.精道动力性梗阻的诊断主要依靠病史特点即可确定诊断，对于在任何情况下都不能射精的器质性病变患者可进行神经电生理检查，了解有无神经系统的病变；对于功能性病变的患者（有遗精现象或手淫时射精量正常），怀疑有器质性病变存在时可采用直肠B超检查前列腺、精囊、射精管有无病变，必要时做输精管造影。精道不完全梗阻的诊断可行精浆果糖定量、定性检查，必要时做精囊镜检查同时进行治疗，亦可做精囊输精管造影明确诊断。

【治疗】

精液量减少的治疗的目的一般都是为了解决患者的生育要求，所以需要针对不同病因采取相应的治疗手段，针对治疗，必要是采取辅助生殖手段。

1.**先天性精囊** 缺如无法手术修复，可经睾丸或附睾取精行IVF-ICSI。

2.**射精管区域梗阻** 可行精道内镜探查，治疗。

3.**促性腺激素低的药物治疗**

（1）促性腺激素。可注射用绒促性素（hCG）2000U联合注射用尿促性素（hMG）150U，肌内注射，2/周，持续1~2年，个别患者持续3年，定期复查精液和性激素；也可采用移动微型泵进行GnRH脉冲治疗，最接近生理情况，但由于疗程长，价格昂贵国内没有普及推广。

（2）雌激素受体拮抗药：如果患者性腺反馈轴正常，可以选择氯米芬（克罗米芬）治疗，服药方法有两种，①连续服药法：氯米芬（克罗米芬）25~50mg，1/d，连续服用3个月，如果有效可继续服用，直至精液量恢复正常；②周期疗法：氯米芬（克罗米芬）25mg，1/d，连续服用25d为1个周期，休息5d后继续按上法服药，一般为6个疗程，如果有效，可用药6~24个月；③来曲唑，2.5mg，1/d，连续服用3个月，服药期间应该注意观察，该药长期使用有可能导致患者性欲下降，但停药后可自行恢复。

4.**生殖道感染** 应进行细菌培养及药敏试验，选择敏感药物足量、规范治疗，并在停药后复查，确诊痊愈后再停止抗感染治疗，同时患者性伴侣也应该进行检查治疗，避免交叉感染。

5.**逆向射精的治疗** ①心理疏导，性知识宣教：轻松的心态，强大的自信，性伴的鼓励对逆向射精的治疗具有积极的影响。反之，则会加重病情；②行为矫正：学习立位自慰或立位做爱的方式，而且最好在适当憋尿的条件下进行；③药物治疗：目前尚无特效药物，只是对症、经验治疗。药物治疗可采取肾上腺素能激动药，如盐酸麻黄碱、盐酸米多君等均可通过刺激α受体，增加膀胱张力，使部分或全部特发性逆行性射精转变为顺行性射精，防止精液逆流进膀胱；④手术治疗：对先天性疾病，可以通过手术矫正给予治疗。手术治疗定期行尿道扩张术对尿道狭窄者有效，膀胱尿道镜检查也可起到这种尿道扩张作用。对某些解剖异常引起的逆行射精，可采用手术治疗；⑤停用可能引起射精时平滑肌收缩无力的药物；积极控制糖尿病和甲状腺功能减退等全身基础疾病；对于包皮过长、包茎严重影响性生活射精者行包皮环切除术。

6.**养成良好的生活习惯** 规律性生活；在双方身体健康、心情愉悦的氛围下进行性生活；可以适当调整性交方式提高性刺激使射精更"充分"。

（陈　勇）

第31章

弱 精 子 症

根据《WHO人类精子检查和处理实验室手册》（第5版）定义：精液分析检查两次或两次以上发现前向运动精子（PR）比例≤32%，则可诊断为弱精子症。禁欲3～7d取精，留全标本，需注意保温，经连续两次或两次以上的精液常规分析提示精子前向运动（a+b级）小于32%，其他参数正常或基本正常者即可诊断。对其轻重程度，目前尚无明确的界定标准，也可以认为，前向运动精子（PR）比例在20%～32%为轻度；10%～20%为中度；10%以下为重度。

精子的运动功能或运动能力的强弱直接关系到人类的生殖，只有正常做前向运动的精子才能确保精子抵达输卵管壶腹部与卵子结合形成受精卵。正常离体后的精子，在精液液化前，活动受限制，一旦精液液化，即刻表现出良好的运动能力，如果因某种因素影响精子的运动功能，特别是做前向运动，这将使精子在最佳时间内无法游到卵子所在位置，受精亦不可能发生。据国内文献报道，因精子活力低下而导致的男性不育约占30%。

从睾丸输出小管输出的精子最初是不具备运动能力的，其运动能力是在沿附睾头-体-尾的运行过程中获得的。附睾精子运动能力的发育是有一过程的，一般的规律是从不动到能运动，开始表现为原地运动，这是一种无方向性运动，然后发展为定向运动，速度从慢速至快速直至发育为快速前向运动。

影响附睾精子运动能力获得和发育的因素很多，总括起来可以归纳为4个方面：①精子附睾成熟运行过程的结构变化，如精子鞭毛的结构包括巯基的变化。②附睾精子能量系统发育，如精子线粒体功能、精子糖代谢、肉毒碱及ATP等。③精子细胞信号系统，如钙离子等。④附睾液中的某些离子成分的影响。

【病因及发病机制】

引起精子活力低下的病因较多，各病因可相互交叉，互相影响，归纳起来主要有以下几类。

1. **感染因素** 附睾、输精管、精囊和前列腺等生殖道或生殖腺体的急慢性炎症都可降低精子的运动能力。感染对精子活力的影响可以是多方面的。微生物对精子的直接作用，如支原体可以吸附于精子的头部、中段及尾部，使精子作前向运动时，流体动力学阻力加大，运动速度减慢，影响精子活力及穿透卵细胞的能力。此外，支原体可造成部分精子膜缺损甚至膜结构破坏，影响精子的受精能力。大肠埃希菌可通过自身的受体与精子发生结合降低精子活力；微生物对精子的间接作用，可以通过产生或释放毒性物质，支原体在生长过程中产生NH3对精子有直接毒性作用。大肠埃希菌可产生精子制动因子。感染造成精子活力下降还可以通过改变精浆pH来达到，当pH低于7或高于9时，精子活力下降明显。急性附属性腺炎症或附睾炎症病人，pH多偏碱，而慢性附属性腺炎可使pH低于7。此外，炎症引起的精液中白细胞增多，可以通过直接和间接的原因导致精子运动的下降。前列腺炎引起精子活力不足可能是多种因素综合的结果，除微生物、白细胞、pH等因素外，还可能与锌的缺乏有关。

2.精浆因素　精液不液化或黏稠度高可影响精子的运动能力而导致不育，就好比精子在"泥浆"中运动能力下降或根本无法运动一样。精液不液化的精浆中可见到细长的纤维蛋白并相互间网织使精子活动的空间减少，精子被牵制，同时还见到粗纤维被许多的细纤维连接成网络，这些可能是机械性限制精子前向运动的原因。附属性腺的非炎症性功能改变，导致其分泌的前列腺特异性抗原、果糖、锌、前列腺酸性磷酸酶及中性-葡糖苷酶等可通过影响精浆的黏滞性及渗透性而对精子活力产生影响。

3.免疫因素　抗精子抗体可以从几个不同途径影响精子的受精功能。对精子的活力影响可能是其与精子的尾部结合，精子的活力受到妨碍，运动能力下降，穿透能力也差，这已通过针对精子尾部存在抗精子抗体时，穿透宫颈黏液的能力明显下降而得到了证实。有学者用

AsAb阳性血清和人精子接触，观察到一种所谓精子的"颤动现象"主要是精子的头部和整个尾部结合了抗精子抗体，精子的前向运动受抑，但存活率无明显变化。

4.精子能量代谢障碍　精子运动所需要的能量来源于线粒体。部分弱精子症患者线粒体膜电位降低，线粒体DNA出现氧化损伤，发生凋亡改变。线粒体先天性发育缺陷或获得性异常可能是弱精子症的原因之一。

5.精子尾部鞭毛结构异常　图31-1为正常精子鞭毛超微结构示意图。精子尾部鞭毛运动障碍也是弱精子症常见原因，使精子活力低下。精子尾部鞭毛结构异常，只能通过透射电镜观察。现已明确200多种基因参与精子尾部结构的形成。原发性纤毛运动障碍是一种先天性纤毛结构缺乏，表现为体内的各纤毛细胞的纤毛不能运动，主要是外周微管的纤毛动力内外蛋白臂部分或完全缺如，可伴有中央或外周微管缺失。目前已知其至少由9个基因变异所致，其中38%的病例是5号染色体断臂上DNAI1和NDAH5基因变异引起。Kartagener综合征是其一个亚型，即内脏逆位-鼻窦炎-支气管扩张综合征，属于先天性常染色体隐性遗传病，有这

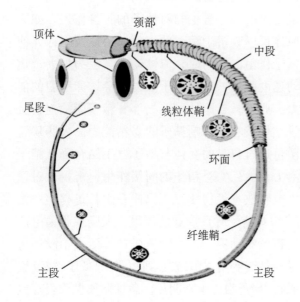

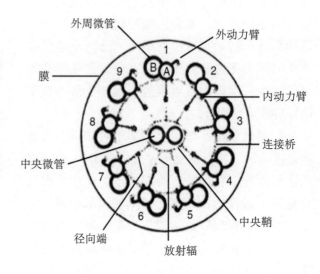

图31-1　正常精子鞭毛超微结构示意

一综合征的患者除了精子不能运动外，还可能从病史中追问到慢性呼吸道感染的疾病。另外一种异常类型为纤维鞘发育不良，其典型的表现为纤维鞘过度增生、肥厚，组织结构紊乱，轴丝或轴丝周围扭曲，导致精子运动障碍，其改变是均匀性、特征性的，并且有强的家族性、遗传倾向。

6.精索静脉曲张　可通过多种途径导致男性不育，它不仅仅对精子的发生造成影响，还会造成精子活力下降。其机制可能是由于曲张静脉的血液滞留，微循环障碍，营养供应缺乏和氧分压降低，能量生成不足和内分泌功能障碍引起。此外，也可能是因为精索静脉曲张导致自身免疫如抗精子抗体的产生和支原体的感染间接引起精子活力下降。

7.其他因素

（1）精道梗阻：尤其是精囊、射精管的机械性或动力性的不全梗阻，会导致精子过长时间在生殖道停留，引起精子活力下降。

（2）与精子运动有关的酶类缺乏或酶活性降低：维生素类缺乏，从事高温、放射职业和接触化学毒物都可引起精子活力降低。

（3）吸烟、饮酒及药物因素：烟草中的尼古丁等通过对精子的直接和间接损伤而影响精子活力，长期嗜酒者可以直接和间接影响精子的运动能力，影响精子活力的药物较多。

【诊断】

弱精子症主要根据精液常规分析和病史询问做出诊断。对于弱精子症的患者，应积极寻找可能的病因。

1.询问病史　了解有无影响精子活力因素。包括：全身性疾病史、睾丸外伤史、生殖系统炎症史、用药史、有毒有害环境接触史、个人生活习惯等。

2.体格检查　了解身体发育情况及睾丸、附睾等生殖器官发育情况。

3.辅助检查　B超检查，了解有无合并精索静脉曲张、附睾炎性结节、精囊腺梗阻等。

精液、前列腺液及尿液检查，明确是否合并感染。重度弱精子症者，有必要同时行精子形态学检查，了解鞭毛结构是否存在异常。如多次精液分析提示总活动力小于5%，甚至为0，在排除死精症后，需考虑到先天性基因缺陷可能，进一步行透射电镜下精子鞭毛超微结构检查排除是否为先天性鞭毛缺陷。

4.鉴别诊断　弱精子症应与死精症鉴别，因两者常规精液分析均表现为总活动力下降。特别是重度弱精子症者，更需排除死精症可能。弱精子症精子存活率正常，只是活动率下降，而死精症为精子存活率异常。精子的存活是通过评估其细胞膜的完整程度来完成，通常运用染色法或低渗透肿胀法。伊红-苯胺黑染色法，是常用的染色方法，死精症通常由于精子头部细胞膜通透性发生改变，被染色红色，而正常精子不被染成红色（图31-2）。

【治疗】

（一）药物治疗

1.左旋肉碱：又称左卡尼汀，其在附睾中高度浓缩，在精子代谢和成熟中起重要作用，

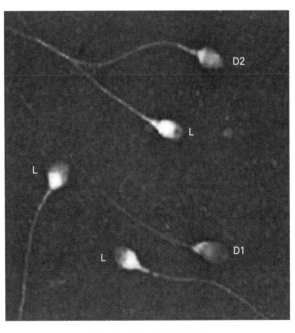

图31-2　D1、D2为死精子

在附睾运送精子的过程中增加精子能量并提高精子活力，也有一定的抗氧化作用，其改善精液质量主要通过改善输出小管及附睾管的微环境。目前，左卡尼汀作为一种营养添加剂而广泛应用于临床。

2.抗氧化剂：如维生素C、番茄红素、辅酶Q10等，具有一定的作用。

3.当精液分析提示存在生殖道感染时，应该给予抗感染治疗。建议根据药敏试验选用抗生素，支原体或衣原体感染者可选用大环内酯类，用药时间为2周左右，淋球菌感染可选用三代头孢抗生素。要求夫妻俩同时服药。

4.伴有精液液化不良者可用大剂量维生素C、糜蛋白酶治疗。抗精子抗体阳性者，可使用免疫抑制药或小剂量激素治疗。

（二）手术治疗

临床上，怀疑精索静脉曲张引起弱精子症，可行精索静脉高位结扎术，推荐行显微镜下精索静脉结扎术。

（三）辅助生殖

弱精子症患者尝试药物等一些治疗手段后，精子活力改善不佳，或有迫切需求，可考虑辅助生殖技术。

1.**人工授精** 精子优化采用上游和非连续Percoll梯度离心法，挑选出运动能力好的精子，做宫腔内人工授精。

2.**体外授精-胚胎移植** 对精子存活率在30%以上的不育男子，可考虑行体外授精-胚胎移植，如果患者条件好，可以是首选，也可以是经上述治疗无效时选用。

3.**卵细胞胞质内单精子注射技术** 对于精子活动力极差的不育男子，虽经常规体外授精-胚胎移植治疗仍未解决生育时，可选用该法。这是解决精液质量极差的弱精子症患者较好的治疗手段。

【预防】

1.禁烟、酒及少吃辛辣刺激性食物，适当补充维生素E、多种微量元素，如锌、硒等。

2.保持健康，预防各种危害男性生育能力的传染病，如流行性腮腺炎、性传播疾病等。

3.工作要适度，避免紧张、劳累，放松心态。

4.避免放射、有毒有害化学物质接触。

5.不穿紧身裤，不去桑拿、蒸气浴室，以免高温伤害精子。

6.忌肥胖。男性身体肥胖，会导致睾丸所处环境的温度升高，损害精子的成长发育。

（林 谦）

第32章

死精子症

死精子症仍是男性不育中知之甚少的病因之一，有报道它的发病率为0.2%～0.48%，亦有报道在诊治的男性不育患者中真正死精子症的发病率为1/5000。正常精液内有不同时期产生的新老精子，故含有一定比例的死精子，正常精液精子存活率大于58%（WHO-5版）。死精子症时，精子存活率降低，死亡精子因丧失了活力及受精的能力，从而造成不育。

死精子症至今尚无明确定义，世界卫生组织（WHO）第4版《人类精液检查与处理实验室手册》规定为全部精子不活动或无活性；第5版则定义为射出之精子成活比率低并且不动精子比率高。事实上，不动精子并不意味着一定死亡，因此伊红染色或低渗膨胀实验（HOS）可用于鉴别。因检查方法不当或不按正常规定而人为造成的死精子数增多不属于本症，死精子症还应与弱精子症区别，精子运动能力减弱是弱精子症，有些存活但由于运动装置缺陷而不动的精子不是死精子，也就是说，死精子一定不动，而不动的精子并不一定是死精子，所以精子活动力极弱或不活动，而并非真正的死精子者也不属于本症。

【病因】

死精子症的病因比较复杂，较为明确的病因如下：①精道梗阻、禁欲时间过长等引起的精子死亡属于生理性死亡。其中机械性精道梗阻引起的精子死亡有先天性输精管缺如、男性

输精管结扎的节育术后、输精管射精管梗阻及禁欲过久等；而动力性精道梗阻引起精子死亡的病因有不射精、脊髓损伤等。精道梗阻时附睾微环境能造成精子变性、死亡和精子活动率低下，使精子胞质小滴和从顶体释放出来的溶酶体酶进一步损害还未变性和死亡的精子，促使其解体，从而导致精子死亡。②精道感染与炎症，一般认为死精子症可能与附性腺炎症及附睾炎症有关，因为精子贮存于附睾，附睾不利的微环境可损伤精子，引起精子的死亡。③精索静脉曲张，由于曲张静脉的血液滞留，局部温度升高微循环障碍营养供应缺乏和氧分压降低，能量生成不足和内分泌功能障碍等，影响精子生成和精子活力导致精子死亡。

临床上死精子症大多数为病理性精子死亡且原因不明，如某些染色体或基因异常、电磁辐射等因素可影响精子活力。有研究发现皮革处理工厂的工人死精子症较多见，因此认为有毒的外部环境也有可能影响附睾内环境。最近也有人提出死精子症有可能与促甲状腺素释放激素降解酶和脑啡肽降解酶有关。另外吸烟、饮酒及口服药物等因素也可能影响精子活力，临床上有些抗肿瘤药物等影响精子生成和成熟，可导致精子死亡。

【发病机制】

死精子症的具体发病机制仍不明确。通常认为精子在附睾获能及成熟，这对精子从阴道

运动至输卵管、穿透透明带及合子形成均有重要意义。可见附睾内环境对精子的储存和运输非常重要。有人认为附睾内环境不良时，比如各种细菌、衣原体及支原体感染，导致成熟精子凋亡、氧化应激反应异常等因素是死精子症的主要原因，但临床上又经常不能找到明确的感染证据。目前死精子症国内外研究机制主要集中在以下几个方面：

1. **成熟精子凋亡** 附睾、输精管、精囊和前列腺等生殖道或生殖腺体的急慢性炎症，都可影响精子的运动能力，可诱导成熟精子凋亡。如附属性腺支原体感染时，支原体吸附于精子头尾部，引起精子严重卷尾摆动推动力削弱，干扰精子正常代谢影响精子活力和活率，此外支原体可造成部分精子膜缺损甚至膜结构改变等，造成精子死亡。衣原体寄生于宿主细胞内，使细胞被溶解破坏而导致溶酶体释放，代谢产物的细胞毒素作用引起精子死亡。在发生前列腺、精囊及附睾的慢性炎症，精索静脉曲张及性生活过频时，造成长期炎症刺激、生精细胞缺血缺氧、代谢加快等，使精子膜不同程度缺损，使正常情况下膜上活性氧的缺陷型受体、隐匿型受体有可能暴露、活化，正常活性氧调节机制被破坏。死亡精子的解体及释放的酶系，又可影响和抑制还存活的精子，造成恶性循环。

2. **自由基损伤** 活性氧由白细胞和精子产生并释放出来，一方面，生理水平的活性氧是精子运动、获能、超激活运动、顶体反应、精卵识别所必须的，对维持精子正常功能起到重要作用。另一方面，由于病理、辐射、感染等各方面因素影响，精液中活性氧含量又会异常升高。精子膜脂质由于富含不饱和脂肪酸，细胞内几乎没有细胞质，抗氧化条件较差，在高反应能力的活性氧作用下，精子可能损伤，导致精子膜过氧化、核DNA片段化、蛋白变性等严重后果，对精子的存活和功能发挥造成巨大威胁。各种自由基种类中，H_2O_2研究受到普遍重视，这是因为精液中最主要的活性氧种类是O_2和H_2O_2，由于哺乳动物精子含有超氧化物歧化酶（SOD）而缺乏过氧化氢酶（CAT），H_2O_2会在精液中积蓄。H_2O_2是可能导致精子损伤的最重要的活性氧成分。精液中除含有自由基产生系统外，也含有自由基清除系统化物酶GPx、过氧化氢酶CAT（哺乳动物精子中仅在小鼠有所发现）等酶类抗氧化物质，也包括维生素C、维生素E、谷胱甘肽、亚牛磺酸、β-萝卜素等非酶类抗氧化物质，这些物质共同保护精子免受自由基损伤。由于抗氧化体系的存在及其巨大的作用，对它的研究十分重要。将精子产生的自由基与精浆中含有的抗氧化能力对比分析，将更有助于深入解释自由基对精子作用的能力。

一氧化氮（NO）也是一种具有生物活性的自由基，在各种生殖活动中如精子发生、精子成熟中可能起着重要的作用。体外实验表明NO对精子功能影响具有双重性，NO极易与引起精子膜脂质过氧化（LPO）的氧自由基结合而使其灭活，因而可以消除氧自由基对精子的损伤，起到保护精子膜的作用。田洪艳等提出机体内过量产生的NO对精子具有毒性作用，在高浓度NO情况下，与活性氧等结合后过量的NO，因具有自由基的结构特性，反而能加强膜的过氧化反应，增加了对精子的毒害作用。研究证实大剂量NO能抑制三羧酸循环中的乌头酸酶、线粒体电子传递体系中的NADPH脱氢酶和琥珀酸脱氢酶，降低细胞内ATP水平，抑制能量的生成，抑制细胞呼吸。

3. **血-睾屏障破坏** 正常情况下由曲细精管的生精细胞和支持细胞形成的血-睾屏障，支持细胞的主要作用是支持、营养和保护生精细胞，利于它们由精原细胞顺利地分化为精子，起到屏障作用，因此称为血-睾屏障。附睾的免疫功能是以血-附睾屏障和免疫屏障为特征的。血-睾屏障能有效阻止大分子（如精子抗原物质）漏出附睾腔外和阻止血清蛋白等漏入附睾腔内，以免发生自身免疫反应。当生殖系统有炎性感染等因素或器官损伤时（输精管结扎后），屏障遭到破坏，表面的特殊大分子物质（抗原）与机体内的免疫系统相接触，就会发生精子抗原的自身免疫反应，引起抗精子自身抗体产生，体内产生一种免疫球蛋白抑制精子活力，而精子抗体与精子相互作用激活补体系统，在补体作用下，通过细胞毒性作用对精子细胞膜的通透性和完整性产生损伤，杀伤精子。

4.其他因素　与精子运动有关的酶类缺乏或酶的活性降低，维生素缺乏，从事高温放射职业和接触化学毒物等，都可以引起精子活力下降甚至精子死亡。研究表明，多种环境污染因素可能影响精子发生过程，诸多污染物中约有70%以上与环境内分泌干扰物（含环境类雌激素）有关，其对男性生殖健康影响最广，危害最大；有研究表明，职业接触二溴氯丙烷（DBCP）或二硫化碳，可使精子DNA易发生变性。某些诱变剂可使精子DNA断裂，如MMS使核染色质鱼精蛋白烷基化，染色质变应而致DNA断裂。另外精液中的某些微量元素如锌、镁、铜与精子活力有关，精液中锌含量是血液中的100倍以上，锌减少可导致精子活力下降，锌是维持精子染色体稳定的重要物质，可以清除由白细胞和有缺陷的精子产生的氧自由基，减少氧自由基对精子的毒性，所以精浆中锌等微量元素缺乏可致精子死亡。

【诊断】

1.病史　大多数死精子症患者常无明显症状，部分患者伴有睾丸炎、附睾炎、前列腺炎或精囊炎，有些患者无临床症状。应追问患者的工作和生活环境，有些患者处在明显有毒有害的外环境中。

2.实验室检查

（1）精液常规检查：禁欲2～7天，收集精液标本2份，为了避免精液收集不全，常规要求收集2份标本，镜检，1小时内精子死亡率超过40%，存活精子低于58%，可出现白细胞、红细胞、脓细胞等。

（2）精子活体伊红染色法：本法对诊断死精子数量比较准确，通过染色死精子被染成红色，活精子是不着色的，由于活动力较低的精子也包括在活精子数中，故此方法较一般常规镜检所得死精子数要少。正常参考值≥75%。

（3）低渗肿胀试验：这是基于完整细胞膜半渗透性的简单试验，其引起低渗状态下精子膨胀，即当有水流入时细胞体积膨胀。此试验易于测定，并且给出一些有关精子尾部细胞膜完整性和柔性的信息。如果精液标本中有60%以上的精子出现尾部膨胀，则认为HOS试验正常。如果尾部膨胀的精子数低于50%，该精液标本则被认为是异常的。

诊断主要依据是精液检验。多次精液检查，排出的精子死亡数量过多，甚至全部死亡，正常情况下，排精后1小时死亡精子在40%以上，为诊断死精子过多的重要依据。其他检验项目可正常或异常，可出现白细胞、脓细胞，或出现红细胞；死精子症最易与精子活力低下和不动精子相混淆。精子不动不一定是死亡，也可能是鞭毛结构改变导致精子动力装置缺陷而引起的不动。

死精子症的准确诊断，对患者和医师都有非常重要的意义。一般要确定诊断，常用伊红染色或TP染色技术来确定精子的死活。精子头部红染或尾部不膨胀显示精子死亡，精子全部死亡或存活率低为真正死精子症，反之则为精子超微结构异常。若为真正死精子症，还应进一步检查精浆过氧化物酶和弹性硬蛋白酶，精液细菌培养、衣原体和支原体的检查也是必要的。少数患者可发现存在感染因素。

对同时存在严重少精子症的病人应行内分泌检查，对欲行ICSI的患者要检查染色体。哈英娣等建议，对长期诊断为精子活动力低下或不动精子的患者，应行精子透射电镜检查，观察精子鞭毛的微细结构，以明确诊断。

【治疗】

1.生活方式改变　通过详细询问病史、体

格检查、辅助检查，如果处于明显有毒的工作生活环境者可建议尽可能远离或摆脱。养成健康生活方式戒烟酒，均衡饮食，避免不洁性生活，预防男性生殖道感染，避免接触毒物，远离放射线及高温环境。

2.药物治疗

（1）抗感染治疗：对于有生殖道感染者，应给予抗感染治疗，有条件时可根据细菌培养和药敏试验选用抗生素，支原体和衣原体感染者，可选用阿奇霉素、红霉素等，用药时间为10～14天为宜。

（2）抗氧化治疗：如维生素C、番茄红素、辅酶Q10等，具有一定的作用。补充维生素C的安全剂量是0.5～3.0g/d。推荐每天补充维生素C的剂量为0.5～2.0g。番茄红素又称ψ-胡萝卜素，是类胡萝卜素的一种。由于最早从番茄中分离制得，故称番茄红素，推荐剂量为每天口服番茄红素12mg。对于要维持身体健康的人来说，辅酶Q10的推荐使用量为每天30mg，如果用治疗不育症，所使用的量就要高于这一剂量。

（3）促进精子新陈代谢的能量合剂：如ATP等。运用激素类药物调节体内内分泌功能及补充各种营养物质等；配以促精子形成和提高精子活力的药物治疗，以全面改善精液质量。

（4）补充精子生成、发育起关键作用的微量元素：特别是含锌、硒的药物。

（5）中药治疗：中医文献中没有"死精子症"的病名，但中医所言"肾虚""精寒艰嗣""精热""精浊"等证与本症相关，可应用中成药如生精片、五子衍宗丸、复方玄驹胶囊等。

3.手术治疗　伴有精索静脉曲张，输精管道梗阻及生殖器畸形等可通过微创手术治疗，从而改善精子生成环境或解除精道梗阻等，最终提高精子存活率。

4.辅助生殖技术　精子激活的体外处理，把存活但不活动的精子通过激活使精子能游动方便进行体外受精-胚胎移植（IVF）或卵胞质内单精子注射（ICSI）。有报道显示采用不动精子行ICSI时受精率极低或根本不受精。因此发现有活性精子行卵泡内注射是成功之关键。取卵日短时反复射精可获得足量活动精子；因为精子用于卵泡内注射，ICSI时不能用伊红染色鉴别活性精子，但低渗膨胀试验可用于挑选有活性精子，最近也有学者应用激光照射精子尾部选择有活性但不动精子（尾部卷曲），取得了与低渗肿胀试验相似的结果；若精子数目少无足够活性精子时，应采用睾丸手术取精。

（于忠国　高　明）

第33章

畸形精子症

根据《WHO第五版正常人类精液及精子-宫颈黏液相互作用实验室检验手册》认为：生育年龄男性连续两次以上精液分析，正常形态的精子<4%，而精子密度、活力均正常，称为畸形精子症。

分类标准：只有头、颈、中段、尾都正常的精子才正常。正常精子头外形应为光滑、轮廓规则的椭圆形，头部长度4.0~5.0μm，宽2.5~3.5μm，顶体区界限清晰，占头部的40%~70%，顶体区没有大空泡，小空泡不超过2个，空泡大小不超过头部的20%，顶体后区不含任何空泡。中段细长、规则，宽度<1μm，长度与头部大约相等，主轴与头部长轴在同一直线上，残留胞质不超过头部大小的1/3。尾部是直的、均一的，比中段细，非卷曲，长约45μm，相当于头部长度的10倍左右。所有处于临界状态的精子均认为畸形精子。

【病因及发病机制】

原始生殖细胞分化成为精原细胞，精原细胞位于生精上皮的基底部，分为A、B两种类型。A型精原细胞进一步分为Ad型和Ap型精原细胞。Ad型精原细胞不发生任何有丝分裂，称精原干细胞，Ap型精原细胞则分化增殖为两个B型精原细胞。B型精原细胞分裂增殖为初级精母细胞，初级精母细胞开始DNA合成过程。精母细胞经历了减数分裂的不同阶段。粗线期时RNA的合成十分活跃。减数分裂的结果产生单倍体生精细胞，又称精子细胞。在精子发生减数分裂过程中，遗传物质相互重组、染色体数目减少并最终形成精子细胞。第一次减数分裂产生次级精母细胞，含有双份单倍体染色体。第二次减数分裂精母细胞演变为单倍体的圆形精子细胞，圆形的精子细胞经过复杂变化转变为不同长度的精子细胞和精子。在第二次减数分裂中，细胞核发生的聚缩和塑性，同时鞭毛形成和胞质明显扩张。精子发生是一个复杂过程，涉及与细胞分裂增殖、分化、变形等过程有关的许多基因，青春期和成年期由于各种遗传、化学、物理、生物、药物、感染等因素导致某个或者某类基因的结构功能改变，或者某些基因表达调控异常，精子停滞在不同成熟阶段形成畸形精子。畸形精子产生病因主要有以下几方面。

（一）先天性原因

1. 睾丸内环境因素　精子发生在睾丸的生精小管内，生精小管内存在不同发育阶段的生殖细胞和支持细胞。生精小管的管壁为基底膜，内表面由复层上皮构成称生精上皮。生精上皮由单层排列支持细胞和镶嵌在支持细胞上面各种生精细胞组成，不同发育阶段的生精细胞排列成5~6层同心圆，包括精原细胞、初级精母细胞、次级精母细胞、精子细胞和精子。支持细胞连接在一起形成屏障，使生精小管成为封闭的微环境。此外还分泌、浓缩睾酮为精子生成所必需。睾丸内环境对精子成熟、发育有重要作用，各种原因导致睾丸局部的微环境发生改变或形成障碍，生精细胞停滞在不同阶段，导致畸形精子增多。

2.遗传因素

（1）精子核异常：精子形成过程中要发生核浓缩，使头部体积缩小，利于精子进入卵细胞，浓缩细胞核能增加遗传物质的稳定性，保证遗传物质性状不改变。染色质成熟过程异常可导致精子核空泡缺陷，即致密的染色质被颗粒原纤维或空泡域取代，这些缺陷经常随颗粒状未成熟染色质出现，视为染色质成熟和浓缩异常（如核过大、核内空泡数量过多），多表现为头部形态异常，可导致精子受孕力下降或流产。研究认为精子核蛋白组型转换异常、染色质结构异常、精核蛋白缺陷、DNA断裂与精子形态异常有关，精子核异常与精子染色体非整倍体率有关，减数分裂异常可导致精子核异常。

（2）顶体异常：顶体是精子头部主要结构，顶体内含有多种酶，对精子穿透卵子细胞表面的放射冠和透明带有重要作用，顶体的缺失如小头精子、圆头精子，为遗传因素所致。由于缺少顶体，精子头部缺乏顶体酶，无法穿透放射冠和透明带，精卵不能结合而不育。

（3）遗传损伤及结构异常：生精过程中各种因素如化学因素（药物如抗肿瘤药物、苯妥英钠等；农药如有机磷等；工业毒物如苯、甲苯、铝、砷、氯丁二烯等；食品添加剂如环己基糖精等）、物理因素（如电离辐射）、生物因素（生物类毒素如真菌毒素；病毒如风疹、巨细胞及乙肝病毒等）导致DNA损伤及结构异常出现常染色体结构畸变、易位或臂间倒位及数目畸变、染色体非整倍体及多倍体，未能形成成熟精子。

（4）精子颈部和中段异常：断头精子症也叫精子头尾分离，是常见的精子连接段缺陷，精子头尾分离可能发生于精子细胞分化晚期或附睾成熟过程。电镜可见精子基板退化或缺失，近侧中心粒及中段异常并伴有大量胞质小滴，断头精子症通常呈家族内发病且有典型的遗传学表型，提示是一类由遗传因素导致的综合征。

（5）精子鞭毛异常：精子尾部缺陷，光镜下，大部分精子尾部短僵直粗或不规则；电镜下，轴丝周围结构严重变形，主要表现为鞭毛轴丝变形和纤维鞘无规则组装，形成短鞭毛或畸形鞭毛，形成致密环或宽的网孔，无序地排布在纵柱和肋柱上。原发性纤毛运动障碍是一种常染色体隐性遗传疾病。这类患者常表现为支气管扩张、慢性鼻窦炎、内脏逆位和男性不育，主要原因是鞭毛动力蛋白臂缺陷或中央微管缺陷，使其不能有力地摆动。纤维鞘发育不良主要表现为纤维鞘显著肥大或增生，导致形态异常精子率、DNA缺陷精子率显著增高。

（二）获得性原因

1.泌尿生殖道感染 常见影响精子畸形的感染有前列腺炎、精囊炎、尿道炎、睾丸炎、附睾炎等。常见病原微生物有细菌、支原体、衣原体、病毒等。主要致病菌为表皮葡萄球菌、链球菌、大肠埃希菌等。另外解脲支原体（UU）和沙眼衣原体（CT）感染有逐年上升趋势。

病原体感染导致精液质量改变，细菌产生的毒素直接作用于精子、支原体吸附，其产生的毒素直接破坏精子细胞膜，导致精液中正常精子比例显著降低。炎性反应部位的白细胞会使活性氧（ROS）升高，而高水平的ROS可介导精子膜脂质过氧化，破坏精子内部结构，从而影响精子形态。研究表明，精液白细胞浓度与畸形精子率有显著正相关关系，白细胞产生的大量ROS可能是导致精子形态异常的重要原因。

2.理化因素 空气污染、职业接触、不良生活习惯、物理因素等可影响精子质量。空气污染对正常形态精子率和精子活动率产生负面影响，研究发现重金属铅、镉、汞、铜对精液形态质量影响显著，精液中铅（Pb）浓度与精子形态呈显著负相关。这可能是由于铅浓度增高改变精子中锌（Zn）的利用率，从而使精子染色质发生改变，畸形精子以大头、小头、不定形头、尖头、双头等多见。长期接触农药如对硫磷、敌百虫、DDT、杀虫脒等使精母细胞、间质细胞、支持细胞和精子细胞受损，影响精子发育，可导致形态正常精子率显著降低。另外一些物理因素如辐射、电离、温度、超声、电流等，直接或间接作用于睾丸和附睾，引起精子生成障碍或生精功能低下，生精阻滞导致精子数量减少、活率下降、畸形率增加。

3.内分泌因素 下丘脑-垂体-睾丸生殖轴精确地调控精子发生，研究发现精子形态与FSH、T呈显著负相关关系，与E2呈显著正相关关系。正常男性精液中，雌激素水平显著高于血清雌激素水平，精浆睾酮/雌激素比值与形态正常精子率呈显著正相关，随着年龄增长，FSH水平逐渐增高，形态正常精子率则逐渐下降。生殖内分泌功能的相对失调，可影响精子在睾丸附睾内成熟，导致异常形态精子比率增高。

4.药物因素 长期应用或大剂量使用皮质类固醇、雄激素、雌激素和促性腺激素影响下丘脑-垂体-睾丸生殖轴；肿瘤患者使用烷化剂如环磷酰胺、甲氨蝶呤对精原细胞有抗丝分裂作用和类放射作用，其分解代谢产生的自由基可损害生精细胞；抗代谢类药物如长春新碱、长春花碱能阻断中期细胞分裂；某些抗生素药物如呋喃类药物、庆大霉素可诱发生精停滞在精母细胞水平；造成精子数量减少和畸形精子增多。

5.精索静脉曲张 使睾丸血循环异常，血液滞留，局部温度升高，营养物质缺乏，代谢产物淤积，细胞微环境改变，妨碍曲细精管正常物质交换，使生精上皮变性或脱落，精母细胞与精子细胞排列紊乱，除使精子发生和运动受影响外，还可使精子数量、活动力、形态和受精能力有明显损害作用。精索静脉曲张患者出现尖头或不规则头畸形精子。

6.酗酒 酒中的主要成分乙醇可直接或由其代谢产物乙醛（CH_3CHO）抑制参与睾酮合成的酶，从而抑制睾酮的合成与分泌，损害肝功能而使雌激素水平增加，损害睾丸的生精功能，直接造成各种畸形精子增多。

7.吸烟 可使畸形精子发生率显著增高，吸烟时间越长、吸烟量越多，畸形精子发生率越高，精子数量减少，活力降低。Evans对43例吸烟者与43例不吸烟者精子形态观察，不吸烟者正常精子为57.7%±1.8%，吸烟者为52.9%±1.47%，以双头畸形精子多见。有学者报道每日吸烟21～30支较每日吸烟10～20支精子畸形率显著增高，吸烟10年以上较吸烟10年以下者精子畸形率显著增高。吸烟使睾丸和附睾血流动力学改变，阻碍精子发生和成熟，香烟中的尼古丁影响生精细胞，降低性激素的分泌及杀伤精子导致精子畸形和数量减少。

8.其他 吸毒、微量元素、氨基酸、维生素缺乏也会导致精子畸形率增高。

【临床分型】

见图33-1。

1.头部畸形 大头、小头、锥形头、梨形头、圆头、无定形头、有空泡的头（未着色的空泡区域占头部20%以上或超过2个空泡）、顶体后区存在空泡、顶体过大（>头部70%）或过小（<头部40%）、双头及上述缺陷的任何组合。

2.颈部和中段的畸形 中段非对称地接在头部、过粗或不规则、锐角弯曲、异常细的中段和上述缺陷的任何组合。

3.尾部畸形 短尾、多尾、断尾、发卡形平滑弯曲、锐角弯曲、宽度不规则、卷曲或上述缺陷的任何组合。

4.残留胞质 胞质的大小超过精子头部的1/3。

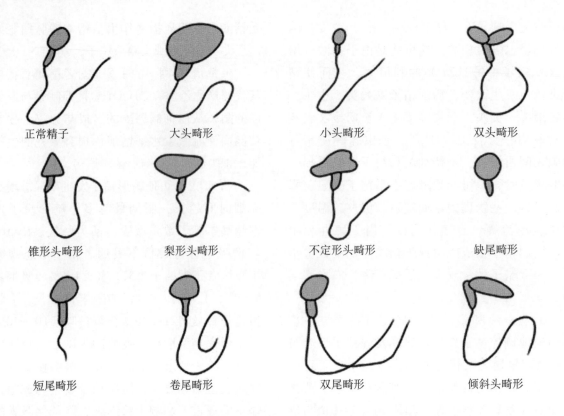

正常精子　　大头畸形　　小头畸形　　双头畸形

锥形头畸形　　梨形头畸形　　不定形头畸形　　缺尾畸形

短尾畸形　　卷尾畸形　　双尾畸形　　倾斜头畸形

图33-1　正常及各种畸形精子

【诊断】

询问病史和体格检查有助于病因诊断；实验室检验连续2次以上精液分析，正常形态精子<4%，而精子密度均≥$15×10^6$/ml，前向运动精子百分率均≥32%，即可明确诊断。

【治疗】

（一）病因治疗

1.有明确病因者，应首先进行病因治疗

（1）尿生殖道感染而导致的畸形精子症，应行抗生素治疗，有条件者应行病原微生物培养和药敏试验，以指导治疗。否则，应尽量选用广谱抗生素、联合用药，以缩短疗程。

（2）若由精索静脉曲张造成者，可行手术治疗。

（3）内分泌异常所致者，则给予内分泌功能调整。

（4）消除不利因素（药物、放射线、高温、烟酒等）。

2.抗氧化治疗　男性生殖系统中存在氧化系统和抗氧化系统，两者保持相对平衡，若过氧化物和氧自由基产生过多对精子的形态、结构、功能造成损害，引起精子畸形。氧化系统对氧自由基起拮抗作用。

（1）维生素C　口服100mg，3/d。

（2）维生素E　口服100～300mg，3/d。

（3）谷胱苷肽　口服50mg，3/d。

（4）左卡尼汀口服液　10ml，2/d。

3.营养治疗

（1）复方氨基酸或精氨酸　口服4g/d。

（2）锌（Zine）　口服30～60μg/d。

（3）辅酶Q10　口服20mg，3/d，或ATP口服20mg，3/d。

（二）辅助生殖技术

1.宫腔人工授精（IUI） 将自己精液中精子进行离心分离，分离出a、b级且形态正常的精子通过导管注入宫腔内。

2.卵膜浆内单精子注射（ICSI） 圆头精子由于缺乏顶体和顶体酶，无法穿透卵子透明带，因此缺乏自然受精的能力，从而导致男性不育。而ICSI技术弥补了圆头精子在该环节的功能缺陷，故对畸形精子行ICSI时，优先选择头部形态相对正常的圆头精子，以期获得较理想的ICSI疗效。

【畸形精子与不育关系】

精子的受精能力和精子的正常形态结构密切相关，正常形态结构的精子数量越多，生育力就越强，畸形精子越多，受精率越低。

精子头部缺陷：精子核浓缩异常如核过大、密度过低、核内空泡数量过多为精子成熟障碍的表现，这类精子无受精能力，即使受精也易发生流产；大头精子、不定形头畸形精子运动速度慢，不能到达输卵管，无法与卵子结合而不育；顶体异常如小头精子、圆头精子，由于缺少顶体，精子头部缺乏顶体酶，无法穿透放射冠和透明带，精卵不能结合而不育。

残余胞质：胞质小滴是生殖细胞胞质残余物，大部分被睾丸支持细胞吞噬，其余附着在伸长精子颈部，在精子排放过程中脱落，当胞质小滴超出头部1/3大小，则视为异常，并称其为残余胞质。精子颈部的胞质小滴可产生大量活性氧，过多残余胞质可导致精子功能下降，引起男性不育。

尾部畸形：精子尾部线粒体提供能量和正常形态的微管结构是精子运动的基础，无尾、短尾、无轴丝、卷尾等尾部畸形的精子运动能力明显下降，导致生育力下降。

【畸形精子与生育结局】

1.畸形精子与正常生育结局

（1）受精率低：畸形精子越多，受精率越低，Kruger对129例人作了共190次评估，证明了正常形态结构精子与受精的关系：

1%～4%正常形态结构精子组，受试104个卵，受精率37%。

15%～30%正常形态结构精子组，受试324个卵，受精率81%。

31%～45%正常形态结构精子组，受试309个卵，受精率82%。

46%～60%正常形态结构精子组，受试64个卵，受精率91%。

（2）反复妊娠失败：Gil-Villa等对23例反复妊娠失败者及11例近期生育者进行对比研究，发现反复妊娠失败组患者精子畸形率及精子膜脂质过氧化反应较高。

2.畸形精子与辅助生育结局 卵子受精包括获能、顶体反应、穿过颗粒细胞，与透明带结合，穿过透明带、与卵胞质融合，然后精子核解聚，在此过程中，任何一个环节出现问题，都会导致受精失败。很多文献报道，在受精失败中，精子因素为主要原因，大部分为精子没有进入卵子内，畸形精子是受精失败原因之一。IVF的受精过程，精子须经历如获能、与卵透明带识别结合、顶体反应、穿透卵透明带等一系列过程才能完成受精。ICSI是在体外将单个精子直接注入卵母细胞胞质内，使精、卵结合的一种显微操作技术，该技术可克服部分与受精失败相关的精子功能的缺陷。畸形精子对IVF临床妊娠率、受精率有显著影响，由于畸形精子染色体异常率较高、DNA完整率较低，尽管能使卵子正常受精，但胚胎染色体异常率较高，而胚胎种植失败的主要原因为胚胎染色体异常，此类患者的临床妊娠率下降，且容易发生胚胎枯萎或引起早期流产。而精子畸形行ICSI治疗则可获得较好的受精率和妊娠率。

【预防】

1.调整生活方式 禁烟、酒及少吃辛辣刺激性食物，适当补充维生素E、多种微量元素，如锌、硒等。不穿或少穿牛仔裤，不洗或少洗桑拿浴，避免高温和辐射的工作环境等。避免有毒有害化学物质接触。工作要适度，心情要放松。

2.预防感染 泌尿生殖系统感染是导致精子畸形的重要因素，应预防和避免泌尿生殖道感染、腮腺炎并发的睾丸炎、附睾结核等。

（徐兴泽）

第34章

生殖道感染与男性不育症

男性生殖道感染是危害男性健康的大敌，它是男性不育的重要原因之一。生殖道感染可累及男性生殖道的不同部位，如睾丸、附睾及其他附属性腺。因而精子在其发生、发育和成熟的不同阶段都可能受到感染的影响。以下分别就生殖道感染的概念、生殖道感染干扰男性生育的发生机制及各种病原微生物感染对男性生育的影响和诊治进行分析讨论。

【病因】

在男性生殖道常见许多微生物，有病原性的，非病原性的，条件致病菌、病毒、支原体、衣原体、真菌和寄生虫等。这些微生物在正常情况下不引起疾病，但却往往是潜在的不育因素。男性生殖道感染可分为急性和慢性感染，如尿道炎、前列腺炎、精囊炎、附睾炎、睾丸炎，特别是长期慢性炎症伴急性反复发作者，常导致上皮黏膜组织结构损伤与破坏或生殖道管腔的粘连与阻塞，是引起男性不育的主要原因。男性生殖道感染可分为：非特异性感染和特异性感染。

1. 非特异性感染引起的不育　指无明确的致病性病原体感染，一般无任何症状，仅因不育症就诊检查精液发现白细胞明显增多而诊断。如一些非病原性及条件致病菌、病毒、支原体、真菌和寄生虫等，这些微生物在正常状态下并不引起疾病只有全身和局部免疫力下降，这些微生物就会过分增殖或动态失衡而引起急、慢性炎症。

2. 特异性感染引起的不育　指有明确的病原体感染所致的不育。

（1）非性传播性感染，如结核杆菌和腮腺炎病毒等。

（2）性传播性感染，如梅毒螺旋体、淋球菌、衣原体、支原体等所致的生殖道感染。

【发病机制】

男性生殖道感染可通过影响睾丸生精功能，引起附性腺分泌功能紊乱，诱发自身免疫和微生物对精子的直接作用等机制，导致精子发生障碍、精浆成分改变、精液参数和精子功能下降等而引起男性不育。生殖道感染干扰男性生育的病因和发生机制如下。

生殖道的急、慢性感染均可危及精子发生，导致精液质与量的下降。精液与病原微生物或免疫活性细胞的直接相互作用可能是感染对精子影响的另一机制。生殖道感染常伴随精浆生化特性的变化，以至影响精子的功能和受精潜力。全身的急、慢性炎症（如败血症和类风湿关节炎）伴发的甾体合成和精子生成障碍可导致暂时性或永久性的不育。动物实验和人体研究证实上述病理生理改变伴发血清睾酮水平降低，而正常的血清睾酮水平对维持精子发生是必不可少的。睾丸病理生理机制还涉及细胞因子和生长因子，两者即使在生理状态下，也显示对睾丸功能有控制和调节作用。

对男性附属性腺感染干扰男性生育力的想法由来已久，但其对精子质量和男性生育的负面影响仍缺乏确凿的证据。许多研究工作有明显的不一致。争论的缘由之一是泌尿生殖道不同类型感染的分类困难。新的分类方法，如美国国立卫生院前列腺炎综合征分类法，将为未来对照研究提供较好的基础。因为在比较男性泌尿生殖道感染者与健康对照者传统的精液参数如精子密度、活动力、活动特性及精子形态等结果有异议，研究者又将目标投向精浆生化指标的改变。这一做法并非新设，类似的研究完成于数十年前。而新的精液指标，如细胞因子和活性氧（ROS）似乎与感染的病理生理有关，近期的临床研究颇有希望。

精浆指标的改变常明显表现于生殖道感染者的精液中。物理（液化时间、pH、黏度等）和生化指标（多项指标）的改变均可损害精子功能。生殖道感染者精浆研究的指标包括附属性腺的酶类、多种细胞因子（白细胞介素和干扰素）、ROS及肝细胞生长因子（HGF）等。ROS在生殖道内似乎扮演至关重要的作用，在此它们作为分子介质参与多种细胞的凋亡、老化及感染过程。精浆中 γ-谷氨酰转移酶和 α-葡糖苷酶的浓度与精液中白细胞数目负相关，可作为生殖道感染重要的诊断指标。但两种酶似乎是附睾和前列腺功能障碍的指标而非精子功能所必需。

生殖道感染可导致精液中白细胞增多，而精液中白细胞增多的诊断标准是精液中过氧化物酶阳性，白细胞数目超过 1×10^6/ml。目前许多临床资料表明精液中白细胞增多与男性不育有密切关系，精液中白细胞过多是导致男性不育的因素，但并非直接因素。精液中白细胞数目增多与许多精液参数（射精量、精子密度、活动率、活动力、精子总数、活动精子总数等）的下降有关。但也有一些研究应用不同的细胞学技术，得出相反的结论。在一项对512例不育症患者长达22个月的追踪研究发现，精液中白细胞增多有助于提高精子质量。某些种类白细胞可增强精子的受精能力，如巨噬细胞数目与正常形态的精子数目呈正相关，因而推测精液中的巨噬细胞和一些中性粒细胞"清除"了一些不正常和变性的精子。另一项研究也观察到精液中白细胞与精子密度、活动力及精液细菌培养的阳性率无关。总体来说，大部分的研究表明精液中白细胞增多与男性不育相关。

精液中白细胞增多导致不育的机制并不明确。在对179例不育患者精液中白细胞种类及数目的研究中发现，单核和（或）巨噬细胞浓度较高的患者，精液量明显下降；T细胞明显增加时，精子运动速度明显下降；多形核白细胞弹性蛋白酶（PMN elastase）损害较大。精液量、精子总数及活动精子总数均明显下降。关于精液中白细胞增多对精子的损害机制还有其他几种学说，包括细胞因子和氧自由基等。其中对前者研究较多，结果发现IL-1、IFN和TNF对精子活动力的损害较大。IFN可能通过破坏细胞骨架复合体达到抑制细胞的作用。TNF在体内、外都对精子有细胞毒作用。激活的淋巴细胞释放的淋巴因子和单核因子对精子活力都有明显的抑制作用。

巨噬细胞产生的ROS可使精子线粒体内、外膜上的不饱和脂肪酸发生过氧化反应，三磷酸腺苷（ATP）合成减少，影响精子的运动能力。而ROS对精子顶体反应的不良影响是其干扰精子功能的又一机制。精液中保持一定浓度的ROS对维持精子的活力及生育能力十分重要，然而过高的ROS则对精子产生毒害引起不育。生殖道感染时，精浆中的多形核白细胞是ROS的主要来源，而细菌产物和细胞因子又可增加其合成ROS。附属性腺感染时，大量的白细胞通过其产生的ROS和（或）细胞因子IL-1、IL-1ra及IL-8损害精子的质量。

关于精液中白细胞的来源，目前意见也不统一。除生殖道感染和炎症外，环境因素、物理因素及性生活也可造成精液中白细胞增多。精液中白细胞增多是一个复杂的病理过程，生殖道内又存在着多种免疫因子，因而对其的研究远未结束。

精子具有抗原性，而正常抗体则有保护精子免受免疫反应对其造成损伤的屏障。这种屏障一旦破坏，血-睾屏障的通透性改变，精子抗原暴露，最终可以在体液中产生相关的抗精子抗体和免疫细胞。免疫反应异常有体液免疫及细胞免疫异常两类。

1.体液免疫异常　AsAb滴度升高以精浆为主，主要为IgA，精浆AsAb阳性患者的精子活力明显低于阴性者。而血清中的AsAb与不育关系不大。AsAb导致不育的具体机制主要有：

（1）直接作用于精子，引起精子凝聚、制动及活动力下降及精液不液化现象，其中的细胞毒抗体对精子有致死作用；

（2）影响精子穿透子宫颈黏液、精了的顶体反应、受精过程；

（3）AsAb的调理作用可以增强生殖道局部吞噬细胞对精子的吞噬作用；

（4）抗原抗体复合物沉积于睾丸组织、影响生精功能，碍于精子的产生，即所谓的免疫性睾丸炎；

（5）干扰胚胎着床。

2.细胞免疫异常　当生殖道存在感染时，致病微生物刺激生殖系统可以活化机体防御系统，局部免疫细胞被激活，使得各种细胞因子分泌增加，包括各种细胞释放炎性多肽、TNF-a、IL-1、IL-6、IL-8、IL-10等，并可能对精子产生一定的不良影响。

【临床表现】

男性泌尿生殖道因与外界相通，容易受到外界细菌、病毒等生殖道感染的侵袭，出现尿道感染、前列腺炎、附睾炎、睾丸炎等。临床上因感染病菌的不同可分为非特异性感染和特异性感染，两者的临床表现也不同。男性生殖道非特异性感染是一组疾病，包括急、慢性前列腺炎，急、慢性精囊炎，急、慢性附睾炎，急性睾丸炎，阴囊感染等，具有相似的临床表现，其主要致病微生物为需氧革兰阴性杆菌（大肠埃希菌、变形杆菌等），革兰阳性球菌（葡萄球菌、肠球菌等），及专性厌氧菌（脆弱杆菌等）。非特异性感染可波及生殖器官的任何部位和泌尿系统，并可从一个器官扩散到另一个器官。由于它们的症状、体征与感染性疾病相似，因此需用适当的培养方法来确定有无感染，对诊断和处理这类疾病有重大意义。而特异性感染（结核、淋病、放线菌病等）是由于特定病原微生物引起的疾病，比如生殖道慢性特异感染（如结核）少见，但常导致睾丸结构的严重破坏，它主要感染途径是由肾结核下行蔓延到前列腺、精囊，然后再经输精管到附睾。其主要病变部位在附睾。自身免疫性睾丸炎也可产生类似的后果。睾丸损伤后，血-睾屏障破坏，睾丸内的抗原物质暴露于免疫活性细胞，诱发了局部的免疫炎症反应。因此，结核性前列腺炎多与附睾、输精管及精囊结核同时存在，主要是使输精管道闭塞、梗阻而引起不育。附睾结核主要临床表现为附睾增大、质硬、硬结，表面不规则并有压痛，输精管呈"串珠"样改变，病变多由附睾尾部开始转向附睾头部方向蔓延，可发生纤维化、干酪样坏死或破溃。临床上可以根据特征性的体征加以鉴别。

【诊断和治疗】

1.生殖道细菌感染与男性不育　生殖道细菌感染是男性不育的一个经典原因，但许多病原体对精子的作用仍未证实。任何与精液的生成或运输有关的器官和部位发生感染时，精液均可感染。前列腺炎与精囊炎的致病菌有葡萄球菌、链球菌、大肠埃希菌、类白喉杆菌等；尿道炎常见致病菌有淋病奈瑟菌、大肠埃希菌等；附睾炎最常见的致病菌为结核分枝杆菌和淋病奈瑟菌，其次为大肠埃希菌和葡萄球菌等。但是，由于生殖道和会阴部来源的污染，精液中微生物的检出并不一定表明精道感染。大肠埃希菌是不育男性精液培养中最常见的病原体，它们对精子有直接损害作用，表现为精子数目、活动力、精子形态及受精能力的变化，损害程度取决于精子的数量和病原体的浓度。该病原体还可通过改变精浆的特性[出现大量白细胞和（或）抗精子抗体等]而间接影响精子。此外，男性生殖道各型细胞（包括免疫炎症细胞）分泌的细胞因子也能显著影响精子功能及生育。例如在合并生殖道感染的不明原因的不育患者研究发现，精浆中IL-6水平与白细胞数目正相关；IL-1β、IL-6、IL-8、IL-10和TNF-α水平与精子的前向运动负相关；而与精子总数、精子活力、pH、精子异常形态及激素指标无相关关系。IL-1、IL-6和TNF-α可能会直接或间接影响精子活动力，导致其宫颈黏液穿透特性减低。

尽管已有广泛的研究工作基础，但对前列腺及精囊腺的感染与男性不育的关系仍有争论。有研究发现当前列腺液中白细胞数目超过10/HP 时，精液的液化时间显著延长、精子的生存率显著下降。还有研究表明在新鲜的精液中加入活的微生物可影响精子的活力（精子的活动力及凝集度），但这一作用只有在菌落计数足够多（>10CFU/ml）时才出现。因为在慢性前列腺炎时精子不可能接触到如此高浓度的病原体，因而在这种病例发生不育症可能性不大。

生殖道细菌感染诊断要点在于详细询问病史，注意既往有尿道炎、急或慢性前列腺炎、附睾炎及下尿路梗阻或尿路感染病史。尿液和前列腺液的细菌学检查，可将前列腺炎、尿道炎或尿路感染区分出来。临床上往往表现在男性生殖腺或某个附属腺上，如睾丸炎、附睾炎、精囊炎、前列腺炎等。根据各个疾病的临床表现和症状、实验室检查和影像学检查不难诊断。

生殖道细菌感染治疗原则：建立有规律的生活方式，禁烟酒、刺激饮食，早期诊断，早期治疗。及时足量、规则用药。

（1）根据细菌培养及药敏，选择有效而敏感的抗生素。如头孢类：头孢曲松、头孢地尼等；四环素类：多西环素；喹诺酮类：左氧氟沙星、司氟沙星等；大环类脂类：阿奇霉素、罗红霉素等。

（2）免疫治疗：男方使用避孕套，使精子与女方脱离接触，不会产生新的抗精子抗体，原有抗体可逐渐消失。这一过程较为漫长，至少约需半年。另外可配合口服小剂量皮质类固醇激素，抑制免疫反应，如泼尼松、地塞米松、甲泼尼龙等，一般约需连服3个月以上。

（3）物理治疗：对慢性前列腺炎、精囊炎可选用物理治疗，如直肠微波、射频、尿道介入等治疗。

（4）手术治疗：因感染造成生殖道梗阻或不全梗阻可选择手术治疗。如附睾管输精管吻合、精囊镜射精管探查术等。

2. 生殖道病毒感染与男性不育　病毒感染与男性不育的关系也有一些研究工作报告，一组不育男性精浆中腺病毒和单纯疱疹病毒的检出率近40%。病毒治疗后，精浆携带消失，精子功能恢复，提示生殖道慢性病毒感染可能导致不育。另一种可引起男性不育的病毒感染是腮腺炎后睾丸炎，它也是腮腺炎病毒感染最常见的并发症。睾丸的感染可显著影响精子发生和睾丸后的精子。青春期后腮腺炎导致的睾丸炎的发生率为30%，10%～30%为双侧发病，其最严重的后果是导致睾丸萎缩和不育。睾丸永久性萎缩发生在感染后的数月至数年内，病理表现为间质细胞的弥漫性水肿及单核细胞浸润，进而引起精曲小管硬化、萎缩，精子发生严重障碍。类似的结果也可见于细菌上行感染引起的附睾、睾丸炎。慢性病毒感染与不育的关系仍有争议。新近对人类免疫缺陷病毒（HIV）感染者的研究显示：在感染早期，HIV特别定位于生精上皮的精原细胞和精母细胞。如此可以解释这些患者在临床晚期，表现为高发的生精障碍。HIV阳性者及艾滋病患者可以生育，但其异常精液的发生率高于HIV阴性生育对照组。

与生育关系密切的睾丸炎要数流行性腮腺炎合并睾丸炎最为常见。腮腺炎的病毒通过尿液排出，并通过输精管使睾丸感染。患流行性腮腺炎合并睾丸炎的患者，其中大约一半出现睾丸萎缩，但睾丸分泌功能一般不受损害，因此这些患者可以有正常的性欲和性功能，但往往由于少精症或大多数为无精子症而引起不育，这些患者很难用药物治疗能改善生精功能，因此，为达到生育目的可考虑做供者精液人工授精。

3.生殖道衣原体及支原体感染与男性不育症 早在1900年就有报道称沙眼衣原体（CT）和鹦鹉热衣原体可引起沙眼和各种生殖道感染。特别是20世纪50年代以来，国内外学者广泛深入地研究了该病原体所致的男、女性生殖道感染，发现生殖道CT感染者的精液中常贮存该病原体，并认为该类感染对精子功能和生育力均有影响。

男性泌尿生殖道沙眼衣原体感染对生育的影响表现为以下几方面：①引起尿道炎致使尿道结构损害；②引起附睾炎导致阻塞性无精子症；③引起睾丸炎症细胞的浸润，损害精子生成；④刺激免疫反应，影响精子功能及CT原生体粘于精子头部而影响精子活动能力。CT感染也可导致白细胞精子症，活化的白细胞分泌可溶性产物——细胞因子，致使精子活动力与受精能力受到损害。另外，受到生殖道CT感染的男性对精子自身免疫反应的阳性率增高。上述发现可能由于亚急性CT感染引起附睾管阻塞，致使巨噬细胞吞噬精子和产生精子自身免疫反应；也可能系感染时CT作为免疫佐剂，引起T淋巴细胞释放γ-干扰素，促使巨噬细胞有效地吞噬精子并递呈精子抗原刺激抗精子抗体产生，从而导致精子失活。还可能由于CT与人精子膜存在共同抗原，产生的抗体与精子发生交叉反应，对精子功能有影响。因此，CT的感染及亚临床感染可能是某些不明原因不育的病因，常规筛查不育男性精液CT感染有助于对其不育原因作分析。

自提出解脲支原体（UU）感染与人类不育可能有密切关系已20余年，但其中的机制迄今尚不明了。原因之一是UU是能在细胞培养液中繁殖的最小微生物，直径0.3~0.5μm，且无细胞壁，常呈多形态生长，难以确认。动物实验显示UU感染可引起精曲小管内出现巨噬细胞，生精细胞严重退变、脱落。许多精母细胞内的线粒体空泡变性，胞质中出现许多泡状结构。在不育男性的睾丸活检标本中也分离出UU，提示支原体可干扰精子的发生。UU也常引起前列腺炎，使前列腺液分泌减少、成分改变，继而影响精液的理化性质。

生殖道UU感染导致的精液参数变化，其原因可能是多方面的。首先，精子表面可能存在可与UU结合的位点，而UU通过这些位点与精子发生特异性结合，并将这些结合部位相互连接起来，使精子发生卷曲、畸形及活力下降。再有吸附在精子表面的UU，其质膜上的类脂能渗入精子细胞膜内，导致精子与UU质膜融合，后者胞质内的毒性蛋白质进入精子内，引起精子的损害。UU还可直接侵入生精细胞，干扰精子的发生；UU分解尿素而产生的NH3和H_2O_2，干扰精子的代谢。

总之，CT与UU均可引起生殖器官炎症而导致不育。首先，CT、UU感染多侵犯前列腺造成慢性前列腺炎，可使精液液化的蛋白水解酶减少，导致精液液化不良。其次，CT、UU对精子的吸附作用既干扰精子的发育又使精子流体阻力增大、运动速率降低，影响精子的密度及活动率。另外UU感染后，病原体吸附于人精子表面，引起T淋巴细胞活化并释放干扰素，后者使巨噬细胞捕获精子，从而对产生抗体的淋巴细胞递呈精子抗原。

CT与UU感染在临床上称之为非淋菌性尿道炎，是一种性传播疾病，潜伏期为1~3周，与淋菌性尿道炎的区别在于症状较轻，表现为尿道口轻度水肿，尿道口流出不是淋病所表现为黄稠脓液，而是少量薄白色水样或淡黄黏性分泌物，尿道刺痒或疼痛伴尿频，全身可无症状，一般无排尿障碍。

CT与UU感染的诊断主要依赖实验室检

查。CT最可靠和最经典的方法就是细胞培养，类似病毒的分类，其敏感度为80%～90%，特异度100%。取材最好是黏膜表层的柱状细胞，标本放入含有对衣原体无作用的抗生素运输液中，以抑制细菌和真菌，标本收集后立即于4℃冷藏，若24小时不能接种，则需置于-70℃冰箱保存。近年来发展起来的免疫学诊断和分子生物学诊断方法使检测更加方便和可靠。其中针对衣原体主要外膜蛋白（MOP）的免疫学方法包括补体结合试验（CF）、微量免疫荧光法（MIF）、酶免疫测定（ELA）等。聚合酶链反应（PCR）敏感度高，降低细胞培养的假阴性。支原体（UU）在生殖道寄居频率高低与性成熟、性生活和性伴的多少有关。由于UU感染无特征性症状和体征，诊断主要靠培养和特异性血清抗体的测定来证明。人工培养是营养要求较高，新鲜牛心消化液中加马血清和酵母浸出液才能生长。精液或前列腺炎的PCR检测近年来在支原体诊断中也开始发挥作用，使检测更加快速、准确。

CT与UU的治疗原则：早期诊断，早期治疗。及时、足量、规则用药。性伴应该同时接受治疗。治疗方案为阿奇霉素1g，单剂口服，或多西环素100mg，口服，2/d，共7d。或左氧氟沙星500mg，口服，1/d，共7d，或司氟沙星200mg，口服，1/d，共10d。疗程结束后复查2次以上为阴性，方可停药，如再次培养为阳性，则重复1个疗程。

4.生殖道淋球菌感染与不育　淋病是危害严重的性传播性疾病，是淋球菌（革兰阴性双球菌）在泌尿生殖道黏膜引起的特殊炎症。由于社会因素，使淋病流行至今仍难以控制，近些年来其发病率还有抬头的趋势。此外，宫颈淋病约80%可不出现症状，或症状很轻微，是主要的传染源，加上某些患者不治疗，或不适当地治疗和抗药株的出现，是淋病得以流行的因素。

尿道淋病向上蔓延引起前列腺、精囊和附睾淋病已被公认为男子不育原因之一。在未治疗的病例中，尿道狭窄发病率高达14%，而抗生素治疗也无法防止其发生。据统计1000例慢性前列腺感染中有24例是淋球菌感染。男子淋病引起尿道周围组织的损伤，瘢痕性愈合形成尿道狭窄，导致梗阻性射精不完全或逆行射精而不育。

男性淋病，潜伏期2～3天，尿道红肿，发痒及刺痛，尿道口流黄绿色脓液，排尿疼痛，伴有尿频、尿急或排尿困难，发热与全身不适。发病后24小时起症状严重，1周后开始消退，1个月后症状可消失，炎症消退后由于尿道坏死黏膜愈合形成纤维化瘢痕可逐渐形成尿道狭窄。

淋病的诊断主要靠检测淋球菌，标本取自于生殖道脓性分泌物（男性从尿道口取得分泌物），直接涂片染色镜检，寻找中性粒细胞中革兰阴性双球菌或分离培养淋球菌可以明确诊断。淋球菌极其娇嫩，标本要注意保温和立即送检。特异性的球菌血清抗体测定也可作为辅助诊断的指标。PCR检测近年来在淋球菌检测中也开始得到应用。

淋病的治疗原则是早期、大剂量应用抗生素。过去对淋病的治疗，青霉素类是首选。现在应选择对淋球菌最敏感的药物进行治疗，尽可能作药敏试验或β-内酰胺酶测定。药量要充足，疗程要正规，用药方法要正确。应选择各种有效的方法全面治疗。如头孢类抗生素罗氏芬（头孢三嗪），由于其抗菌谱广，杀菌力强，半衰期长，已成为治疗淋病的首选药，推荐剂量为单剂250mg，肌内注射；还可采用大观霉素（淋必治）2g，1次肌内注射。患者夫妻或性伴侣双方应同时接受检查和治疗，治疗期间禁止性生活。对慢性淋病引起的梗阻性无精子症不育，加入证实梗阻部位局限于附睾尾部者，有人主张可做输精管附睾头部吻合术治疗。

5.生殖道其他感染与男性不育　生殖道慢性特殊感染（如结核）少见，但常导致睾丸结构的严重破坏，它主要感染途径是由肾结核下行蔓延到前列腺、精囊，然后再经输精管到附睾。其主要病变部位在附睾。自身免疫性睾丸炎也可产生类似的后果。睾丸损伤后，血-睾屏障破坏，睾丸内的抗原物质暴露于免疫活性细胞，诱发了局部的免疫炎症反应。因此，结核性前列腺炎多与附睾、输精管及精囊结核同时存在，主要是使输精管道闭塞、梗阻而引起不育。附睾结核主要临床表现为附睾增大、质硬、有硬结，表面不规则并有压痛，输精管呈"串珠"样改变，病变多由附睾尾部开始转向附睾头部方向蔓延，可发生纤维化、干酪样坏死或破溃。血清学抗结核抗体（PPD）阳性是结核病的快速辅助诊断手段，但由于特异性欠强，敏感性较低，尚需进一步研究。干扰素-γ释放试验（T-SPOT）检测是目前诊断结核感染的最新检测技术，灵敏度、特异性达到94%。若为阳性，则应高度考虑结核感染可能。常见的抗结核药物有异烟肼（H）、利福平（R）、吡嗪酰胺（Z）、乙胺丁醇（E）、链霉素（S）。在强化期几乎全部被采用，而在继续期则选择其中的2～3种药物。治疗过程中的服药方法都采用隔日服药，以便于督导化疗的实施，使患者能全程，不间断地服药，以提高治愈率，服药期间注意复查肝功能。

梅毒也可波及双侧睾丸和附睾，诱发间质炎症、动脉内膜炎及树胶肿形成。未经治疗的麻风病也可造成睾丸炎，导致不育。尽管现在的观点认为白细胞和细菌并非人工辅助生育技术的主要危险，但细菌污染可导致体外授精时卵子的退行性变。

总之，泌尿生殖道感染与不育症的密切关系正越来越受到人们的重视，主要通过引起局部炎症反应，堵塞生殖道，同时产生一系列的炎症介质破坏精子的发生、损伤精子的功能及将感染传播给性伴侣而造成不育症的发生。而且许多生殖道感染的患者临床表现不典型，部分患者往往进行过不规则治疗，未彻底根除病原菌。因此，对不育症患者进行多种病原体检测，早发现、早治疗，是避免严重临床并发症的重要措施。但至今对许多病原体感染的确切发病机制尚不明了，是否还存在其他的病原体导致不育症的发生也不十分清楚，对上述问题的进一步研究将有助于预防和治疗泌尿生殖道感染导致的不育症。

（陈春荣　张　军　高　明）

第35章

病毒性睾丸炎与不育症

病毒性睾丸炎多由腮腺炎病毒引起，除腮腺炎病毒外，还有其他肠病毒，如手足口病的柯萨奇病毒等也可引起。主要由血行传播，是流行性腮腺炎的常见并发症，能引起睾丸的软化和萎缩，如累及双侧可致男性不育。尽管病毒性睾丸炎的发病率由于腮腺炎疫苗接种的进行，导致了儿童期腮腺炎发病率的下降，但是成年人腮腺炎的发病率相对上升，病毒性睾丸炎的发病率同时相对增多，应引起重视，及时适当干预，减少男性不育的发生是摆在我们面前的一个重要课题。

【病因】

腮腺炎病毒是一种有包膜的RNA病毒，属副黏病毒科。人类是它唯一自然宿主，主要通过呼吸道传播。病毒感染上呼吸道黏膜并在其上皮内进行复制，然后释放入血形成病毒血症，定位于腮腺小管内皮后继续复制增殖入血形成第二次病毒血症，感染其他器官如生殖器官神经组织及胰腺组织等。病毒性睾丸炎是青春期及成年男性流行性腮腺炎最常见的并发症，60%～70%的患者累及单侧睾丸，10%～30%的患者累及双侧睾丸，30%～50%的患者出现睾丸萎缩。

青春期患者易并发睾丸炎的原因，是因为腮腺的基膜与青春期睾丸的基膜相似，容易发生继发睾丸损伤，产生自身免疫反应。炎症时睾丸生精小管上皮显著充血，有出现斑点及

大量中性粒细胞、淋巴细胞和巨噬细胞浸润，血-睾屏障遭到破坏，生精小管基膜有不同程度肿胀、变性、萎缩。另外，睾丸间质可见水肿，浆液纤维蛋白性渗出物出现。急性期是突发和急剧的，慢性是迁延和缓慢地进行。如病变严重，将导致生精小管严重萎缩，丧失生育能力。间质细胞对病毒作用的敏感性远不及生精细胞，故得以存留，并且较正常还略有增生（代偿性）。

【病理生理】

1.腮腺炎病毒损害睾丸的病理机制　实质水肿，曲细精管充血，管周淋巴细胞浸润，最终结果是曲细精管受压坏死；间质纤维化，最终导致睾丸萎缩。Bartk等在1951-1970年对298例腮腺炎性睾丸炎的病例（成年男性178例，年龄为19-53岁，青春期男性120例，年龄为13-18岁）进行跟踪随访，50%患者在1～3个月内出现严重的生精功能障碍，25%的患者出现不可逆性睾丸萎缩。在许多未出现睾丸萎缩的患者中仍表现出低的生育能力，3年后再次对单侧睾丸受累的患者行精液检查发现，24%的成年男性和38%的青春期男性仍存在精液异常。病毒性睾丸炎可使睾丸结构和功能发生改变，引起睾丸萎缩及生精功能障碍，甚至导致不育。

2.男性生殖激素的变化　病毒性睾丸炎可引起男性生殖激素紊乱，炎症损害睾丸间质细胞，降低其合成及分泌雄激素的能力，改变下

丘脑-垂体-性腺轴对生殖激素的调控活动。Ad.amopoulos等研究认为双侧病毒性睾丸炎急性期损害睾丸间质细胞的功能引起睾酮分泌减少，通过负反馈机制使垂体分泌LH增多。睾酮水平可在数月内恢复正常，但LH及FSH可在急性期后的10～12个月维持显著性高水平，机体对外源性hCG的反应迟钝，推测炎症对间质细胞的损害可能并不只局限于急性期，有可能是永久性的。Tzvetkova等研究亦发现病毒性睾丸炎可引起生殖激素紊乱，与感染时的年龄有关，对青春期感染组（12-17岁）影响尤为显著，出现血清睾酮水平降低及血清FSH、LH、催乳素、雌二醇水平升高。

3.病毒性睾丸炎与抗精子抗体产生 少数患者血清可检测到抗精子抗体，但抗精子抗体产生与病毒性睾丸炎的关系尚不明确。

【临床表现】

（一）急性睾丸炎

炎症时睾丸生精小管上皮显著充血，有出血斑点及大量分叶核粒细胞、淋巴细胞和巨噬细胞浸润。急性睾丸组织病理变化：间质水肿、单核细胞、中性粒细胞、巨噬细胞和淋巴细胞等炎性细胞浸润，生殖细胞退化脱落。

（二）迁延性睾丸炎

急性炎症消退后有进行性慢性改变，慢性期睾丸组织病理学可见：生精细胞逐渐脱落以至完全丧失，生精小管透明化变性和硬化。间质细胞对腮腺炎病毒损害的耐受性比较强故常被保存。睾丸生精小管高度退化、基膜增厚、间质细胞紊乱，生精小管内无生精细胞，进入空化期，形成继发性唯支持细胞综合征。

【诊断】

病毒性睾丸炎，一般继发于腮腺炎起病后3～4天，偶有睾丸炎在腮腺炎之前发生病例。单则受累2/3，双侧同时受累占1/5～1/3，急性期患者可出现患侧睾丸的疼痛、肿胀，并可有畏寒发热、头痛、恶心、呕吐等伴随症状。体格检查可见阴囊皮肤呈红色，可触及发热、肿大、质硬及压痛明显的睾丸，如有急性鞘膜积液时透光试验阳性。急性期可检测出血清特异性IgM抗体，用ELISA法或血凝抑制试验检测患者恢复期血清抗体滴度或效价较急性期相比≥4倍升高。有条件可做病毒培养或行PCR法检测病毒RNA。急性期超声波检查见睾丸血管增多、管腔扩大及血流信号增强，还可出现睾丸鞘膜积液。

【治疗】

病毒性睾丸炎无特效治疗方法。

1.卧床、局部冷敷、抬高睾丸、止痛、退热、使用非甾体消炎药及其他对症支持治疗等。如继发细菌感染，可加用抗生素。我国也有文献报道使用某些抗病毒及清热解毒中药可有效改善睾丸炎症状。

2.糖皮质激素：作为甾体类消炎药可降低体温，减轻睾丸局部水肿，减少补体结合抗体的形成，特别是糖皮质激素可使睾丸间质细胞合成分泌雄激素减少，经下丘脑-垂体-睾丸轴反馈调节机制使垂体合成分泌FSH、LH增多，生殖激素的紊乱是引起睾丸萎缩的原因之一，在急性期是否应使用糖皮质激素仍存在争议。

3.干扰素：近年来，国内外均有使用重组干扰素α-2B干扰素治疗腮腺炎性睾丸炎的报道，给予α-2B干扰素300万U/d皮下注射，连续使用10～14天。干扰素抑制病毒复制，并与巨噬细胞、自然杀伤细胞、细胞毒细胞膜表面受体特异性结合调节免疫活动。Ku等认为干扰素能够迅速缓解局部症状、阻止睾丸萎缩，并使精子的数量、形态得到改善。此后，lee等再次对干扰素治疗的远期效果（5年以上）进行研究，干扰素治疗组未发现睾丸萎缩，经干扰素治疗后精子活力要优于对照组，治疗效果明显优于对照组。不同的是，Yeniyol等对18例单侧腮腺炎性睾丸炎患者行干扰素治疗后于12个月后取双侧睾丸活检，发现38.8%的患者存在睾丸完全性萎缩，16.6%的患者存在部分性睾丸萎缩，剩下的44.6%患者即使未发现睾丸萎缩，但均有不同程度的生精功能障碍。说明干扰素并不能有效控制睾丸萎缩及生精阻滞。

4.精索封闭：1%利多卡因20ml低位精索封闭，可使睾丸肿胀及疼痛缓解，改善血流，保护生精功能。

总之，病毒性睾丸炎是青春期及成年男性流行性腮腺炎最常见的并发症，可继发于腮腺炎，亦可单独感染。病毒性睾丸炎极少导致绝育，但可能造成生育力低下，如少精或弱精；单侧炎症可能显著影响精子数目、活动力及形态（约13%），表现为生育能力下降，但是短暂的；双侧炎症常会遭遇生育力低下（30%～87%），如出现睾丸萎缩、生精功能障碍等，将会在很大程度上影响男性生育能力，表现为不育。虽然流行性腮腺炎疫苗已得到普及，但在世界范围内流行性腮腺炎暴发事件已是屡见不鲜。在我国，流行性腮腺炎约占丙类传染病的1/3，随着儿童接种疫苗的普及，成人发病率相对增高，病毒性睾丸炎应该得到更大的关注。病毒性睾丸炎与男性生殖功能密切相关，又缺乏有效治疗方法，往往又错过早期干预时间。目前仍未找到一种十分理想的阻止睾丸萎缩的方法。除了加强疫苗的接种及复种来最大限度减少疾病的发生以外，更应行进一步研究来明确机制，找到一种有效的治疗措施来改善男性生育能力。对生育力低下不能自然生育的，可采用辅助生殖的办法解决生育的问题。

（王爱民 戴明升）

第36章

影响男性生育功能的药物

随着人类现代生活方式的改变及生存环境的不断恶化。男性不育患者的发病率有逐年上升的趋势，临床调查结果表明，影响男性不育的原因大多不清，给治疗带来困难，尤其一些常用药物对生育力的影响容易被人们所忽视，据国内外医学研究发现，有不少药物能通过影响生殖器官的形成、发育与干扰性腺及性功能或改变精液质量等不同环节，而损害人体的生殖功能，一般认为已婚夫妇中非意愿性不孕发生率为10%~15%，其中男方因素占50%，由药物引起的不育为4%~6%，药物既治病也致病，对于影响精子的成熟、运动、形态的药物，随着药物的停用和时间的推移逐渐恢复，但是有些药物的影响可能是永久性的，本文参阅有关文献，综合分析和归纳了可能影响男性生育功能的药物，目的是提醒临床医师能够在选择用药的时候权衡利弊，合理用药。

一、抗肿瘤药

目前研究证实化疗药物提高了恶性肿瘤的存活率，在杀死肿瘤细胞的同时，也对青春期前及成年男性的生精功能产生损害，导致生育时期精子异常，严重影响生育功能。不管是一种抗肿瘤药物单独使用，还是几种抗肿瘤药物联合使用，都有酿成药物性睾丸损害的危险。不同种类药物对睾丸损害程度不同；药物配

伍、剂量和患者的年龄决定了药物对性腺的特异性作用；青春期前的生精上皮对化疗的耐受性高于青春期后的生精上皮，这种损害具有剂量依赖性，剂量越大，生育功能恢复的希望越小。其次是化疗药物分解代谢产生的自由基对生精细胞的损害，造成生精干细胞不能分化。环磷酰胺口服总量1个疗程超过10克，2个月后，可以引起无精子症。使用400mg丙丁酸氮芥也会出现无精子状态，至少在停药4~5年后才能渐渐恢复。是因为环磷酰胺、丙丁酸氮芥等烷化剂，会对睾丸生产精子功能产生直接损害。造成曲细精管萎缩，精原细胞、精母细胞凋亡，精子生成发生障碍。另外，抗肿瘤药多柔比星、放线菌素D、顺铂等，也类似于烷化剂类，会直接损害到睾丸的生精功能。而另一些抗肿瘤药物，如鬼臼乙叉苷、长春新碱等生物碱抗癌药，并不是直接损害睾丸，而是通过影响脑垂体分泌卵泡刺激素，造成该激素水平升高，从而影响睾丸的激素调节功能。80%的青春期患者用苯丁酸氮芥（瘤可宁）后会发生少精子症，若患者用药总量超过25mg/kg，将发生不可逆的少精子症或无精子症。白消安会促使男性睾丸萎缩；秋水仙碱可以杀伤分化中的精原细胞招致精子减少。药物虽然能治病救人，缓解疾病所带来的痛苦，但一些药物也损害睾丸，致无精子症。

二、激素类药

（一）性激素

性激素是性腺分泌的类固醇激素。包括雄激素、雌激素和孕激素。长期过量的雄性激素治疗会抑制男性下丘脑-垂体-睾丸轴，使促性腺激素分泌减少，精曲小管数目减少，管径变细，生精细胞减少，支持细胞萎缩，间质细胞功能减退，使睾丸萎缩，精子生成减少，乃至无精，导致不孕不育，如在胎儿生殖器官发育期间用乙烯雌酚还可发生附睾、睾丸和精子异常，孕激素（如黄体酮、地屈孕酮）抑制垂体促性腺激素分泌降低睾酮水平，减少精子数量及其活动，临床使用含有性激素或类似成分的药，可能会影响睾丸的正常生精功能，未婚未育应慎用。

（二）肾上腺糖皮质激素

使用糖皮质激素有助于治疗急性或慢性肾上腺皮质功能减退症等引起的男性阳萎，但是长期大量地应用糖皮质激素（如可的松，泼尼松等）也会影响性功能，这主要是因为糖皮质激素增多，可抑制下丘脑-垂体-肾上腺（或性腺）轴而出现阳萎及性欲减退，精子生成减少等。

三、心血管系统药物

（一）抗心脏疾病药物

长期应用强心药（如地高辛、西地兰等），β受体阻断药（如普奈洛尔等）、钙通道阻滞药（如尼莫地平、维拉帕米）、冠心平、二甲苯氧庚酸等药可引起男性性功能减退。连续应用还可以使一些患者出现血浆雌二醇增加，睾丸酮水平降低和泌乳现象。作用机制可能是二者的化学结构与性激素的化学结构相似，而产生竞争性抑制作用使男性性功能低下。

（二）抗高血压药

长期使用抗高血压药物会影响垂体功能，从而抑制精子的产生，使精子减少，甚至无精子症和不育。长期服用降压药物对生育的另一个影响则是勃起功能障碍，如硫利达嗪（甲硫达嗪）、胍乙啶、甲基多巴、普奈洛尔、可乐定（可乐宁）、神经节阻滞药、利尿药等，随着所用剂量、疗程不同而影响着人类的性功能。长期服用甲硫达嗪、胍乙啶等抗肾上腺素神经药物后，脑内5-羟色胺、去甲肾上腺素和多巴胺含量减少致射精量减少，甚至不射精。大剂量服用血管扩张药肼苯哒嗪可使男性性欲减退，有时可伴阳萎。降压灵、普奈洛尔、甲基多巴等均能引起性欲下降、不射精。10%～20%的男性患者服用可乐定后，发生阳萎或性欲减退。神经节阻滞药美卡拉明（美加明、樟磺咪芬等）在阻断交感神经节而发挥降压作用的同时可以引起阳萎。停服本类药物后，一般可很快纠正性功能方面的不良反应。

四、解热镇痛药

大剂量长期服用阿司匹林、吲哚美辛（消炎痛）能抑制前列腺素合成酶，使前列腺素合成减少，抑制下丘脑对黄体生成素释放激素的分泌，导致垂体前叶对黄体生成素和卵泡刺激素的分泌减少，从而使睾丸激素分泌减少。前列腺素的减少还可以直接使睾丸的间质细胞分泌减少，影响生精，致少精症。

五、抗生素

临床表明，不管使用杀菌或是抑菌性抗生素，不合理用药都可以致精子生成受抑制，活力下降，形态改变。如红霉素、螺旋霉素、麦迪霉素等大环内酯类抗生素可致精子发育停顿和有丝分裂减少，使精子被杀伤或被杀死，存活的精子活动力也明显下降；氨基糖苷类能阻断初期精母细胞的减数分裂，影响精子生成。呋喃西林及其衍生物会抑制睾丸细胞的代谢，引起精子减少，导致不育。

六、镇静药

由于对大脑边缘系统的特异作用而引起性欲和性功能的改变，表现为性欲降低、阳萎和射精障碍。如长期使用或滥用巴比妥类镇静安眠药，可使男性出现性欲下降、阳萎或性高潮丧失。氯丙嗪具有增加催乳素，抑制促性腺激素的分泌，导致雄激素分泌减少的作用，可致阳萎、射精困难、睾丸萎缩及男性乳房发育症。大剂量应用氯氮䓬（利眠宁）和地西泮（安定）时，可引起阳萎、射精功能障碍。

七、其他

（一）磺胺类及其他抗菌药

磺胺药复方新诺明抗菌谱广、作用强，但使用不当可抑制睾丸功能，使精子数目减少，活动能力明显下降；柳氮磺吡啶会造成精液缺乏，精子生成减少症，活力降低而不育。呋喃妥因、呋喃唑酮等抑制生精。抗真菌药酮康唑可抑制睾丸合成睾酮，引起乳腺发育和性欲减退、阳萎，精母细胞的减数分裂，影响精子生成。

（二）消化系统药物

西咪替丁，雷尼替丁主要用于治疗胃及十二指肠溃疡，多在大剂量服用4个月后出现精子数目的减少。是因为它可竞争性抑制雄激素对其受体的效应，并出现血LH、FSH和PRL水平增高，抑制了睾丸的生精，但血清睾酮含量却正常，一旦停药、减量可恢复。长期服用阿托品、东莨菪碱、山莨菪碱等能抑制副交感神经，影响血管平滑肌的紧张度，导致射精障碍、阳萎。

（三）抗组胺药

抗组胺药[苯海拉明、氯苯那敏（扑尔敏）、异丙嗪（非那根）、赛庚啶、曲吡那敏（扑敏宁）、布克利嗪（安其敏）、美吡拉敏（新安替根）、羟嗪（安泰乐）、去氯羟嗪（克敏嗪）、多西拉敏、乙二胺类]均有不同程度的中枢系统抑制作用、镇静作用，可以导致性欲降低和性反应迟缓，也能抑制副交感神经系统，因而使阴茎不能反射性充血。另外，抗组胺药均有抗胆碱作用，可以降低平滑肌紧张度，从而影响阴茎勃起，使性高潮下降，使男性性欲减退。

（四）利尿药

大量应用安体舒通能抑制睾酮合成酶的活性，使睾酮合成减少，引起男性性欲减退、阳萎；双氢克尿噻、三氯噻嗪等噻嗪类药物可加重糖尿病患者性功能障碍；约50%的男性患者服用利尿酸和呋塞米后性欲减退、阳萎。利尿药引起的性功能障碍是可逆的。

（五）麻醉药

如吗啡、杜冷丁、海洛因等，可引起精子生成减少，性欲降低、阳萎、射精延迟或不能射精。

八、中药

雷公藤、樟脑、麝香、复方汤剂（玄参、天冬、寒水石、黄柏）能影响生精功能和降低精子活力。雷公藤可引起睾丸的一系列变化，造成精子发生障碍，精母细胞和精子细胞脱落。曲细精管支持细胞亦有明显的超微病理变化，使精子减少，活动力低。

现代医学日益发达，药物的种类繁多，医师诊疗水平参差不齐，药物的应用又十分混乱，临床各个学科的医师在行使处方权的时候，谁会去思考有如此多的药物具有致男性不育的作用。应为未婚与育龄期男性考虑药物是否会影响其生育，当然药物的作用是受诸多因素的影响，个体差异，机体对药物的敏感性，就造就了药物对生殖功能损伤存在量效和时效关系，剂量越大、疗程越长，对生育功能的损害越重，恢复生育功能所需要的时间也越长。所以要提倡科学、合理用药，充分考虑到药物因素和机体因素，严格掌握适应证、用药剂量、剂型和给药方法。选择最低有效剂量，最短疗程，避免盲目的，大量用药。用药过程中

应注意监测血药浓度和药物不良反应，尽量将药物对生育功能的伤害降至最低。百密终有一疏，由于精子的孕育周期大约3个月，根据用药的种类与量效、时效的关系。从优生优育的角度出发，医师应该告知患者服用对精子产生不良反应的药物时，建议患者在用药期间和停药3个月内不宜让妻子怀孕。谨言慎行，医师的作为影响患者的后代。

（米泠波）

第37章

男性不育症的药物治疗

男性不育症治疗方法包括非手术治疗、手术治疗和体外辅助生殖技术治疗。非手术治疗主要为药物治疗，又可分为特异性治疗和经验性药物治疗。特异性治疗包括了促性腺激素治疗、免疫性治疗、抗感染治疗等，其治疗目标是逆转已明确的病理生理异常；而经验性治疗包括抗雌激素治疗（氯米芬，来曲唑等）、抗氧化剂治疗、微量元素补充治疗及中药治疗（中成药）等，其治疗的目标不确切，或疗效未经证实。本章重点介绍非梗阻无精子症、少精子症及少弱畸形精子症的特异性治疗和经验性药物治疗，弱精子症和畸形精子症的治疗参见相关章节。

一、少精子症及非梗阻性无精子症的药物治疗

（一）人绒毛膜促性腺激素（hCG），别名绒促性素

1.作用机制　促性腺激素类药，hCG与垂体分泌LH作用相似，而半衰期更长（约4h）。hCG具有促进间质细胞激素的作用，能促进曲细精管功能，特别是睾丸间质细胞的活动，使其产生雄激素，促进性器官和男性第二性征的发育、成熟，促使睾丸下降，并促进精子形成。hCG的FSH样作用甚微。

2.用法剂量　1000～4000U肌内或皮下注射，每周2～3次，持续数周至数月。为促发精子生成，治疗需持续6个月或更长，若精子数少于500万/ml，应合并应用尿促性素。

3.注意事项　青春期前男孩使用可能引起骨骼加速生长或性早熟，最终不能达到成人正常身高，故青春期前使用应慎重。hCG也可用做青春期发育延迟的半模拟治疗。hCG大剂量及长期应用，可能造成曲细精管间质变性，也会抑制睾酮的正常分泌。

4.主要不良反应　性欲改变和痤疮，大剂量应用可出现暂时性乳头触痛和男性乳房发育。

5.复诊检查项目　每月复查精子计数和精子活力检测，并观察睾丸体积增大情况。

6.药物调整　如经过12个月治疗仍无精子出现，应加用人绝经后促性腺激素（hMG）治疗，加用hMG的用法为3次/周，每次75～150U肌内注射。

（二）人绝经后促性腺激素（hMG），别名尿促性素

1.作用机制　促性腺激素类药，尿促性素为人体内腺垂体分泌的天然促性腺激素，主要有促卵泡生成素（FSH）的作用，可促使男性睾丸间质细胞分泌睾酮、曲细精管发育、生精细胞分裂和精子成熟。

2.用法剂量　单独应用时，75～150U肌内或皮下注射，2～3次/周，疗程3～6个月。联合用药时，在用绒促性素（hCG）使睾丸

体积增至8ml左右后，可1周用本药1次，一次75~150U，约用12个月。

3.注意事项　该药较少单独应用，主要与绒促性素合用治疗低促性腺激素性腺功能减退症及特发性少精子症，刺激生精功能。

4.主要不良反应　与绒促性素联用时，偶见乳腺发育，但目前认为是绒促性素的作用。

5.复诊检查项目　每月进行精子计数和精子活力检测，及睾丸体积增大情况，评价疗效。

（三）促性腺激素释放激素或黄体生成素释放激素（GnRH/LHRH）

1.作用机制　GnRH是一种由10种氨基酸组成的多肽类物质，能调节垂体释放FSH及LH，进而改善睾丸生精功能。

2.用法剂量　皮下脉冲泵，GnRH 4~50μg/1.5~2h注入，疗程6个月以上。

3.注意事项　GnRH生理半衰期较短，治疗需要频繁使用以补充体内治疗所需。

4.主要不良反应　很小，一般患者都有很好的耐受性。

5.复诊检查项目　每月进行精子计数和精子活力检测。

（四）氯米芬

1.作用机制　抗雌激素药，对雌激素有弱的激动和强的拮抗双重作用，主要通过阻断雌激素对下丘脑-垂体轴的负反馈抑制效应而促进垂体分泌促性腺激素，从而使LH和FSH的分泌增加。主要刺激于睾丸间质细胞产生睾酮，其次也促进精子生成。

2.用法剂量　口服，25~50mg，1/d，连续服用或连服25日为1个疗程。停药5日后，重复服用，一般用药3~12个月疗效较好。

3.注意事项　高剂量会抑制精子的发生，所以用药原则是低剂量、长疗程。

4.主要不良反应　少数人可能出现体重增加、血压增高及视力减退，极少数可出现过敏

性皮炎、性欲改变或乳房发育，停药后会逐渐恢复。

5.复诊检查项目　治疗开始后，每2~4周检测1次血睾酮、LH和FSH水平。治疗3个月后定期检查精液常规。

6.药物调整　在治疗中，每2~4周复查1次血促性腺激素和睾酮水平，调整药物剂量以使血清FSH水平达到最大值而睾酮水平在正常范围，调整范围为12.5~50mg。如果精液质量在6个月的治疗观察期内无改善，则应终止治疗。

（五）他莫昔酚

1.作用机制　抗雌激素药物，不抑制下丘脑-垂体轴，与氯米芬作用类似，其雌激素样作用低于后者，且不良反应较小。能增加释放促性腺激素释放激素（LHRH），从而起到内源性LH和FSH作用而刺激睾丸产生精子。

2.用法剂量　口服，10~20mg，2/d，3~6个月为1个疗程。

3.注意事项　高剂量会抑制精子的发生，所以用药原则是低剂量、长疗程。

4.主要不良反应　类似氯米芬，但不良反应更小。

5.复诊检查项目　治疗开始后，每2~4周检测1次血睾酮、LH和FSH水平。治疗3个月后定期检查精液常规。

（六）胰激肽释放酶

1.作用机制　胰激肽释放酶是一种胰源性酶，可以催化激肽原变为激肽。激肽释放酶用于特发性少精子症的目的是增加精子代谢和睾丸血流，刺激附属性腺的分泌。

2.用法剂量　口服，600U，3/d，3个月1个疗程。

3.主要不良反应　耐受性较好，不良反应小。

4.复诊检查项目　治疗3个月后定期检查精液常规。

（七）生长激素（GH）

1.作用机制　　GH是垂体分泌的激素，主要在青春期促使睾丸成熟。在GH缺乏状态下，可出现青春期发育延迟并伴有甾体激素产生减少。GH可以刺激释放胰岛素样生长因子-1（IGF-1），IGF-1作为精子生成过程中自分泌和（或）旁分泌生长因子而起作用。

2.用法剂量　　皮下注射，2~6U，1/d，3个月为1个疗程。

3.主要不良反应　　手指麻、关节痛、关节肿胀、肝转氨酶升高、血糖升高、血清肌酐增高等不良反应较常见。

4.复诊检查项目　　治疗3个月后定期检查精液常规。

（八）来曲唑

1.作用机制　　芳香酶抑制药，阻止睾酮转化为雌二醇和雄烯二酮转化为雌酮，可降低血清雌二醇和雌酮的水平，而使睾酮及雄烯二酮上升，从而改善精子密度，提高生育力。

2.用法剂量　　口服，2.5g，1/d，疗程3个月。

3.注意事项　　该药可能影响肝功能，服药期间应注意随访。

4.主要不良反应　　少数人服药期间可能出现性欲减退、骨质疏松等。

5.复诊检查项目　　治疗3个月后定期检查精液常规。

6.药物调整　　根据精子密度高低，调整剂量范围。

（九）谷胱甘肽

1.作用机制　　40%的不育者生殖道内的活性氧水平增高，这些活性氧（OH、O_2根和过氧化氢）能导致脂质过氧化反应，损害精子膜。谷胱甘肽可清除活性氧的治疗，从而保护精子免受氧化损害。

2.用法剂量　　口服，600mg，1/d，连续

3~6个月。

3.主要不良反应　　少数患者出现恶心、呕吐和胃痛，罕见皮疹。

4.复诊检查项目　　治疗3个月后定期检查精液常规。

（十）维生素E

1.作用机制　　40%的不育者生殖道内的活性氧水平增高，这些活性氧（OH、O_2根和过氧化氢）能导致脂质过氧化反应，损害精子膜。

2.用法剂量　　口服，200~300mg，1/d，3个月1个疗程。

3.主要不良反应　　可能出现乳腺肿大、恶心、呕吐、眩晕、头痛、视物模糊、皮肤皲裂、唇炎、口角炎、腹泻、乏力。

4.复诊检查项目　　治疗3个月后定期检查精液常规。

二、弱精子症的药物治疗

参见相关章节。

三、畸形精子症的药物治疗

参见相关章节。

四、少弱畸形精子症的药物治疗

除以上弱精子症、畸形精子症、少精子症药物外，ω-3多不饱和脂肪酸常用于少弱畸形精子症治疗。

ω-3多不饱和脂肪酸（PUFAs）

1.作用机制　　PUFAs是细胞膜磷脂的主要构成成分，与细胞膜的流动性与变形性息息相关。PUFAs主要包括二十二碳六烯酸（DHA）、二十碳五烯酸（EPA），DHA整合到精子细胞膜中时，精子质膜才能呈现良好的流动性，不育者精子中缺乏DHA，导致精子

形态异常，畸形率高。DHA 通过诱导过氧化物酶体系中的限速酶，催化消除过氧化氢氧和胺类化合物，保持精子结构和功能的完整。DHA和EPA含量降低，可能导致过氧化，降低细胞膜的流动性，破坏膜结合蛋白引起精子的损伤，加速精子凋亡，PUFAs通过抑制过氧化增加精子数量。

2.用法剂量 口服，1.84g，1/d，疗程8个月。

3.主要不良反应 口臭，个别患者出现恶心、反酸、腹泻、便秘、皮肤瘙痒。

4.复诊检查项目 治疗3个月后定期检查精液常规。

（董争明）

第38章

梗阻性无精子症的外科治疗

男性不育症是当今世界男性学科研究中的热点和难点，其中梗阻性无精子症（OA）占男性不育的10%~15%。

睾丸精曲小管内有成熟的精子，但射出的精液中未检出精子及生精细胞（精液离心3000rpm/10min，显微镜400倍）连续3次，同时排除不射精、泌精障碍及逆向射精，称之为梗阻性无精子症。

【病因】

梗阻性无精子症的病因有先天及后天因素，其中后天性因素比较多见。分先天性结构异常、精道腔内病变、腔道壁间病变、外源性压迫及功能性梗阻（表38-1）。

精道远段动力性梗阻的病因通常是局部神经病变，表现为输精管壶腹、精囊腺、前列腺及射精管收缩乏力，精液分析的结果可表现为无精子症、弱精子症及严重的少弱畸形精子症综合征（OAT）。精道动力性梗阻可见于糖尿病、多囊肾、盆腔及腰骶部外伤及术后患者，而更多的是无明确病因。

【梗阻部位】

按梗阻部位分睾丸内梗阻、附睾梗阻、输精管梗阻、射精管区域梗阻，其中附睾梗阻是梗阻性无精子症最常见的部位。

（一）睾丸内梗阻

睾丸内梗阻先天性（睾丸网与输出小管脱节）较少见，约占梗阻性无精子症的15%，如DAX1基因突变（X连锁显性遗传），而获得性（如炎症或创伤后）较多，常伴附睾及输精管的梗阻，其特点是梗阻呈多部位、多节段性。

（二）附睾梗阻

附睾梗阻分先天性梗阻与获得性梗阻。先天性附睾梗阻通常表现为先天性双侧输精管缺如（CBAVD），后者多数（82%）伴有CF基因的变异，表现为附睾远段、输精管及精囊腺发育不良。其他先天性梗阻罕见，如睾丸输出小管与附睾头脱节，附睾部分发育不良或闭锁等。

附睾先天性梗阻还包括慢性鼻窦-呼吸道感

表38-1　梗阻性无精子症的病因

部位＼原因	先天因素	后天因素
附睾	特发性附睾梗阻、睾丸附睾分离（如睾丸下降不全）	继发于感染后（附睾炎）、术后（附睾囊肿）
输精管	先天性输精管缺如	输精管切除术后、腹股沟疝、阴囊术后膀胱颈术后、继发于感染后
射精管	前列腺囊肿（苗勒管囊肿）	

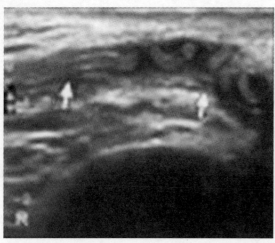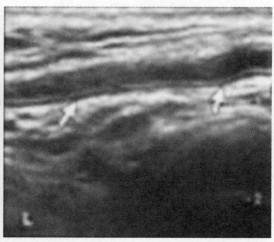

图38-1 腹股沟段输精管梗阻超声下表现

染（Young综合征），表现为附睾近端的机械性梗阻。

附睾获得性梗阻常继发于附睾急性感染（如淋球菌）和亚临床感染（如衣原体和支原体）。此外，急、慢性损伤也是导致附睾获得性梗阻的一个常见病因，如附睾手术（囊肿切除等）、外伤等。

（三）输精管梗阻

输精管是附睾的延伸通道，其梗阻原因亦有先天与后天（获得性）之分。最常见的输精管先天性梗阻是先天性双侧输精管缺如（CBAVD），而输精管单侧发育不良或部分缺失可伴发同侧精道异常（80%）或肾发育不良（26%）。

输精管获得性梗阻以输精管结扎最为常见，并可能导致生精细胞损害及睾丸组织纤维化。而腹股沟疝修补术是导致输精管获得性梗阻的另一原因，复合材料的网片可能诱发局部的纤维增生，特异性或非特异性感染引起的急、慢性炎症，可致输精管狭窄或梗阻。阴囊或会阴部外伤可引起输精管断裂，也可引起管腔黏膜瘢痕，缠绕并夹闭输精管（图38-1及图38-2）。

（四）射精管梗阻

射精管区域的梗阻占梗阻性无精子症的1%～3%，分为特发性，囊肿性或炎症后性；囊肿性梗阻通常为先天性梗阻[如Müllerian管囊肿或尿生殖窦和（或）射精管囊肿]，囊肿位于前列腺中心，射精管的近侧；尿生殖窦异常时，一侧或双侧射精管排空入囊肿内，Müllerian管囊肿压迫射精管导致梗阻，而前列腺外周囊肿的临床意义不大。

射精管炎症后梗阻常继发于急性、亚急性和慢性尿道-前列腺炎。

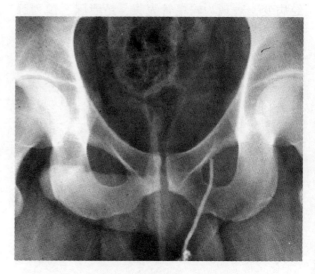

图38-2 输精管造影示左输精管腹股沟段梗阻

射精管先天性或后天性梗阻常有精液量少、果糖低和pH低,精囊通常扩张(横径>15mm)等表现(图38-3及图38-4)。

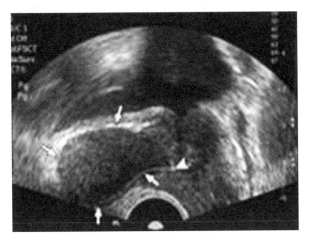

图38-3 精囊扩张超声表现

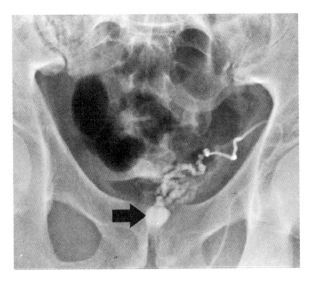

图38-4 输精管造影示左侧精囊扩张

【诊断】

梗阻性无精子症的诊断应包含三个方面:定性诊断、定位诊断和病因诊断。

首先判断睾丸是否具备生精功能、精道有无梗阻、梗阻是否妨碍了精子的排出;在定性的基础上进一步确定梗阻具体情况:梗阻的部位、单处或多处梗阻、梗阻的程度(完全性还是部分性)、梗阻的原因。

(一)病史采集

1.既往有无泌尿生殖系统感染 如特异性感染,泌尿生殖系统结核等;非特异性感染:淋球菌、衣原体等。急、慢性炎症均可引起输精管管腔的狭窄或梗阻,常见的病变部位有尿道、精阜、前列腺、附睾及输精管等。

2.既往有无手术及创伤史 如隐睾手术、盆腔手术、阴囊及腹股沟手术、腹膜后手术等均可致输精管损伤;疝修补术及网状补片的运用可导致输精管阻塞;男性节育手术,阴囊损伤、脊髓损伤及睾丸扭转可导致精道梗阻。经尿道的理疗可引起射精管口梗阻。

3.家族史 有无囊性纤维化及输精管缺如的先天畸形等病史。

(二)体格检查

1.一般情况 身高、体重是否正常,喉结、胡须,乳房有无增大,阴毛是否呈男性分布(若体毛减少或男乳女性化,可能提示雄激素分泌不足)。

2.阴茎、阴囊发育 阴茎大小、形态、有无尿道下裂、包皮过长等,阴囊有无纵裂、象皮肿、手术瘢痕等。

3.睾丸情况 睾丸是雄性激素分泌及精子产生的器官。睾丸检查的重点是体积及质地,我国正常成人睾丸容积为12~25ml,平均18.6ml。质地硬或韧为正常,软为异常。睾丸体积小于12ml且软通常提示睾丸功能不良,小于3ml多见于克氏综合征。梗阻性无精子症患者睾丸通常大于12ml,质地硬且有韧性。

4.附睾情况 正常附睾质地柔软而有质感,体检时注意有无肥厚、僵硬、或者明显结节,有无睾丸-附睾分离,有无体、尾部发育不良。当有附睾硬结,头、体部囊性扩张时提示附睾尾部梗阻,输精管结扎术和疝修补术导致精道梗阻也可使输精管、附睾扩张;射精管梗阻时,由于精囊腺的缓冲,很少导致附睾的扩张。

5.输精管情况 检查输精管是否存在单侧

或双侧缺如（CBAVD），触诊发现增粗、僵硬、触痛，常提示输精管炎。串珠样改变是输精管结核的显著特点。既往有输精管结扎或输精管穿刺者可触及输精管结节。

6.直肠指检 若考虑射精管梗阻可行直肠指检，以了解前列腺质地、有无囊肿，精囊腺有无增大、扩张。

（三）辅助检查

1.精液常规检查 正常精液呈灰白色、精液量2～6ml，pH 7.2～8.0。精液检查应禁欲3～7d取精，经3次及以上精液离心后检查未发现精子者，可诊断无精子症。梗阻性无精子症时精液量>2ml、pH正常，提示睾丸输出小管、输精管-附睾梗阻；精液量<1ml、pH<7.2时，提示射精管、精囊部梗阻。

2.精浆生化分析 精浆生化检查对梗阻性无精子症的诊断有一定的帮助。①精浆果糖来源于精囊腺，存在于精液中。果糖过低常提示精囊腺炎，雄激素缺乏，射精管道部分梗阻，或射精不完全。精浆果糖阴性常提示精囊腺缺如或射精管梗阻。②中性糖苷酶：中性糖苷酶反映附睾功能及通畅性，中性糖苷酶过低提示附睾及输精管、射精管区域梗阻。③弹性蛋白酶：弹性蛋白酶升高提示精道感染存在。

3.精液脱落细胞检查 观察精液中各种脱落细胞包括各级生精细胞、白细胞、原虫等。如果精液细胞染色中发现精原细胞或精母细胞提示多为精子生成功能障碍，而非梗阻性无精子症。

4.射精后尿液分析 射精后尿液分析是对射精后首次尿液进行显微镜检查，以了解有无精子存在；对精液量和精子数目少的糖尿病患者、盆腔、膀胱或腹膜后术后的患者或接受前列腺增生药物治疗的患者，应行射精后尿液分析。

5.性激素检查 性激素检查可反映下丘脑-垂体-性腺轴（HPG）对睾丸生精功能调控。当生精功能异常时，FSH经常表现出反应性升高；当患者下丘脑或垂体功能紊乱时，患者血清促性腺激素和睾酮水平下降，生精功能缺乏（低促性腺素性功能减退症）。梗阻性无精子症患者激素水平大致正常，而非梗阻性无精子症患者FSH升高或者降低。

6.睾丸活检的目的及表现 一是鉴别梗阻性或非梗阻性无精子症；二是为体外受精-胚胎移植（IVF-ET）获取精子。①梗阻性无精子症患者睾丸活检标本可见各级生精细胞及精子。②生精上皮功能低下的患者，曲细精管内各种生精成分数目均减少，可表现为少精子症，严重者可表现为无精子症。③精子成熟阻滞，（初级精母细胞阶段；精子形成阶段；精子释放障碍）。完全阻滞导致无精子症，部分阻滞可致严重少精子症。

7.遗传学检查 染色体核型检查包含染色体数目异常、结构异常、多态性；基因检测，如Y染色体微缺失。下面介绍几种常见的遗传学类型。

（1）先天性输精管缺如与CFTR基因：囊性纤维化（CF）是一种致命性常染色体隐性遗传病。囊性纤维化跨膜转导基因（CFTR）位于7q31.2，包含有250 000个碱基对，编码蛋白-氯离子通道。基因数据库中列有1500种CFTR基因突变类型，CFTR基因纯合变异可能导致囊性纤维化，杂合变异影响附睾体尾部、输精管、精囊腺及射精管的分化发育。先天性双侧输精管缺如（CBAVD）与CFTR基因变异相关，在不同国家患病率不一，多数CBAVD患者检测可见数种基因变异。

CBAVD患者夫妻双方均应检测CFTR基因变异。如女方为CFTR基因变异携带者，如做ICSI生育，胚胎发生囊性纤维化的概率约为25%（男方为杂合状态）或50%（男方为纯合状态）。

（2）先天性单侧输精管缺如：单侧输精管缺如常伴同侧肾缺如，或肾发育异常、盆腔肾等，可能系其他基因异常导致，不必检测CFTR基因变异；如果只有单侧输精管缺如，肾脏正常时，则应检测CFTR基因。

（3）Young综合征：也被视为CF的轻型，主要病理改变为双侧附睾头增大或呈囊性扩张，而附睾体、尾部及输精管无异常；附睾的分泌物浓缩、潴留，附睾管渐进性梗阻，导致梗阻性无精子症；穿刺附睾扩张部位，可吸出黏稠的黄色液体，其中充满精子及碎片状物；以前认为与汞中毒有关，目前认为常染色体隐形遗传的可能性大。

（4）多囊肾与精道梗阻：多囊肾为常染色体显性遗传病（16p13.3及4q22~23）。精液分析显示为无精子症、弱精子症及严重的少弱畸形精子症综合征，病理改变或表现为附睾囊性梗阻，精囊囊性扩张，精囊腺及射精管收缩乏力。

其他机制可能为多囊蛋白作用异常影响精液分泌、尿毒症的影响、精子鞭毛异常（微管9+0）。

8.影像学检查

（1）输精管造影：输精管造影是评价输精管和射精管道通畅情况的常用放射检查，无精子症患者，当睾丸活检有成熟精子时，输精管造影术用于确定梗阻的部位，正常输精管造影应显示输精管全长、精囊、射精管和膀胱。

（2）超声检查：首选阴囊超声，观察精索静脉曲张及睾丸病变；如发现附睾区域梗阻，做附睾–输精管吻合术；阴囊超声无异常时，选择经直肠超声（TRUS）；射精管区域梗阻情况下，如无囊肿则行TRUS引导精囊抽吸及造影；有囊肿者，TRUS引导囊肿抽吸造影，囊肿与精道相通者行囊肿开窗术，囊肿与精道不通者行囊肿减压术，减压失败者选择精囊镜手术或经尿道射精管切开术（TURED）；TRUS发现射精管区域异常而不能确定诊断者，可试行MRI检查。

阴囊超声，睾丸：体积、内部回声、血流情况；附睾：是否有扩张、网格样改变、囊肿及钙化等；精索静脉：扩张及血液反流；

经直肠超声（TRUS）：多数情况下，经直肠超声已经取代了开放性输精管造影术；TRUS显示精囊扩张（宽径>1.5cm）或射精

管扩张（>2.3mm）伴囊肿、钙化或结石者，高度提示有射精管阻塞；此外，精囊和射精管的先天性异常（如发育不良）也易诊断。经直肠的B超检查，还可了解前列腺内囊肿的情况（Müllerian管囊肿或射精管囊肿，前者可以压迫射精管导致梗阻，后者也称为射精管憩室）；前列腺外周还可见到前列腺潴留囊肿，不含有精子。正常的精囊腺及输精管壶腹：正常精囊腺长径>25mm，发育不良时处于16~25mm，萎缩精囊<16mm。

（四）诊断分析

1.睾丸生精功能的判断　根据既往病史、手术史等，结合查体（嗅觉、生长发育、男性第二性征、睾丸、附睾等）及辅助检查（精液常规、性激素、遗传学检测、阴囊彩超、睾丸有创检查等），来证实睾丸是否具备生精功能。

2.精子储藏及输送的结构和功能是否存在　通过B超、精道造影、精道镜等辅助检查手段、结合精浆生化检测及遗传学检测结果，来综合判断精子储藏及输送的结构是否存在、有无解剖异常，如果存在且通畅，需考虑精道功能是否健全。

3.梗阻性无精子症诊断的确立　如果证实睾丸具备生精功能，但无精液射出或射出的精液中未检出精子及生精细胞，同时排除不射精、泌精障碍及逆向射精，应考虑梗阻性无精子症。

4.梗阻部位及程度的判断　明确为梗阻性无精子症后，通过询问既往病史及手术史（手术方式、部位、并发症等），结合B超、精浆生化、精道造影、精道内镜、手术探查等检查来判断梗阻部位、程度。

5.节段性或全长梗阻的判断　通过B超、精道内镜、精道造影、手术探查、术中造影等手段来协助判断。

6.梗阻病因的推断　根据生长发育史、家族史、既往史、手术史等，结合查体及精液常规、精浆生化、性激素、射精后尿液分

析、精液脱落细胞检查、前列腺素D合成酶（PGDS）、抗精子抗体（TAT）、遗传学检查、染色体分析及基因检测、影像学检查、睾丸有创检查及手术探查等辅助检查来协助判断病因。

根据以上6项诊断分析，做出诊断（图38-5）。

【鉴别诊断】

主要与射精功能障碍进行鉴别（图38-6）。

分析思路：遇到（梗阻性）无精子症的患者，首先要考虑睾丸是否具备生精功能（睾丸或精道中有无精子存在），如果睾丸具备生精功能，无精子排出，需继续鉴别是否存在精道结构异常、射精功能障碍（达不到高潮、达到高潮后不射精、逆行射精）或精子输出障碍

（包括机械性梗阻、精道收缩功能异常）等。

【治疗】

（一）输精管吻合术

术前详细询问病史，输精管结扎时间，手术、外伤史（如疝修补术等）辅助检查，精液分析（离心镜检）、生殖系统B超、性激素5项、输精管造影、精浆生化、染色体检查、Y染色体微缺失等。

固定两断端输精管，8-0非吸收线全层吻合断端输精管4-6针，后各针距间补充缝合输精管外膜层各1针。

输精管结扎术后患者阴囊可触及结扎点硬结，于硬结处切开，游离出输精管，于硬结两端切断输精管，远侧端通畅试验，近侧端按摩

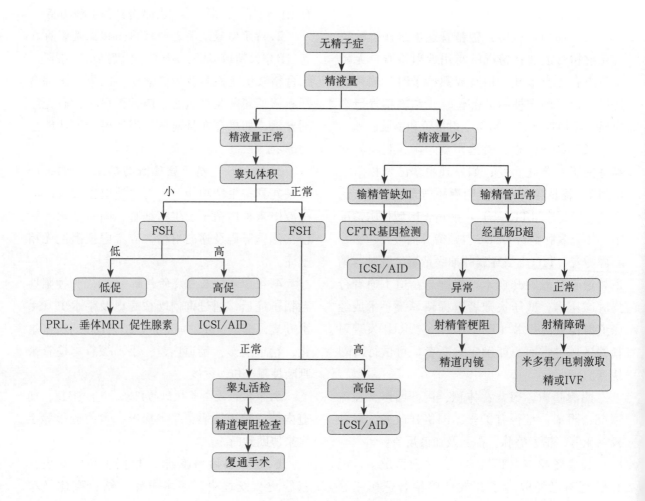

图38-5 梗阻性无精子症诊断流程

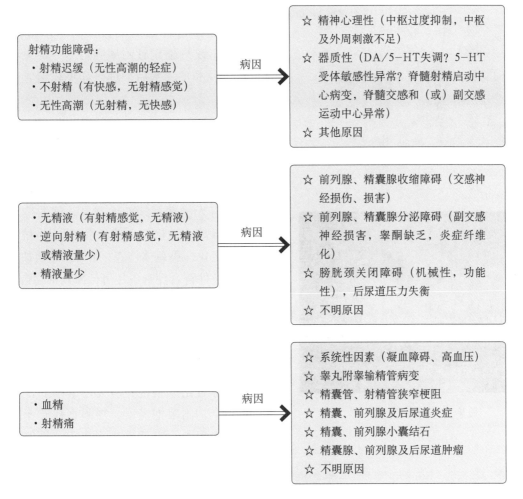

射精功能障碍：
· 射精迟缓（无性高潮的轻症）
· 不射精（有快感，无射精感觉）
· 无性高潮（无射精，无快感）

病因 →

☆ 精神心理性（中枢过度抑制，中枢及外周刺激不足）
☆ 器质性（DA/5-HT失调？5-HT受体敏感性异常？脊髓射精启动中心病变，脊髓交感和（或）副交感运动中心异常）
☆ 其他原因

· 无精液（有射精感觉，无精液）
· 逆向射精（有射精感觉，无精液或精液量少）
· 精液量少

病因 →

☆ 前列腺、精囊腺收缩障碍（交感神经损伤、损害）
☆ 前列腺、精囊腺分泌障碍（副交感神经损害，睾酮缺乏，炎症纤维化）
☆ 膀胱颈关闭障碍（机械性，功能性），后尿道压力失衡
☆ 不明原因

· 血精
· 射精痛

病因 →

☆ 系统性因素（凝血障碍、高血压）
☆ 睾丸附睾输精管病变
☆ 精囊管、射精管狭窄梗阻
☆ 精囊、前列腺及后尿道炎症
☆ 精囊、前列腺小囊结石
☆ 精囊腺、前列腺及后尿道肿瘤
☆ 不明原因

图38-6 与射精功能障碍鉴别

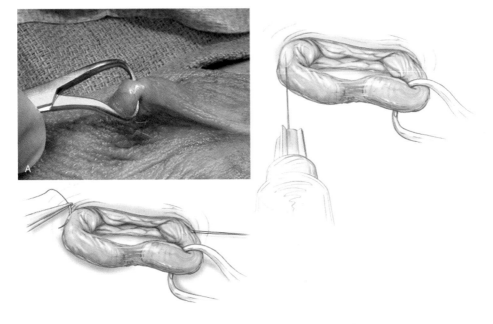

图38-7 梗阻部位确认与输精管游离、功能检测

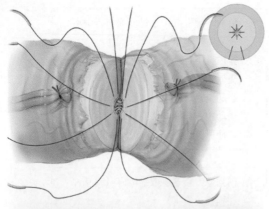

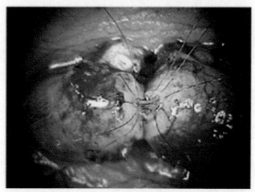

图38-8 输精管吻合术

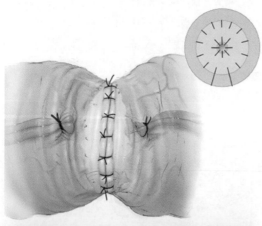

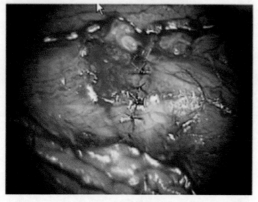

图38-9 输精管吻合术

附睾取液送检（图38-7、图38-8、图38-9）。

如输精管近侧端按摩附睾取液送检未见精子，改行输精管附睾吻合术（详见输精管附睾吻合术）。术后护理（详见输精管附睾吻合术）。

（二）输精管附睾吻合术

术前确认是否具备输精管、附睾吻合条件，体检时注意附睾饱满度、输精管形态、质地、有无输精管缺如等现象。辅助检查：精液分析（离心镜检）、性激素6项、输精管造影、精浆生化、染色体检查、Y染色体微缺失等。如上述条件符合探查条件可行探查备吻合术。

术中先探查输精管情况：输精管质地、直径、通畅试验（避免反复穿刺输精管造成输精管内膜损伤）、阻力大小，拔出穿刺针头可见液体反流。

探查附睾情况：有无附睾缺如，发育不良或不全，附睾饱满度，裸眼直视有无附睾管迂曲扩张现象，以明确梗阻界限（图38-10及图38-11）。

手术步骤

1.切断输精管，以近输精管螺旋部远侧端为宜，保证吻合后输精管长度，张力不会太大。断面要整齐、平整。

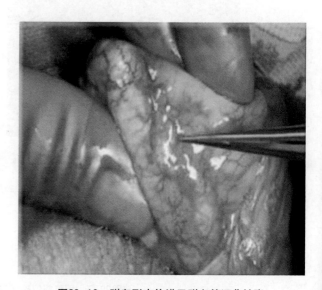

图38-10 附睾形态饱满及附睾管迂曲扩张

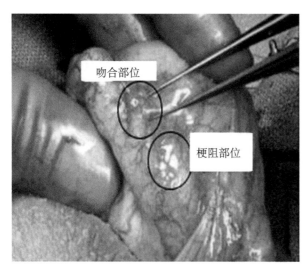

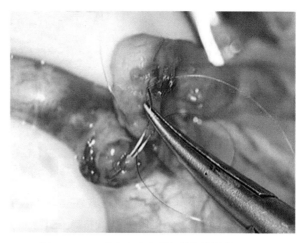

图38-12　两针套入吻合附睾管与输精管（一）

图38-11　梗阻部位以上附睾形态饱满，附睾管迂曲扩张明显。梗阻部位以下附睾管迂曲扩张不明显

2.显微镜下探查附睾，梗阻截面以上眼观最饱满部位，剪开附睾包膜，切口以输精管直径大小为宜。钝性分离找到迂曲扩张明显附睾管，10倍显微镜下观察，横行缝合附睾管2针（图38-12）。

并于两针之间剪开，剪开口勿超过缝合针进针点与出针点大小。观察附睾液流出情况，如牙膏样液体、颗粒状液体、淡黄色液体，且附睾流出液是否持续流出（附睾液情况会影响术后效果）。取附睾液涂片送检观察精子情况。

3.将输精管外膜固定于附睾切开口周缘，两针套入式吻合附睾管与输精管（注意输精管勿扭曲、折叠。两针套入式吻合附睾管与输精管，注意进出针方向，勿使两针折叠、扭曲、两根线不能交叉等）（图38-11，图38-12，图38-13，图38-14，图38-15）。

4.术后护理

（1）抗生素连用7天。

（2）地塞米松10mg入壶用3天。

（3）减少下床活动，下床要阴囊托固定阴囊。

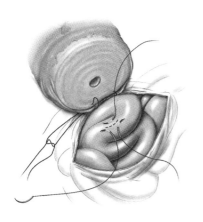
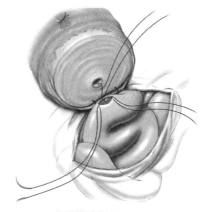
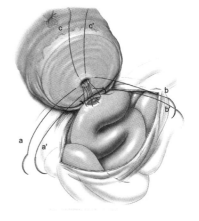

图38-13　两针套入吻合附睾管与输精管（二）

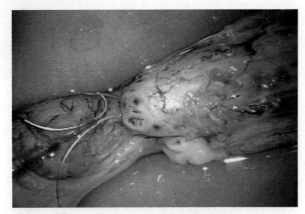

图38-14 两针套入吻合附睾管与输精管（三）

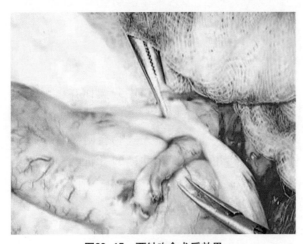

图38-15 两针吻合术后效果

5.注意事项

（1）输精管处理切面平整，保留输精管动脉，同时尽可能多保留输精管。

（2）附睾切口止血彻底，尽量不用电凝术止血。

（3）探查附睾管一个切口不要多次切开附睾管取液。横行缝合附睾管两针。

（4）缝合剪开附睾管尽可能一次成功。

（5）固定输精管与附睾周缘缝合4~6针。

（三）内镜治疗射精管区域梗阻

1.术前行详细询问病史，梗阻时间等，辅助检查，精液分析（离心镜检）、生殖系统B超、性激素6项、输精管造影、精浆生化、染色体检查、Y染色体微缺失等。

2.应用设备F4-6输尿管镜，F3-6输尿管导管、斑马导丝、摄像及成像系统、显示器钬激光及冲洗装置。

3.手术步骤

（1）术前泌尿生殖系感染需事先控制，主张术前预防性使用抗生素1次。

（2）连续硬膜外麻醉满意后，取截石位，常规消毒铺巾。

（3）经尿道置入F 4-6输尿管镜，寻找到精阜（图38-16），同时助手协助经直肠按摩精囊腺，术中可见射精管开口喷射精液（不完全性梗阻）或射精管开口膨出（完全性梗阻，类似输尿管膨出），在导丝或输尿管导管引导下进镜（对于射精管开口完全闭塞者，可以用小电切环切开后再进镜或插入导丝或输尿管导管后，直接用输尿管镜捅开，因前列腺小囊外压造成的梗阻，也可以通过前列腺小囊进镜，在导丝或输尿管导管引导下找到射精管），开口狭窄，进镜困难者，可适当加大冲水速度（注意冲洗压力越高，菌血反流概率越高，术后感染发生率相应增高）。

（4）在导丝或输尿管导管引导下进镜至精囊，观察精囊内情况，可见到精囊内呈蜂窝状结构，囊壁充血，乳白色精浆夹杂暗红色血凝块或血丝。

（5）合并感染者，术中可用抗生素冲洗。有时可见到精囊内结石，可通过钬激光或套石网篮清除。

（6）对于术中视野不清时，可借助输尿管导管建立回路，保证视野，同时能降低精囊内压力，降低术后逆行感染的发生率。

（7）术后留置尿管1天，抗感染治疗7天，随访3～12个月。

（8）鼓励早期规律经直肠精囊腺按摩或早期频繁性生活，防止射精管开口再次粘连狭窄。手术过程（图38-17、图38-18、图38-19、图38-20）。

（四）TRUS引导下囊肿抽吸减压术治疗梗阻性无精子症

1.囊肿类型

（1）前列腺囊肿：因前列腺复管泡状腺分泌受阻而形成。与尿道及精囊都不相通，类圆

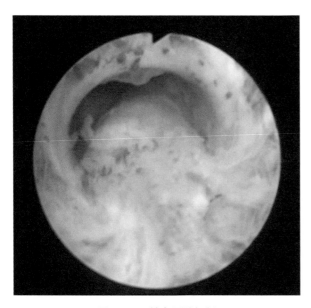

图38-16　精阜区域解剖

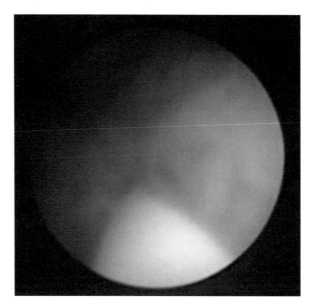

图38-17　扩张射精管开口

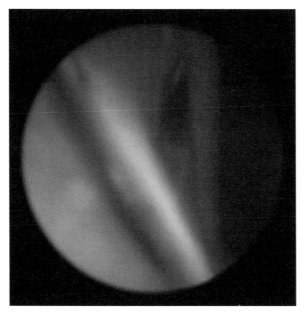

图38-18　射精管开口

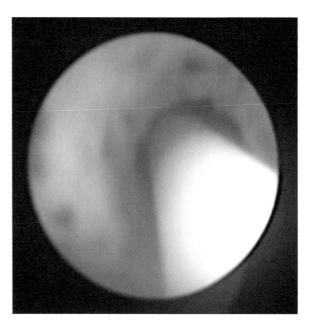

图38-19　进入精囊

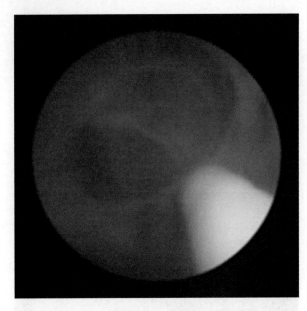

图38-20 精囊内

形，位置不固定。

（2）苗勒管囊肿：胚胎时期苗勒管退化成精阜，内有一小囊，若未完全退化有残留，扩张而成。与尿道相通，与精囊不相通，呈漏斗状下伸，位置固定在正中部。

（3）射精管囊肿：由射精管腔膨大而形成。与尿道及精囊均相通，呈梭型，上下延伸，位置偏上方左右侧。

2.所需仪器（表38-2）

3.手术步骤

（1）术前检查凝血时间和血小板，清洁灌肠。

（2）静脉预防性注射抗生素，签署知情同意等。

表38-2 仪器设备

仪器	
超声仪探头	经直肠电子凸阵探头
	探头频率：5MHz
导向器	经直肠探头带穿刺导向器
穿刺针	18GEV针

（3）患者取左侧卧位，肛门局部消毒、铺巾。

（4）将避孕套置于涂有耦合剂的探头上，缓慢插入肛门。

（5）转动探头行横向、纵向等多方位检查。观察前列腺整体形态，囊肿大小、数目、部位，回声等情况，获得满意图像后，摄片记录。

（6）放入带穿刺架的直肠探头显示囊肿，确定穿刺位置和进针路径。

（7）进针直达囊内，拔出针芯，抽少量液体减压，然后抽出全部液体，退针。

（8）囊液送检，用生理盐水反复冲洗囊腔，直到抽出液清亮为止。

（9）穿刺后常规口服敏感抗生素，嘱患者多饮水并注意尿的颜色变化。

（10）即刻检查精液常规。

穿刺过程，见超声图像（图38-21、图38-22、图38-23）。

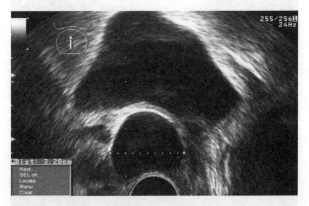

图38-21 穿刺前

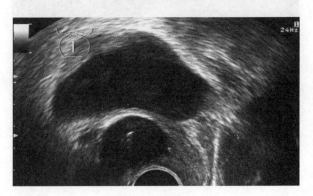

图38-22 进针

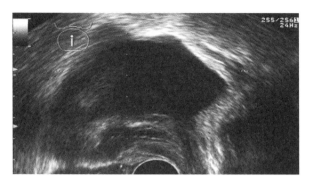

图38-23 穿刺后

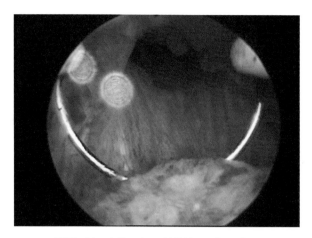

图38-24 电切环切开射精管口（切开前）

4.注意事项

（1）囊肿穿刺术中定位要精确。

（2）术后复查精液。

（3）尽快怀孕（术后囊肿存在复发可能性）。

（五）经尿道射精管口切开术治疗梗阻性无精子症

术前行输精管造影术确定为射精管口梗阻至无精子症，辅助检查精液分析（离心镜检）、生殖系统B超、性激素5项、输精管造影、精浆生化、染色体检查、Y染色体微缺失等，确实睾丸生精功能正常。

方法：麻醉后，双侧输精管穿刺，留置穿刺针，进入电切镜观察精阜，自穿刺针注亚甲蓝后，确定射精管口梗阻部位，电切环切开射精管口，可见亚甲蓝自射精管口喷出手术过程（图38-24及图38-25）。

注意事项

（1）术中定位准确。

（2）切开位置不要过深。

（3）术中仔细操作。

（4）术后16F导尿管留置1周。

（5）防粘连药物应用3d。

（6）术后精液中查见精子尽快试孕。

（7）术后再次粘连可能性。

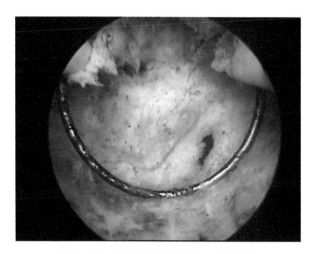

图38-25 电切环切开射精管口（切开后）

【小结】

无精子症的患者首先要判断其睾丸是否具备生精功能，进一步明确精道有无梗阻、梗阻是否妨碍了精子的排出。在确定为梗阻性无精子症的基础上进一步确定梗阻具体情况：梗阻的部位、数量、长度、梗阻的程度（完全性还是部分性）、梗阻的原因。最终根据患者梗阻的具体情况，进行相关的治疗。

（张家美 刘振民 徐 峰 吴小波）

第39章

男性不育症的遗传学基础

一、遗传学异常与男性不育

导致男性不育症及生育力低下的大多数原因未知，单基因疾病（例如囊性纤维化，卡尔曼综合征）、核型异常（克氏综合征）和Y染色体微缺失占男性不育症病因的30%。此外，随着辅助生育技术的进步使得医师可以忽视病因，帮助患者解决生育问题，但随之而来的更多问题，医生提供不了答案，例如通过ICSI（卵胞浆内单精子显微注射技术）获得的子代，遗传其父代不育的遗传学病因机会是多少？因此，男科医师对于遗传学异常与不育的充分理解，有助于给寻求治疗的不育夫妇提供正确的建议。

遗传学异常是睾丸生精和内分泌功能异常的重要原因，男性生殖系统分化、发育，精子生成、输送，精卵结合等环节均受基因调控，从而影响男性生殖功能。

男性不育相关性遗传学异常包括染色体异常；基因突变，如基因缺失、错义突变、无义突变、终止码突变；基因表达异常，如表观遗传、外显率；DNA（脱氧核糖核酸）损伤。

（一）遗传学异常的检测

遗传学的异常可通过细胞遗传学及分子遗传学方法进行检测（见表39-1），其中染色体核型分析是一种历时已久的公认的细胞遗传学

检测方法。

淋巴细胞染色体核型分析原理及方法：正常情况下，人体外周血淋巴细胞不再分裂，但植物血凝素可刺激淋巴细胞转化为淋巴母细胞，使其恢复增殖能力。因此采取少量外周静脉血，做短期培养，至72小时细胞进入增殖旺盛期，此时加入秋水仙碱抑制细胞分裂，使其停止在中期以获得足够量的分裂期细胞，经低渗、固定、制片、染色后显微镜下观察，进行核型分析。淋巴细胞染色体核型分析的主要指征（见表39-2）。

（二）染色体异常

据11篇文献报告，在9 766例不育男性中，染色体异常率为5.8%，其中性染色体异常为4.2%，常染色体异常占1.5%；与此相比，94 465名新生男童的染色体异常率为0.38%，其中性染色体异常131例（0.14%），常染色体异常232例（0.25%）。染色体异常的发生率随睾丸功能缺陷的严重性而增加；精子密度低于$5 \times 10^6/ml$者，常染色体结构异常的概率（4%）高于一般人群的10倍；染色体异常风险最高者为非梗阻性无精子症（NOA）。

染色体数目及结构异常导致精子减数分裂障碍、生精阻滞，生精细胞凋亡；结构异常染色体断裂与重排导致的遗传信息丢失可能出现生精障碍；胚胎出现非整倍体及染色体剂量不平衡，可能导致胎停育及自然流产。染色体畸

表39-1 男性不育症的细胞遗传学和分子遗传学检测方法

诊断方法	状态	主要指征
巴氏染色	过时技术	疑似克氏综合征
淋巴细胞核型分析	标准技术	见表39-2
皮肤纤维母细胞核型分析	标准技术、不常用	疑似嵌合体
减数分裂期细胞核型分析	实验性技术	不明原因不育
精子染色体分析	实验性技术	已知染色体结构异常
Y染色体微缺失	标准技术	不明原因生精障碍
CFTR基因分析	标准技术	输精管缺如

表39-2 淋巴细胞染色体核型分析的主要指征

确诊或排除克氏综合征

不明原因重度生精障碍（精子密度≤$5×10^6$/ml，总精子数≤$10×10^6$）

不育家族史，尤其男性近亲不育

性腺功能减退或不育伴随其他先天异常

欲行显微生殖辅助技术

女方反复性妊娠失败（≥2次）

变及基因突变可自然发生，也可因诱发产生。常见的诱发因素有：辐射（如γ射线、紫外线等）、病毒（如风疹病毒、巨细胞病毒、肝炎病毒、艾滋病病毒等）及化学物质（如某些杀虫剂、抗生素、食品添加剂及铅、汞、苯、镉等），此外，孕妇高龄也是形成唐氏综合征（21-三体综合征）及其他三体性染色体畸形儿的原因之一。

1. 染色体数目异常 人们把一个正常精子或卵子的全部染色体称为一个染色体组（简写n），也称单倍体。正常人体细胞染色体，一半来自父亲，另一半来自母亲，共46条即23对，即含有两个染色体组为2n，故称为二倍体。以二倍体为标准所出现的成倍性增减或某一对染色体数目的改变统称为染色体畸变，前一类变化产生多倍体，后一类称为非整体畸变。根据染色体数目分为染色体数目过多及染色体数目过少，根据数目异常位置分为常染色体数目异常及性染色体数目异常。

（1）染色体整倍体异常：如三倍体、四倍体，常为致死性结局，人类多倍体较为罕见，

偶可见于自发流产胎儿及部分葡萄胎中。多倍体是指一个细胞中的染色体数为单倍体的3倍，称为三倍体（3n=69条）（图39-1），四倍体（4n=92条）为单倍体的4倍，余以类推，三倍体以上的通称为多倍体。三倍体形成的原因，一般认为是由于双雄受精，即同时有两个精子入卵受精；双雌受精，即在减数分裂时，卵细胞因某种原因未能形成极体，或第二极体与卵核重新结合，因而卵子中保留有两组染色体，受精后则形成三倍体合子。四倍体的形成原因为核内复制是指在一次细胞分裂时，染色体不是复制一次，而是复制二次，因此每个染色体形成4条染色体，称双倍染色体，此时，染色体两两平行排列在一起，其后，经过正常的分裂后，形成的二个子细胞均为四倍体细胞；核内有丝分裂是指在进行细胞分裂时，染色体正常地复制一次，但至分裂中期时，核膜仍未破裂、消失，也无纺锤丝形成和无胞质分裂，结果细胞内的染色体不是二倍体，而成为四倍体。

（2）非整倍体异常：一个细胞中的染色体数和正常二倍体的染色体数相比，出现了不规则的增多或减少，即为非整倍体畸变。增多的叫多体，仅增加一个的，即2n+1，叫做三体，同一号染色体数增加两个的，即2n+2，叫做四体，余以类推。减少一个的，即（2n-1），叫做单体。

（3）常染色体数目异常：常染色体三体胎儿大部分在子宫内死亡，活产儿中常见的是唐氏综合征（21-三体综合征），即先天愚型（图

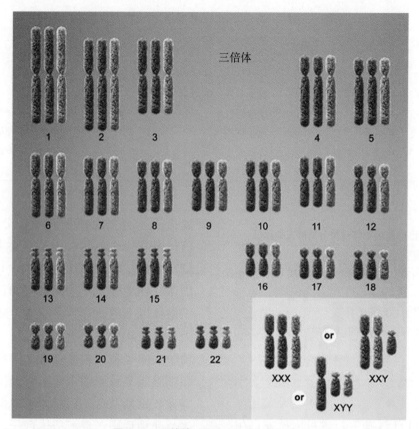

图39-1 三倍体（69，xxx/xxy/xyy）

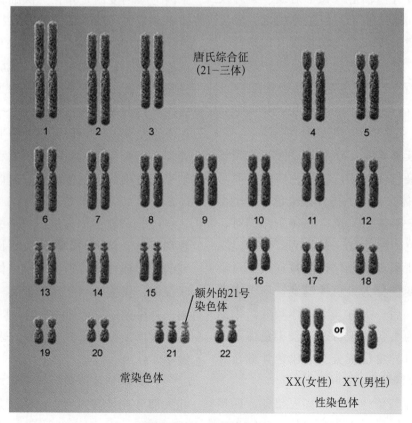

图39-2 21-三体综合征

39-2）；单体胎儿存活率很低，没有活过胚胎期的。

（4）性染色体数目异常：性染色体三体可为XXX、XXY或XYY；单体Y0是致死的，X0可以存活（图39-3），但是有性发育的异常及其他畸形。如同一号染色体减少2条（2n-2），即这对染色体不存在，则称为缺体型。人类缺体型还未见报道，意味着这样的胚胎根本不能存活。

2.染色体结构异常 染色体结构异常指染色体发生断裂，并以异常的组合方式重新连接。以下简述几种常见的染色体结构异常。

（1）重复：指同一条染色体上某一节段连续含两份或两份以上（图39-4）。同源染色体发生断裂后，其片段连接到另一条同源染色体上，或是由于同源染色体间的不等交换，结果一条同源染色体上部分片段重复了，而另一条同源染色体则相应缺失了。如果这种畸变发生于生殖细胞，由此产生的两种配子分别与正常配子结合，就形成某号染色体部分三体和部分单体的受精卵。

（2）缺失：指染色体某一节段的丢失（图39-5）。包括末端缺失和中间缺失。末端缺失是指染色体发生一次断裂后，无着丝粒的片段丢失，即染色体的长臂或短臂末端片段丢失。中间缺失是指染色体的长臂或短臂内发生两次断裂，两断裂点之间的片段丢失，然后，近侧断端与远侧端重接。

（3）易位：从某个染色体断下的片段连接到另一染色体上叫易位。根据所涉及的染色体和易位片段及连接形式的不同，又可分为单方易位、相互易位（图39-6）、罗氏易位和复杂易位等多种类型。在相互易位中，如有染色体片段的丢失，称为不平衡易位（图39-7），若无染色体片段的丢失，表型正常，故称染色体平衡易位（图39-8）携带者。携带者与正常人

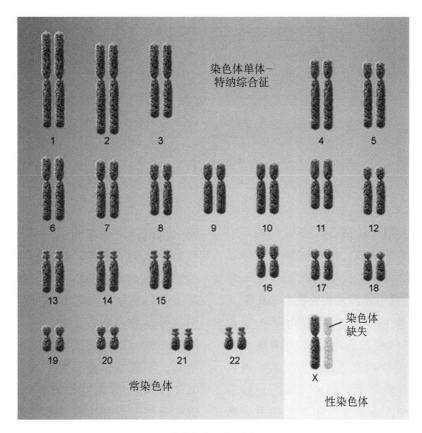

图39-3 45, X0

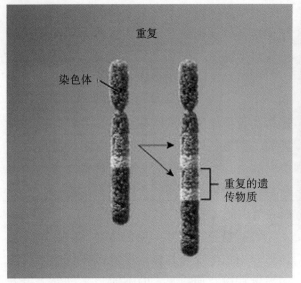

图39-4 重复

图39-5 缺失

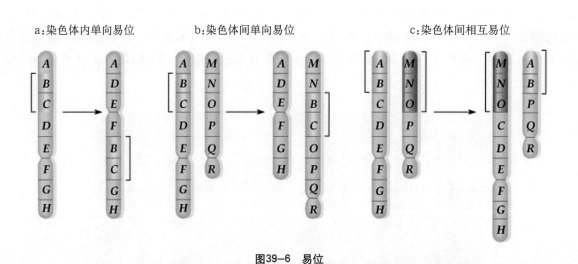

图39-6 易位

婚配，所生育子女则可能从亲代获得一条易位衍生染色体，从而造成部分单体和部分三体，引起胎儿发育畸形，常常促发自然流产。不育男性发生常染色体易位是正常男性的4～10倍。

最常见的常染色体结构异常为罗氏易位（图39-9），又称罗伯逊易位或丝端融合。这是发生于近端着丝粒染色体（D组和G组）的一种易位形式，当两个非同源近端着丝粒染色体在着丝粒部位或在着丝粒附近部位发生断裂后，二者的长臂在着丝粒处接合在一起，形成一条由长臂构成的衍生染色体，两个短臂则构成一个小染色体，小染色体往往在第二次分裂时丢失，由于D组、G组染色体短臂小，含基因少，所以这种易位携带者一般也无严重先天畸形，智力发育正常，但其子代中可形成单体或三体，引起自发流产或出生畸形及智力低下儿。罗氏易位在男性不育人群中的患病率为0.8%，是一般人群中的患病率的9倍。罗氏易位在无精子症和少精子症患者的患病率分别为0.09%和1.6%。

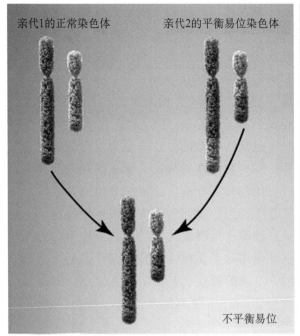

亲代1的正常染色体　　　亲代2的平衡易位染色体

不平衡易位

图39-7　不平衡易位

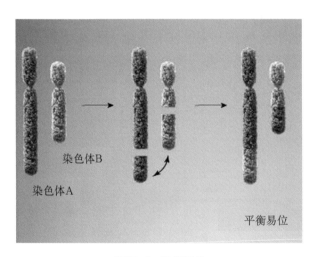

染色体B

染色体A

平衡易位

图39-8　平衡易位

（4）倒位：一条染色体两处断裂，中间片段作180°倒转后再与两断端相接，使其基因排列顺序被颠倒者称为倒位（图39-10）。如两个断裂发生在同一个臂上，则形成臂内倒位；若两个臂上各发生一次断裂，使倒位片段含有着丝粒，则形成臂间倒位。在臂间倒位中，如两臂倒位部分长短悬殊，就会使染色体的形状发生变化。

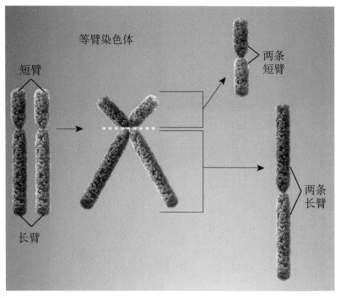

等臂染色体

短臂

长臂

两条短臂

两条长臂

图39-9　罗氏易位

3.染色体多态性　染色体的多态性又称异态性，是指正常人群中经常可见到各种染色体形态的微小变异，为同源染色体大小形态或着色等方面的变异。主要表现为异染色质的变异，特别是含有高度重复DNA的结构异染色质；Y染色体的长度：大Y（大于18号染色体）或小Y（小于G组染色体的1/2）；随体的大小、有无；次级缢痕的增长或缩短；染色体多态性与胚胎发育的关系有争议，国内专家多认为有关。

二、影响男性生殖系统分化的遗传学异常

人类正常性发育的基础过程包括性别决定和性别分化，胚胎期下丘脑-垂体-性腺轴的发育，婴儿期和儿童期下丘脑-垂体-性腺轴功能发挥。在这一动态过程中，需要众多基因、蛋白质、信号因子、旁分泌因子、内分泌因子适宜、适时地相互作用。

（一）男性性别决定和性别分化

性别决定是指双向潜能的性腺发育成睾丸

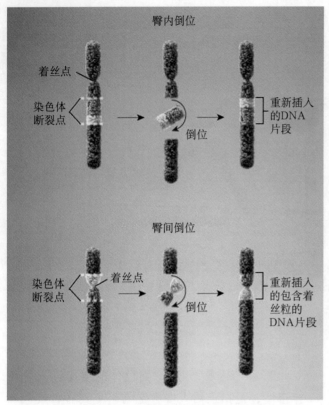

图39-10 臂内倒位（上）臂间倒位（下）

或卵巢，性别其他差异则是由性腺产生的激素或因子所引起的相应效应。受精卵的染色体组成是性别决定的物质基础，在受精时的一瞬间即决定了胎儿的染色体性别，ＸＸ－女，ＸＹ－男，协同其他基因和激素共同指导着性器官的发育和成熟，最终形成睾丸或卵巢。性别决定包括两方面内容：第一为性腺的决定和发育，称为初级性别决定，受多种基因的调节，占有优先和主导地位；第二为附属性器官、特征及性行为的建立，称为次级性别决定，主要来自性腺产生激素的诱导和调节作用。男性性别分化相对于女性性别分化而言，是一个提早的、主动的过程，包括苗勒管退化，中肾管结构稳定，外生殖器的雄性化，睾丸下降（图39-11）。

（二）睾丸发育相关基因

染色体性别决定取决于含Ｘ或Ｙ的精子与卵子的结合，人类性分化基因调控不仅只是

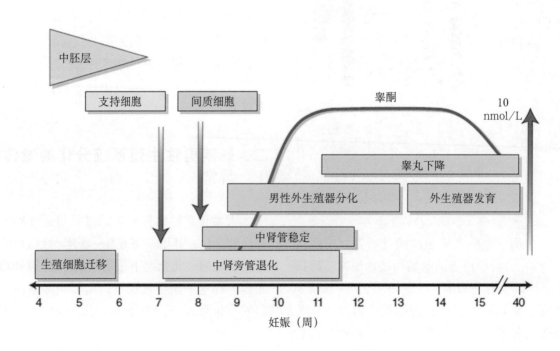

图39-11 男性性别分化过程

SRY基因起作用，还有其他基因起作用，是一系列基因按时间、空间序列表达、相互作用的结果。目前研究提示至少有SRY、SOX9、WT-1、SF-1等基因参与了胚胎中性别决定从未分化原始生殖嵴开始到两性内生殖器官的形成过程（图39-12）。雄激素在性别分化阶段起重要作用，因此雄激素合成异常和雄激素转化为双氢睾酮异常以及受体异常等因素会导致性别分化异常。

1.位于Y染色体上的睾丸发育相关基因

SRY基因在人类性别决定中起着关键作用，能启动睾丸分化，位于Yp1.1区域的单拷贝基因，其表达的蛋白与MIS基因启动子区域结合，调控MIS基因的表达，产生MIS蛋白诱导苗勒氏管退化，使性腺向睾丸分化。SRY基因已成为目前研究睾丸决定因子的最佳候选基因，此基因突变、易位或缺失可导致发育异常。缺乏SRY基因的XY男性患者，可能存在常染色体上的基因突变，诱导男性生殖器官发育。另外一些核型

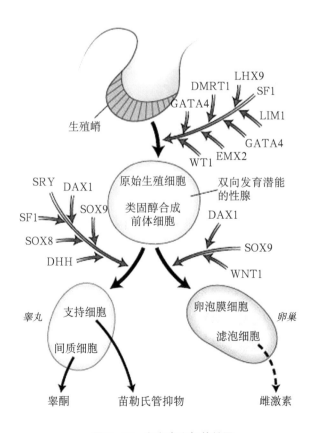

图39-12 睾丸发育相关基因

为46，XX的男性出现如隐睾，阴茎小等异常，SRY基因检测阴性，有两种可能：①一些46，XX男性患者可能为隐匿性的46，XX／46，XY嵌合体或其他类型嵌合体。而通常的检查手段主要是血细胞，故不能排除患者其他组织中如睾丸组织存在46，XY细胞。②性别决定和分化并不完全由SRY基因决定，越来越多的试验证明可能有位于常染色体和X性染色体上的基因参与性别表型的调控。因此，性别的决定可能是以SRY基因为主导，一系列基因参与协调表达的调控模式。

2.位于常染色体上的睾丸发育相关基因

（1）WT-1基因：定位于11q13，为一种转录因子。在胎儿的性腺原基和成年的Sertoli 细胞有表达，基因突变或剔除使性腺停滞在胚胎早期阶段。

（2）SF-1基因：定位于9q33，为类固醇生成因子-1。在胚胎的生殖嵴、类固醇激素生成细胞等有表达。基因剔除小鼠表现为性腺和肾上腺缺如。

（3）SOX9基因：定位于17q24.3～25.1，转录因子，调控其下游基因的表达。SRY基因是通过Sox9共同作用发挥效应。

（4）9p24和10q26.1-ter：9p和10q缺失可引起性腺发育不全和两性畸形，两性同体。

3.男性生殖系统分化异常疾病举例

性逆转综合征：性逆转综合征是一种由于性别决定和分化异常导致的两性畸形，其主要特征是患者的核型与表形相反，因而也称之为性反转综合征，分别为46，XX男性和46，XY女性两种类型。

46，XX男性：又称为性逆转综合征，核型46，XX，SRY（+），80%的患者检测到SRY基因和Yp易位至X染色体或常染色体，因此睾丸得以分化，20%的患者未检测到SRY基因，AZF缺失或存在；男性表型（图39-13），体征似克氏综合征，临床表现与克氏征相似如小睾丸、男性乳腺增生和无精子，但身高往往低于男性平均身高，有较高的尿道下裂发生率，认

知水平正常，有精子或无精子症；HPG轴：高促性腺素性功能减退症（FSH及LH）或正常，睾酮：正常或低，性功能多数正常。

病因：精母细胞减数分裂时，X-Y联会，片段交换异常，SRY易位于X染色体（图39-14）或常染色体，AZF区域移动情况不一。处理：与雄激素缺乏的治疗相似，14岁之后睾酮替代治疗，身高不足的患者可使用生长激素治疗，在睾酮替代治疗后，乳腺增生持续存在者可行外科整形手术。AZF（-）者，可行供精，若AZFa，AZFb和AZFc缺失，导致生精细胞完全缺失，到目前尚未有成功睾丸取精的报道，因此不建议进行以预测及治疗为目的的睾丸活检；AZF（+）者，遗传咨询，有遗传至子代的风险。

46，XY男性性逆转综合征：又称Swger综合征，病因为SRY基因或其受体缺陷。女性外观，原发闭经，有的有正常的女性内、外生殖器，有的表现为幼稚型外生殖器，且内生殖器发育不全，甚至有的有阴蒂肥大现象。

睾酮合成酶异常：生殖器男性化主要依赖3种激素：睾酮、抗苗勒管激素（AMH）、胰岛素样因子3（Insl3）、睾酮参与睾丸的形成并维持男性第二性征，睾酮合成酶异常可导致睾酮合成异常，从而造成睾酮不足，影响外生殖器男性化。睾酮合成途径如图39-15所示。

患者核型为46，XY，SRY（+），睾酮合成障碍导致睾酮合成前体增多，双氢睾酮减少，而抗苗勒氏管激素分泌正常，因此表现为男性内生殖器，外生殖器发育不良。

常染色体隐性遗传酶缺乏包括20，22碳链酶缺乏症，3β-羟类固醇脱氢酶缺乏症，17α-羟化酶缺乏症，17，20-碳链酶缺乏症，17β-羟类固醇氧化还原酶缺乏症。

4.雄激素不敏感综合征

（1）雄激素受体（AR）：①雄激素受体基因定位在Xq11-12，有A-H8个外显子，分别与受体基因转录（A）、DNA结合（B-C）及雄激素结合（D-H）相关；AR既能与睾酮结合，亦能与DHT结合，由于DHT-受体复合物更为稳定，所以DHT的作用比睾酮强2倍以上；

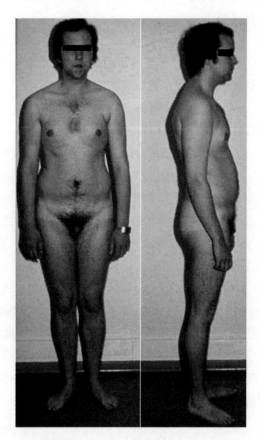

图39-13　46，XX 男性SRY（+）

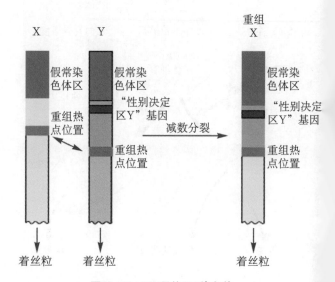

图39-14　SRY易位于X染色体

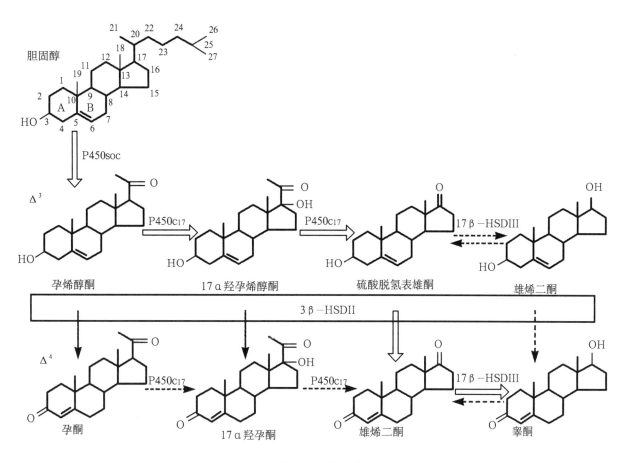

图39-15　睾酮合成

AR与脱氢表雄酮、雄烯二酮等亲和力弱。②雄激素受体（AR）突变类型：在AIS患者中，发现了AR基因600多种突变类型；如大段缺失、1-4个碱基对插入或缺失、无义突变、错意突变（发生率>90%）。③雄激素受体（AR）的突变类型与作用：雄激素受体突变与配体结合障碍、与DNA结合障碍、功能性受体形成障碍；上述类型突变导致雄激素受体抵抗及雌激素作用过度。④雄激素受体基因-CAG重复：雄激素受体中与基因转录相关的第一外显子中有一段DNA重复序列，即CAG重复，也称为三核苷酸重复。多数人AR基因中CAG重复数为10-36，重复过少或过多与多种疾病有关，如前列腺癌及乳腺癌等。

（2）雄激素不敏感综合征：①雄激素不敏感综合征是一种X连锁遗传病，在胚胎期由于

雄激素受体（AR）缺陷而引起的一种男性表型异常综合征。因受体缺陷的严重程度不同而使临床表现不一，内生殖器为男性，外生殖器为男性或女性或性别不明：AR功能全部缺失者，称为完全性雄激素不敏感综合征（CAIS），表现为男假两性畸形，男性假两性同体；AR部分缺陷者称为部分性AIS（PAIS），后者又称为Refenstein综合征，表现为尿道下裂，隐睾，小阴茎；轻微缺陷者，表现为不育症。②雄激素不敏感综合征分型（图39-16）。③雄激素不敏感综合征的处理：激素替代治疗，女性表型可在睾丸切除后用雌激素、孕酮；男性表型可使用各种剂型的睾酮及双氢睾酮；预防骨质疏松；手术：包括睾丸切除术、阴道延长术、生殖器成性术（阴茎成性术、阴道成性术）、阴蒂切除术，但对于手术年龄、性别决定者有争议。

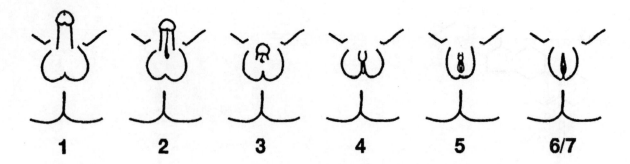

图39-16 雄激素不敏感综合征分型

Grade 1：PAIS 男性生殖器，不育症

Grade 2：PAIS 男性生殖器，发育欠佳

Grade 3：PAIS 男性生殖器，发育严重不足

Grade 4：PAIS 两性生殖器

Grade 5：PAIS 女性生殖器，阴蒂较大

Grade 6：PAIS 女性生殖器，有阴毛腋毛

Grade 7：CAIS 女性生殖器，阴毛腋毛无或少

5. 5α-还原酶缺乏 5α-还原酶基因定位于2P23，含5个外显子，5α-还原酶缺乏属于常染色体隐性遗传，由于5α-还原酶缺乏，睾酮转化为双氢睾酮减少，导致表现为女性或发育不全的男外生殖器，内生殖器为男性。

三、影响男性生殖系统发育的遗传学异常

功能完整有效的HPG轴对于睾丸发挥正常的内分泌功能和生殖功能是必需的。遗传学因素导致促性腺激素不足可发生在下丘脑或垂体水平，是造成先天性低促性腺素性功能减退症的原因。尽管发现越来越多的候选基因，但是70%～80%的患者病因不明。在孤立性低促性腺素性功能减退症的部分患者中，临床表现多样，提示环境因素或表观遗传学现象和（或）基因修饰可能影响表型。

位于性腺轴下丘脑、垂体及以上部位的遗传学病因（图39-17），导致低促性腺素性功能减退症，研究较多的如Kallmann综合征及孤立性和（或）特发性性腺功能减退（IHH）。

下丘脑促性腺素释放激素（GnRH）分泌缺乏或其作用障碍构成Kallmann综合征和IHH的基本内分泌异常，随之垂体促性腺激素分泌受损。由于LH、FSH缺乏，性腺不能产生成熟的精子及足够的睾酮。

Kallmann综合征的病因：卡尔曼综合征的遗传学临床表现多种多样，特点为低促和嗅觉缺失或减退。呈多种遗传模式（常染色体显性遗传、常染色体隐性遗传、X-连锁隐性遗传）。GnRH的基因位于染色体8P21-P11.2。GnRH是下丘脑神经内分泌中较为独特的神经元产物，源于嗅觉神经元，在胚胎发育时期沿终末神经和鼻骨神经元的分支穿过鼻中隔移到基底前脑。30%的Kallmann综合征患者因下列5个基因功能丧失性突变所致。① KAL1基因（Xp22.3）：编码细胞外糖蛋白anosmin-1，X连锁隐性遗传；② FGFR1（8p12）、FGF8（10q24.3）：分别编码成纤维细胞生长因子受体1和成纤维细胞生长因子8，常染色体显性遗传；③PROK2（3p21.1）、PROKR2（20p13）：编码前动力蛋白2和前动力蛋白受体2，单基因隐性遗传或双基因和（或）寡基因遗传；其他基因如NELF（9q34.3）、CHD7（8q12.1-2）、WDR11、（10q26.12）、HS6ST1（2q14.3）及SEMA3A（7q21.11）也

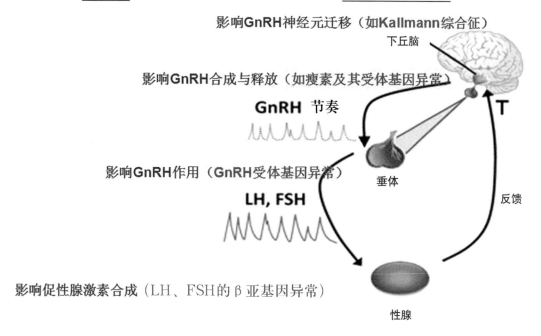

图39-17 下丘脑、垂体及以上部位的遗传学病因

参与GnRH神经元迁移。上述基因的变异导致GnRH神经元迁移异常。

IHH的发病机制为分泌GnRH的神经元活化缺陷，导致促性腺激素分泌或脉冲分泌缺乏。已知病因有KISS基因、GPR54（KISSR）基因、TAC3基因和TACR3基因、GnRHR基因功能丧失性突变，其中GnRHR突变是最常见引起IHH不同的亚型，从完全到部分GnRH抵抗。

GnRH-R和GPR54/Kiss1基因已被认为与正常核型的IHH病因有关，人类GnRH-R位于4q13.2　3，该基因的突变仅见于核型正常的IHH患者。大约40%的常染色体隐性遗传病例和16%为散发病例是因为此基因突变所致。GnRH-R突变最常见的位点是Q106R和R262Q，约占所有GnRH-R突变的50%。GnRH-R突变核型正常的IHH患者的表型从部分型至完全型性腺功能减退。近年来，一些不易察觉的表型，例如体质性生长发育迟缓和处于正常参考值下限附近的少精子症被报道存在GnRH-R部分失义突变。

近年来，kisspeptin和其受体GPR54基因的表达产物，被认为有调节GnRH的分泌的功能，进而调控青春期发育。人类GPR54基因位于19P13.3，Kiss1基因位于1q32。GPR54基因失活突变占核型正常的IHH患者的5%。GPR54基因突变可导致人类和小鼠的IHH并以常染色体隐性遗传方式遗传于子代。表型从部分性腺功能减退到严重的性腺功能减退，如小阴茎、双侧隐睾、促性腺激素水平测不到。GPR54失活突变的杂合携带者有正常的青春期发育。大多数确认为GPR54突变导致IHH的患者，要么是家族病例，要么是有血缘近亲的散发病例。

尽管Kiss1基因是IHH的候选基因，但是在对散发和家族IHH病例的测试后，仅发现1例患者，该病例为1名3个月男婴，表现为小阴茎、双侧隐睾。但是对于这一独特的发现的后续研究，目前尚未见报道。

促性腺激素不足也可由FSH和LHβ亚基突变导致。而LH和FSHβ亚基的突变被描述为选择性促性腺激素缺乏。

截至目前，仅有4篇FSHβ亚基突变的报道，分别发现于5例无血缘关系的女性及2例男性性腺功能减退患者。由于FSHβ亚基突变，这些患者FSHβ浓度低至测不出，而LH浓度升高。

LHβ亚基突变罕见，仅有2例报道。其中1例为纯合子突变（Q54R失义突变），表现为青春期延迟，生精阻止，睾酮低，LH高。另1例患者为纯合子G36D失义突变，变现为青春期延迟、不育，LH低至测不出。应用hCG治疗后，呈现男性化表现，睾酮浓度升高，生精功能正常。

遗传咨询：考虑到上述基因变异仅占IHH的20%～30%，将来有可能会发现其他导致IHH的基因。由于大多数先天性低促性腺素性功能减退症患者青春期延迟，故常常在成人期前被发现，但是在部分患者仅表现为生精功能和性腺功能减退，往往在成人期才发现。由于内分泌治疗可诱导生精，大部分患者经治疗后其妻子可自然怀孕，因此了解导致卡尔曼综合征及IHH的突变基因的遗传模式（如X连锁、常染色体显性遗传、常染色体显性遗传），可提供更加准确的遗传咨询，如遗传给子代的风险。目前没有治疗效果和基因缺陷类型之间关系的报道，但是，确实存在部分IHH患者经长期睾酮替代治疗后生殖功能自发逆转，因此在将来，对于基因突变的确认，有助于明确诊断、选择治疗方案和预测治疗效果。上述基因的突变占IHH的20%～30%，其他基因突变导致IHH的在将来有可能被发现。由于大多数先天性低促性腺素性功能减退症表现为青春期发育迟缓，因此多在成人期之前即被诊断。但也可仅表现为轻度低促性腺素性功能减退症和生精功能减弱，这些患者往往在成人期才被诊断为先天性低促性腺素性功能减退症。从实用的角度出发，对有家族遗传模式的Kallmann患者可进行选择性的基因检测。而对于散发的和无嗅觉缺失的IHH患者，由于基因型和表型之间无明确的关联，可针对所有候选基因进行检测。即使

是精子总数相对低，大多数患者经促性腺激素治疗后可使其妻子自然怀孕。因此，在治疗前强烈建议进行基因检测，根据基因检测（X连锁、常染色体显性、常染色体隐性遗传）的结果，可作出更加准确的遗传咨询，例如对遗传至子代的风险可作出评估。

目前，没有基因缺陷类型与治疗效果之间关系的研究报道。但是，有趣的是，对于某些IHH患者，长期使用睾酮治疗后，生殖功能自发逆转，恢复正常。因此，在将来，突变基因的检测不仅有诊断价值，而且有助于治疗方案的选择，对治疗效果也有预测价值。

四、影响精子生成的遗传学异常

涉及精子生成的基因数千种，本章仅从临床相关的几种遗传学异常进行简介。

（一）克氏综合征（详见相关章节）

（二）染色体易位与睾丸生精障碍

自1996年至2006年文献，80例染色体易位患者，61例精液异常，占76.3%（61/80）；罗氏易位24例，20例精液异常，占83.3%（20/24），相互易位56例，41例精液异常，占73.2%（41/56）。

1.染色体易位导致睾丸生精障碍机制 常染色体和性染色体上存在调控精子发生的基因，易位可能会破坏易位区段基因结构的完整性，导致调节精子生成的基因不能正常发挥作用，导致生精障碍。常染色体和性染色体上与精子发生有关的基因（表39-3）。

染色体易位携带者减数分裂模式有对位分离、邻位Ⅰ分离、邻位Ⅱ分离、3:1分离、4:0分离（图39-18）。易位断裂点的位置、片段的大小及特征、重组区域的存在与否均与四分体中的联会障碍有关。罗氏易位产生3%～27%不平衡精子，相互易位产生约50%不平衡精子，比率取决于易位涉及到的染色体、断裂点、片段

表39-3 常染色体和性染色体上与精子发生有关的基因

基 因	染色体	染色体定位	功 能	参考文献
tsMCAK（KIF）	1	1p34	干扰细胞的有丝分裂和减数分裂而影响精子发生，其突变与缺失与男性不育有关	Cheng LJ, et al（2002）
DAZL	3	3q24	对精子形成过程的有丝分裂和减数分裂起重要作用	Becherini L, et al（2004）
雌激素受体基因ER	6	6q25.1a14q22-24	其多态性与男性不育有关	Aschim EL, et ql（2005）
CFTR	7	7q31	其错义突变与先天性输精管缺失症（CBAVD）密切相关	Grangeia A, et al（2005）
CATSPER2	8	15q15	男性不育有关	Avidan N, et al（2003）
Cstf2t	10	10q22-q23	在生殖细胞减数分裂后期发挥作用，其基因的改变可能会降低男性的生育能力	Dass B, et al（2002）
SYCP3	12	12	精子发生的必须基因	Miyamoto T, et al（2003）
雄激素受体基因AR	X	Xq11-12	男性精子细胞分化过程起关键作用，突变表现为雄激素不敏感综合征，引起不育	Gottlieb B, et al（2005）
泛素蛋白酶26基因USP-26	X	Xq26.2	拮抗泛素与蛋白质的结合，降低蛋白质的异常降解，该基因突变取消了该酶的作用导致不育	Paduch DA, et al（2005）
AZF	Y	Yq11	主导精母细胞的增生	
SRY	Y	Yp11.3	性别决定、睾丸分化	

大小等。与克氏综合症一样，染色体易位在减数分裂中，产生不平衡的生殖细胞，无法通过减数分裂中的纺锤体检验点，造成生殖细胞及精子凋亡（图39-19）。

染色体易位患者建议遗传咨询，须行产前诊断或PGD。

2. 唐氏综合征（21-三体综合征） 诊断主要依靠染色体检查。根据患者的核型组成的不同可分为以下3种类型：

（1）21三体型：约92.5%的先天愚型患者属于此类型。患者的核型为47，XX（XY），+21，即比正常人多了一条21号染色体。该病的形成原因主要是由于配子形成过程中发生了21号染色体的不分离。研究表明21三体型先天愚型患者80%是由于其母亲生殖细胞在减数分裂时（其中80%在第一次减数分裂期），20%是由于父亲生殖细胞减数分裂时（其中60%在第一次减

数分裂期，40%在第二次减数分裂期）发生不分离的结果。唐氏综合征（21-三体综合征）的发病率随母亲年龄增高而增加。据Carter和Evans统计，35岁以上的妇女生育唐氏综合征（21-三体综合征）患儿的机会显著增加，45岁以上的妇女生育唐氏综合征（21-三体综合征）患儿的机会增加更为明显。这可能与高龄孕妇的卵细胞染色体容易出现不分离有关。有一些资料表明父亲年龄也与本病发病有关。当父亲年龄超过39岁时，出生患儿的风险增高，不过这方面的意见还不很一致。

（2）嵌合型：较少见，约占先天愚型患者的2.5%。此型的发生原因是受精卵在胚胎发育早期的卵裂过程中，第21号染色体发生了不分离。患者的核型为46，XX（XY）/47，XX（XY），+21。如果染色体不分离发生的时间越早，则异常的细胞系所占的比例就越大，临

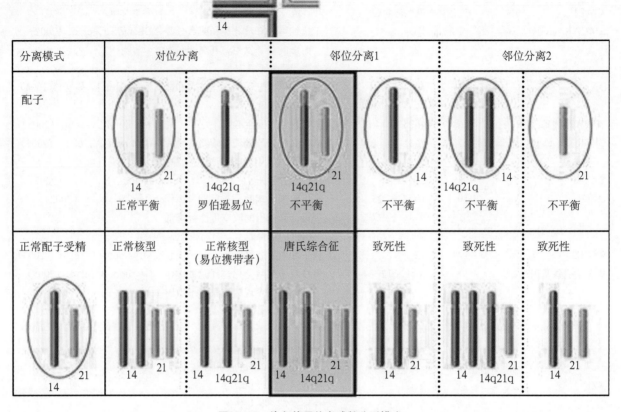

图39-18 染色体易位者减数分裂模式

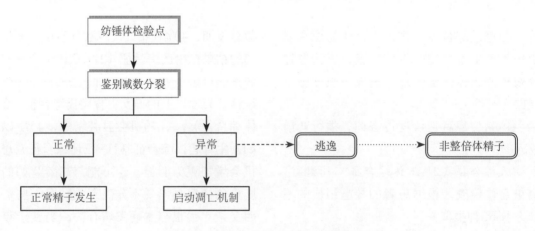

图39-19 染色体易位与睾丸生精障碍机制

床症状就越重，反之临床症状就越轻。所以，此类型患者的临床症状多数不如21三体型严重、典型。

（3）易位型：此类患者约占全部先天愚型患者的5%左右。其特点是多余的一条21号染色体，不是独立存在的，而是经罗伯逊易位，移至D组或G组的一条染色体上。所以，这些患者体细胞中的染色体的总数仍为46条，但实际上有一条染色体上是附有一条额外的21号染色体，从而表现出与典型的21三体型相同的临床症状。易位型先天愚型中最常见的是D/G易位。例如14/21易位，患者的核型为46，XX（XY），-14，+t（14q；21q）。即核型中少了一条14号染色体，多了一条由14号长臂与21号长臂形成的易位染色体。这种易位约3/4是新发生的，1/4是由双亲之一遗传而来的。在后一种情况下，母亲是一个易位携带者的可能性远高于父亲。易位携带者的核型为45，XY（XX），-14，-21，+t（14q；21q）。虽然染色体总数少了一条，但从总的遗传物质来看，与正常人没有什么大的区别，基本上仍处于平衡状态，因此，也叫做平衡易位携带者。这类携带者外观可毫无异常表现，但与正常人结婚后所生子女中1/4为正常人，1/4为14/21易位型先大愚型患者，1/4为易位携带者，1/4缺乏一条21号染色体而致流产。3/4的唐氏综合征（21-三体综合征）胎儿在妊娠期已自发流产，且大部分发生在妊娠头三个月内，仅约1/4胎儿能活到出生。出生后患者平均寿命16.2岁，50%在5岁以前死亡，8%可超过40岁，2.6%超过50岁。

唐氏综合征又称先天愚型，21-三体综合征，是最常见的染色体疾病和弱智的病因，新生儿中发病率约为1/700。根据染色体核型的不同，唐氏综合征分为单纯21三体型、嵌合型和易位型三种类型。唐氏综合征的发生起源于卵子或精子发生的减数分裂过程中染色体的不分离现象，通常是随机发生的，约95%的不分离现象来源于母亲，仅5%左右发生在精子发生期。其结果是21号染色体多了一条，多出的一条染色体因剂量效应破坏了正常基因组遗传物质间的平衡，导致患儿智力低下，颅面部畸形及特殊面容，肌张力低下，多并发先天性心脏病，患者白血病的发病率为普通人群的10～20倍。生活难以自理，患者预后一般较差，50%左右于5岁前死亡。目前对唐氏综合征缺乏有效的治疗方法。

男性21三体型患者无生育能力，50%为隐睾，女性患者偶有生育能力。一些临床症状较轻的唐氏综合征患者，如某些平衡易位型携带者或嵌合型患者，外表可能正常，但结婚怀孕后，常发生自然流产或死胎，可以考虑劝阻其生育或通过植入前遗传学诊断进行胚胎选择。

（三）Y染色体微缺失与睾丸生精障碍（详见相关章节）

五、影响精子输送的遗传学异常

（一）先天性双侧输精管缺如与CFTR基因

囊性纤维化（CF）是一种致命性常染色体隐性遗传病。囊性纤维化表现为肺、胰腺、肠道、肝分泌黏稠的半流体分泌物，堵塞上述器官的管腔，造成扩张、感染及纤维化。囊性纤维化跨膜转导基因（CFTR）基因突变是囊性纤维化的基本病因，基因数据库中列有1500种CFTR基因突变类型。CFTR定位于7号染色体短臂，CFTR基因编码膜蛋白，具有离子通道功能及影响射精管、精囊、输精管、附睾远段2/3的形成，突变后导致上皮细胞不能转运氯离子、钠离子及水分子至管腔。CFTR基因纯合变异可能导致囊性纤维化，杂合变异影响附睾体尾部、输精管、精囊腺及射精管的分化发育，典型病例中，阴囊内输精管部分完全缺如或为没有管腔的条索样结构，由于附睾头不是Wolffian管的衍生结构，通常被保留且明显扩张。精液量往往少于1.5ml、pH小于7。

先天性双侧输精管缺如（CBAVD）与囊性纤维化的生殖道解剖学与精液参数异常相同，输精管和附睾的畸形通过阴囊触诊可诊断，输精管、射精管和精囊可采用经直肠超声观察。如考虑通过辅助生育技术来治疗，应通过睾丸活检来检查精子发生的完整性。CBAVD与CFTR基因变异相关，CFTR突变占先天性输精管缺如患者的88%。在不同国家患病率不一；多数CBAVD患者检测可见数种基因变异。CBAVD患者夫妻双方均应检测CFTR基因变异；如女方为CFTR基因变异携带者，如做ICSI

生育，胚胎发生囊性纤维化的概率是25%（男方为杂合状态）或50%（男方为纯合状态）。囊性纤维化携带者的遗传见图39-20。

（二）先天性单侧输精管缺如

尽管大多数先天性单侧输精管缺如（CUAVD）患者生育力正常，有一部分患者表现为少精子症或无精子症。在胚胎期，输精管起源于中肾管，于孕7周时，中肾管形成输尿管芽，进而诱导肾脏从后肾发育。当孕7周或孕7周前单侧中肾管受损，可导致单侧输精管发育不良及同侧肾发育不良，可能系其他基因异常导致，不必检测CFTR基因变异；如果只有单侧输精管缺如，肾正常时，则应检测CFTR基因。

（三）多囊肾与精道梗阻

多囊肾患者（常染色体显性遗传，16p13.3

及4q22-23）；精液分析为无精子症、弱精子症及严重的少弱畸形精子症综合征；病理改变或表现：附睾囊性梗阻，精囊囊性扩张，精囊腺及射精管收缩乏力；造成精液异常的其他机制：多囊蛋白作用异常影响精液分泌；尿毒症的影响，精子鞭毛异常（微管9+0）。

（四）Young综合征

主要病理改变为双侧附睾头增大或呈囊性扩张，而附睾体、尾部及输精管无异常；附睾的分泌物浓缩、潴留，附睾管渐进行性梗阻，导致梗阻性无精子症；附睾组织结构正常，切开或穿刺扩张部位，可取出黏稠的黄色液体，其中充满精子及碎片状物；以前认为与汞中毒有关，目前认为常染色体隐形遗传的可能性大。

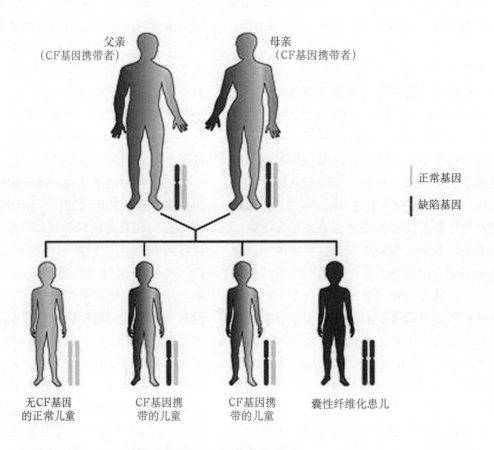

图39-20　囊性纤维化携带者的遗传

（五）纤毛运动障碍与弱精子症

精子鞭毛轴丝示意图见图39-21。

1.非特异性鞭毛异常 最常见的鞭毛异常，精子活力严重低下，精子微管结构随机性、非均一性改变，多数原因是可纠正的，如精索静脉曲张、氧化应激异常及生精毒素等，无遗传学证据。

2.原发性纤毛不动综合征（PCD） 可由至少9个基因的变异所致。其中38%的病例是5号染色体短臂上DNAI1和DNAH5基因变异所致，精子鞭毛结构异常表现：达因臂缺失或轴丝微管异常。

3.纤维鞘发育不良 精子活力基本丧失或完全丧失；精子纤维鞘、轴丝或轴丝周围的扭曲，改变是均匀性、特征性的；有强的家族性，提示遗传倾向。

4.Kartagener综合征 是PCD中的1个亚型，即内脏逆位-鼻窦炎-支气管扩张综合

征，属于先天性常染色体隐性遗传疾病。呼吸道纤毛上皮的活动障碍，黏液纤毛运输功能下降，分泌物不能排出，引起反复长期的慢性感染，这就形成了支气管扩张和鼻窦炎的病理基础。精子鞭毛活动障碍导致严重弱精子症。

六、影响精卵结合的遗传学异常

（一）球形精子症

精子形成阶段障碍表现为精子缺乏顶体帽及顶体酶，精子形态异常还可包括核染色质、中段及线粒体鞘。受精失败的机制：穿卵及卵泡活化受阻，精子DFI及非整倍体率高；部分患者与SPATA16（3q26.31）基因变异有关，该基因编码生精相关蛋白-16，定位于高尔基体，参与精子顶体的形成；其他基因还有PICK1及DPY19L2；生育借助ICSI。

（二）出云1蛋白与朱诺蛋白

英国研究人员近期《自然》杂志上报告说，他们在动物实验中首次发现了卵子表面用于识别精子的蛋白。精子和卵子要结合成受精卵，首先需要"识别"对方，这一任务主要由位于精子和卵子表面的蛋白质来完成。2005年，日本研究人员发现了精子表面用于识别卵子的蛋白，并根据日本结婚圣地出云的名字将其命名为出云1。英国韦尔科姆基金会桑格研究所的研究人员首先在实验室中培养出了出云1蛋白，并通过动物实验鉴别卵细胞表面与之"配对"的蛋白。结果他们成功找到了一种能与出云1蛋白相互作用、启动受精过程的蛋白，并用罗马神话中婚姻保护神朱诺的名字为其命名。为进一步确定朱诺蛋白的功能和作用，研究人员移除了实验鼠卵细胞表面的这种蛋白。结果雌性实验鼠在缺失这种蛋白后，卵细胞无法与功能健全的精子结合，失去受孕能力。此前研究表明，精子表面缺失出云1蛋白的实验鼠也无生育能力，这说明这两种蛋白质的结合对受精卵形成过程至关重要。研究人员还发现，在

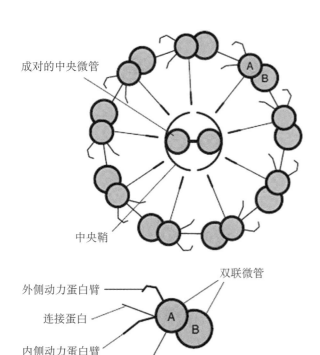

图39-21 鞭毛轴丝示意图

卵子受精后仅30～40分钟，其表面的朱诺蛋白就会迅速消失，从而丧失了识别其他精子的能力，这可以防止卵子与多个精子相结合，从而起到保护受精卵的作用。这一发现解决了生物学界长久以来的一个谜题，确认了精子与卵子在"第一次接触"时重要的互动机制，明确这一机制有助于改善不育症治疗，也可帮助开发新的避孕手段。

（邵为民　阿不来提·买买提明　斯坎达尔）

第40章

克氏综合征与男性不育症

克氏综合征全名克兰费尔特综合征（Klinefelter syndrome）简称中文为"克氏综合征"，最先由Klinefelter报告，故此命名。此病是一种最常见的性染色体异常疾病，由于出现额外的X染色体，从而主要造成性腺功能低下，雄激素不足，生精功能受损等问题。本病系高促性腺素性功能减退症。发病率在新生男婴中占1/500～1/1000，在不育男性中占3%，在无精子症患者中占13%。常见的染色体核型为：47，XXY，嵌合型为：46，XY/47，XXY。

【病因】

（一）染色体原因

1.克氏综合征患者异常染色体核型的产生是由于配子在减数分裂时或合子在有丝分裂时性染色体不分离所致。

（1）卵子减数分裂 I 期X染色体不分离

（2）卵子减数分裂 II 期X染色体不分离

（3）受精卵有丝分裂X染色体不分离

（4）精子减数分裂 I 期X染色体不分离

2.具体解析如下

（1）减数分裂过程中精子或卵子的性染色体未分离，受精后形成的合子就会有额外的X色体，形成XXY。此额外的X染色体既可来自精子，也可来自卵子。有研究表明由于父方性染色体不分离约占53.2%；由于母方性染色体减数分裂 I 期不分离约占34.4%，II期不分离约占

9.3%。

（2）受精卵在卵裂过程中X不分离，也可出现额外的X染色体。

（二）染色体核型

1.典型的克氏综合征染色体核型为：47，XXY（主要）。

2.非典型的克氏综合征染色体核型或嵌合型为：46，XY/47，XXY（嵌合型，15%），48，XXXY，48，XXYY，49，XXXXY，49，XXXYY等。

【发病机制】

（一）生精障碍及睾酮合成分泌障碍的可能机制

1.精原干细胞缺陷 X染色体上某些基因（eg.AT2 Xq21.3；p120 Xq24）可诱导生精细胞凋亡，当X染色体上基因逃逸失活，这些基因表达更多产物，从而加剧生精细胞凋亡。

2.减数分裂检测点 粗线期不容许非整倍体的初级精母细胞进入周期。

3.性染色体的剂量效应 多余的X染色体逃避了选择性失活，干扰生精。X染色体失活中心含有X失活特异转录物（XIST），编码非翻译的RNA，聚集并覆盖在即将失活的X染色体上，使其沉默。CpG位点甲基化对维持X染色体失活起重要作用。该位点甲基化，抑制失活X染色体上基因的转录。该位点去甲基化，失活X染

色体保持转录活性。

4.睾丸内激素不平衡

5.支持细胞及间质细胞凋亡异常

（二）性激素变化

1.婴儿期　正常婴儿这时体内会出现一次T的高峰。而克氏综合征婴儿出生后1个月有一个T的高峰，但在8月龄时T水平显著降低。血清FSH、LH、INHB水平正常。

2.青春期前　血清T、FSH、LH、INHB水平在正常范围之内。

3.青春期　血清T保持低于正常水平，FSH、LH显著增高，INHB水平显著降低。

4.成年期　血清T低于正常，FSH、LH处于较高水平，INHB经常测不出。

（三）睾丸的病理变化

1.婴儿期　生殖细胞数量显著下降，但是睾丸生精小管及间质结构正常。

2.青春期前　精原细胞减少、支持细胞正常、间质细胞变性。

3.青春期　生精小管玻璃样变、生殖细胞衰竭至逐渐消失、支持细胞变性、间质细胞增生。

4.成年期　生精小管萎缩严重，纤维化及玻璃样变、几乎没有生殖细胞及精子、支持细胞小而幼稚、间质细胞显著增生。

【临床表现】

克氏综合征的典型症状为：长腿、宽臀、乳房增大、体毛稀少、小睾丸、薄肌肉、脆骨头，此外还有一些关联症状。

1.典型临床表现

（1）男性乳房发育：早期腺管上皮增生为主；晚期有管周结缔组织增生，并发生纤维化和透明样变。需要补充雄激素。如病程长者，药物治疗效果差，则需手术治疗。

（2）小而硬的睾丸：睾丸容量一般不足4ml，由于曲细精管的纤维化，导致睾丸质地

较硬。

（3）高个长腿：由于雄激素缺乏，导致骨骺闭合较晚，出现腿长的现象。

（4）体毛稀少、薄肌肉、脆骨头：均为睾酮激素分泌不足，造成雄激素缺乏的症状。

2.关联症状

（1）认知障碍：青春期大脑结构和功能的重塑有激素依赖和激素非依赖两种机制（如染色体）。克氏综合征患者可表现为学会说话晚，表达想法和需求困难，读和拼写以及学习障碍、阅读障碍、语法和文字检索困难等。其他认知障碍包括记忆障碍、执行能力损害等。

（2）精神障碍：大脑灰质、白质数量减少所致。具体表现为：精神分裂综合征、抑郁症、焦虑症、自闭症、注意力缺陷/多动障碍等。有研究发现克氏综合征患者额外基因的亲源效应与神经心理学间存在联系。

（3）肿瘤：①乳腺癌；男性发生乳腺癌的概率很小。克氏综合征的男性患者发生乳腺癌的概率是正常人的20倍，在所有患者中占4%。②性腺外的生殖细胞肿瘤：多见于15~30岁的克氏综合征患者，常见纵隔腔的累及。

（4）自身免疫性疾病：克氏综合征患者由于雄激素的缺乏和雌激素的增高，罹患自身免疫性疾病的危险性较正常人高，如系统性红斑狼疮，风湿性关节炎等。

3.克氏综合征的患者从出生前到成年，每个阶段都有其相应的临床特点

（1）青春期前：一般无明显症状。少数患者学习成绩较差，语言表达能力较差，社交活动受限。原因是遗传因素或认知不良。

（2）青春期：此期各种临床症状充分显示，表现为睾丸小而硬，阴茎短小，第二性征发育不良。皮肤细白，阴毛、胡须稀少而腋毛常常缺如，喉结不明显。身高较高，身材比例异常，男性乳房发育等。

（3）成年后：除个别患者，其余均为无精子症。因而常因不育或性功能障碍而就诊。

（4）患者易伴有其他疾病，如隐睾、尿道

下裂等。也常合并一些内科疾病，如糖尿病、甲状腺功能减退。此外，这类患者还易患肺部疾病和乳腺癌等。

【诊断】

1.主诉 多因不育症就诊。

2.查体 睾丸小而硬，阴茎短小，第二性征发育不良。皮肤细白，阴毛、胡须稀少而腋毛常常缺如，喉结不明显。身高较高，身材比例异常，男性乳房发育等。

3.内分泌检查 血FSH升高，血LH可升高或正常。由于血睾酮降低，血雌二醇水平升高，睾酮/雌二醇比值降低。

4.遗传学检查 染色体核型多为：47，XXY，部分或是嵌合型，如46，XY/47，XXY、46，XX/48，XXXY等。

5.克氏综合征的早期诊断

（1）流行病学显示患有克氏综合征的成年男性中只有25%的患者得以诊断。青春期前的患者能得以诊断的不足10%。

（2）不同年龄段的诊断要点。

产前：克氏综合征最早可以在胎儿还在子宫里，通过染色体核型检查明确。

学龄期：学龄期的男生要定期体检，触诊睾丸体积及质地。特别要注意那些学习和同龄人相比很差的学生。

成年期：不育症患者如出现男性乳房发育，体毛少，个高腿长，睾丸小而硬。需提高警惕，考虑此症的可能性。继续完善性激素水平检查及染色体核型分析来确诊。

【治疗】

（一）克氏综合征患者睾酮治疗

1.在婴儿期如克氏综合征的患者有小阴茎的表现，小剂量睾酮的应用可以促进阴茎生长，使之达到或接近正常水平。

2.睾酮补充治疗应在青春期开始之前，即11-12岁开始。早期睾酮补充治疗对于改善患者行为和认知方面的作用是肯定的。

3.成年男性的克氏综合征患者，睾酮补充治疗对于改善其情绪、行为，肌肉量，骨密度都有积极作用。

4.睾酮补充治疗一旦开始，就需终身用药。睾酮可以刺激红细胞生产，但不会改善睾丸的体积和精子生成。

5.睾酮补充治疗对克氏综合征患者的不育症无治疗作用，甚至外源性的睾酮可能抑制精子的成熟。但睾酮补充治疗可以纠正雄激素缺乏的症状，可增加体毛和阴毛、男性气概、肌肉量、自信，减少疲劳感和易怒性，增强性欲、力量和骨密度等，从而提高患者的生活质量。

6.睾酮制剂的给药途径包括口服、经皮吸收、肌内注射、舌下含服等。常用的注射用睾酮包括庚酸睾酮、十一酸睾酮等。

7.注意事项：由于患者长期高水平合成和分泌促性腺激素，垂体功能有部分自主，甚至可能有促性腺激素细胞肥大，对血清睾酮的负反馈反应降低，所以不能以FSH和LH降低到正常水平作为雄激素剂量和疗效判断的指标。

8.不良反应：并发肺血栓性栓塞、深静脉血栓形成：生理剂量的雄激素抑制血栓形成，而雄激素缺乏或过多都会促进血栓形成。研究发现即使雄激素正常，雌激素升高也容易诱发血栓形成。因此，在睾酮补充治疗时要密切监测血浆睾酮水平及雌雄激素比例，注意调整睾酮的剂量。

9.睾酮补充治疗：具体用法，见表40-1。

（二）乳腺增生的处理

1.补充睾酮：研究发现睾酮治疗克氏综合征男性患者乳腺增生不比安慰剂更有效。

2.病程长者，药物治疗效果差，则需手术治疗。

（三）解决生育问题

1.生育问题的处理 如有生育要求，准备期间需停止睾酮用药。

表40-1 睾酮补充治疗

用药途径	药物	剂型	推荐剂量	注意事项
肌内注射	十一酸睾酮（耐必多）	1000mg注射	每次1000mg，9～16周	FDA发现有肺部微栓塞和变态反应的危险
肌内注射	庚酸睾酮	250mg注射	每次250mg，2～4周	伴有症状的血清值得增高或降低的危险
经皮给药	睾酮	凝胶	每天50mg	妇女儿童避免接触，注意药品勿接触他人。
经皮给药	睾酮贴	皮肤贴剂	每天5～15mg	皮肤过敏
			每2.5～10mg	
经皮给药	睾酮埋植剂	阴囊贴剂	每次400～800mg	需要外科手术（微小）置入。
皮下给药		丸剂	4～6月	丸剂有被挤出的风险。
经口腔颊部		颊部黏附剂	每天60mg	口香糖样的不良反应。亲密接触史（唾液）药物传递给他人
口服	十一酸睾酮（安特尔）	胶囊，每粒40mg	每天120～160mg	服药4小时后达峰值。吸收效果个体差异较大

（1）对于精液中有少量精子的克氏综合征患儿，可在青春期早期，未行睾酮补充治疗之前，低温贮藏其精液标本，以便为将来行ICSI，解决生育问题提供可能。

（2）对于无精子症的成年男性患者，行显微取精，如睾丸中发现精子，行ICSI。

（3）目前临床上还没有能有效预测精子存在的指标，证明精子是否存在的方法只有睾丸活检。

（4）精液检查表现为无精子症的患者，其睾丸组织存在灶性的精子发生，表明患者仍有生育的可能。非嵌合型克氏综合征的成年患者通过睾丸精子提取（TESE）获得精子的概率为40%～50%，应用近年来出现的微创精子提取技术（TESE）精子检出率可以提高到70%，若在术前短期应用绒毛膜促性腺激素或芳香酶抑制药提高患者睾丸内的睾酮浓度，可以获得更高的精子检出率。

（5）获得可用精子后，通过卵细胞胞浆内单精子注射（ICSI）技术进行体外受精，然后进行胚胎移植，最终活产率达20%～45%。在过去的十余年间，通过TESE与ICSI相结合的技术，已有超过100例克氏综合征患者获得了健康的子代。

（6）这一辅助生殖技术虽然给克氏综合征患者带来了福音，但由于其子代存在性染色体和常染色体异常的风险性较高，如21三体、18三体等，因此这类患者在进行辅助生殖时应严格进行术前遗传学咨询和产前遗传学诊断。

2. 其他治疗

（1）超过50%的克氏综合征患儿在儿童期存在语言发育落后，77%的患者出生到成年期间存在学习障碍，当患儿出现上述临床表现时，及时给予语言治疗及特殊的教育和指导，以改善他们社会适应能力，提高生活质量。

（2）成年患者出现的各种并发症，如代谢综合征、肥胖、糖尿病、骨质疏松、骨折、血栓性疾病、心理及精神疾病等，也应当给予积极的治疗。

【遗传咨询】

有研究表明，克氏综合征患者通过ICSI技术获得的胚胎，其染色体发生异常的概率增加，主要表现为性染色体的异常和常染色体异倍性（13，18，21号染色体二体性）的发生。由于克氏综合征患者其子代发生性染色体和常染色体的概率明显增高，故强烈推荐PGD（胚胎植入前遗传学诊断）。

（张发东）

第41章

Y染色体异常与男性不育

一、Y染色体分子结构

Y染色体是决定男性性别的染色体，包含约6千万个碱基对，其全长约60Mb，只有X染色体的1/3。Y染色体为近端着丝粒染色体，分为短臂（Yp）和长臂（Yq），短臂分为Yp11.1（Y染色体短臂1区1带第1亚带）、Yp11.2和Yp11.3，长臂分为Yq11和Yq12，其中Yq11又分为Yq11.1和Yq11.2，而Yq11.2又分为Yq11.22、Yq11.23。Y染色体又可分为拟常染色区（PAR）和男性特异区（MSY），PAR位于Y染色体的两端，即PAR-1和PAR-2，约占Y染色体的5%，该区在减数分裂过程中，可与X染色体重组交换，清除有害变异、保护基因；MSY约占Y染色体的95%，该区亦可发生大量的自体重组，并含有8个回文序列，可能有着基因修复作用。

二、Y染色体功能

（一）Y染色体的性别决定作用

Y染色体的短臂上有决定男性性别的基因，该基因编码产物为睾丸决定因子（TDF），其中有一个最佳候选基因SRY，SRY基因位于Y染色体短臂末端（Yp11.3），为单拷贝基因，其开放阅读框包含1个外显子，可编码204个氨基酸的蛋白质。该蛋白质分3个区域，其中的79个氨基酸称为HMG盒（HMG-box），SRY基因突变主要位于该区域，可导致46，XY患者女性化，大多数为完全性腺发育不全。SRY基因缺失主要存在于45，X（Turner综合征）患者中，几乎无生育能力。SRY基因可易位至X染色体或常染色体，促使睾丸形成，但睾丸常发育不良，常见为46，XX男性患者，绝大多数无生育能力。

（二）Y染色体的生育力决定作用

Y染色体长臂远端存在调控精子发生的基因-无精子症因子（AZF），可划分为3个互不重叠的区域，即AZFa、AZFb、AZFc，分别位于Yq11的近端、中间和远端。AZF缺失可导致精子发生障碍，或精子减少或完全不产生精子。

三、Y染色体异常对男性生育力的影响

Y染色体异常包括数目异常（减少、增加）和结构异常（重复、到位、易位、缺失、环状染色体等）。

（一）Y染色体数目减少

常见45X、45X/46XY嵌合体，多数情况由于父方性染色体在减数分裂过程中不分离，与正常的生殖子受精后形成X单体合子，即45，X；有丝分裂后期X染色体丢失也可形成X单体

型。因患者缺Y染色体，其表型为女性，但性生殖器官往往发育不良，且约半数患者有蹼颈，几乎无生育能力。45X/46XY嵌合体的临床表现主要取决于46XY核型所占比例的高低，46XY核型所占比例越高，雄性激素水平越接近正常值，患者的临床表现就越接近正常男性，虽然部分嵌合体患者可具有生育能力，但胎儿发育不良及发生自然流产的概率显著增加。

（二）Y染色体数目增加

常见47XYY、48XYYY、49XYYYY，其中47XYY核型产生的机制：主要是患者的父亲的精子发生中，第二次减数分裂时发生了Y染色体不分离，而形成24YY精子所致。其临床主要表现，身材高大，常有攻击性行为，大部分多Y综合征患者具有生育能力，少数患者可能有轻至重度精子生成障碍，可能与多Y染色体互相重组、缺失部分片段相关。

（三）Y染色体重复

Y染色体重复是指Y染色体上某一片段增加了一份或一份以上的现象，使这些片段的基因多了一份或几份。其机制可能与X染色体的不等交换或某片段的插入及Y染色体单体之间的不等交换引起，导致Y染色长臂的串联重复序列过多，影响了相关基因调节及细胞分化。其临床主要表现，小睾丸、不良妊娠或无精子症等。

（四）染色体倒位

染色体倒位是指Y染色体发生两次断裂后，两断点之间的片段旋转180°后重接，造成染色体上基因顺序的重排。Y染色体倒位如果损伤到主要的生精相关基因，可导致患者严重少精子症而不育，如果单纯倒位，未损伤生精相关基因，则其携带者可具有正常的表型及生育能力。

（五）Y染色体易位

主要包括平衡易位和罗氏易位，前者指两条染色体同时发生断裂，断片交换位置后重接，形成两条衍生染色体，因只涉及位置变化，无染色体片段增减，表型可正常，但Y染色体发生平衡易位，同源染色体在减数分裂前期不能联合，造成精子染色体大量重复与缺失，从而使各种基因组产生不平衡，导致配子死亡，造成少精子症或无精子症，从而不育。后者指两个近端着丝粒染色体在着丝粒部位或附近发生断裂后，二者的长臂在着丝粒处接合在一起，形成一条衍生染色体，另两个短臂构成一个小染色体（常丢失），因此当Y染色体发生罗氏易位，会丢失SRY基因，即使婴儿能成活，也会造成表型畸形和异常，大多数子代为单体或三体，导致胚胎死亡而流产。

（六）环状Y染色体

环状Y染色体是指Y染色体的两端断裂，由长臂和短臂彼此粘合而成的环状结构，其过程丢失一部分染色体片段。因此，当丢失部分包含AZF片段，可导致生精功能障碍，导致少精子症或无精子症。当丢失部分包含SRY基因，可导致睾丸不能形成，影响胚胎发育、精子生成及成熟。

（七）Y染色体微缺失

1.Y染色体微缺失的概述 约30%不育患者与遗传因素相关，其中Y染色体微缺失是导致男性不育的第二大遗传因素。1976年发现无精子症因子（AZF），其位于Y染色体长臂（Yq11）远端，1991年将其定位于Yq11.22-11.23，分为三个区域：AZFa，AZFb和AZFc，分别位于Yq11的近端、中间和远端。各个AZF区都有多个与精子生成相关的候选基因，比如AZFa包含的基因有USP9Y和DDX3Y，AZFb区基因有RBMY和HSFY，AZFc基因有DAZ和CDY等。这些区域的任何一个或多个区域的缺失都将导致精子发生障碍，少精子症，弱精子症，无精子症直至不育。

2.Y染色体微缺失发生的可能机制 AZFa

区域缺失可能与某些病毒感染引起的基因重组相关，AZFb和AZFc区缺失主要由于存在大量重复和回文结构，许多基因呈多拷贝，同源序列重组时易导致缺失。另外，Y染色体微缺失可以从正常的带微缺失的精子传递下来。也可以通过正常精子受精后在胚胎发育过程中发生Y染色体的微缺失。现代人工辅助生育技术也可能将带Y染色体遗传下去。

3.Y染色体微缺失的类型及临床意义 Y染色体微缺失与精子生成障碍具有明确的因果关系。其缺失类型主要包括AZFa缺失，AZFa部分缺失，AZFb缺失，AZFb部分缺失，AZFc缺失，AZFc部分缺失，AZFb+c缺失，AZFa+b+c缺失。其中AZF c缺失最常见，约占60%，其次AZF b缺失占16%，AZF a缺失占1%~5%。

AZFa区长度约0.8Mb，包含USP9Y和DDX3Y两个重要的候选基因，该区完全缺失者病理表现为唯支持细胞综合征（SCOS）Ⅰ型，即无精原细胞出现，仅有支持细胞，同时有睾丸体积缩小，临床表现多为无精子症。

AZFb区长度约3.2Mb，包含RBMY和HSFY等多个候选基因，该区完全缺失或合并AZFc缺失，病理表现为生精障碍，精子发生阻滞在青春期减数分裂前或减数分裂期，临床表现常为无精子症。

AZFc区长度约为3.5Mb，含有12个基因家族或转录单位，均为多拷贝基因，有6种扩增子家族：blue（b）、green（g）、gray（g）、red（r）、turquoise（t）、yellow（y）等，其中DAZ和CDY为其重要的候选基因，该区完全缺失（即b2/b4缺失）多数表现为无精子症；该区部分缺失（最常见gr/gr缺失）对精子发生的影响存在群体差异性，Y染色体遗传背景对缺失分布有显著影响，其病理表现为生精功能正常或不同程度的生精障碍，因此，评估AZFc部分缺失对生精功能的影响，需结合其Y染色体单倍群和基因特点。

4.Y染色体微缺失的检测及临床意义 Y染色体微缺失检测的对象主要为无精子症或严重少精子症患者（精子数<5×106/ml），应尽可能排除其他原因所致的男性不育，比如梗阻性无精子症等生精功能正常（FSH正常）的因素。

Y染色体微缺失的检测可为原因不明的男性不育症作出病因学上的诊断，避免不必要的药物及手术治疗，也可预测辅助生殖技术（ART）的结局。AZFa或AZFb完全缺失的患者，因表现为唯支持细胞综合征或生精阻滞，而不能形成成熟精子，因此，没必要行睾丸取精术（TESE）。AZFc缺失患者生精功能差异较大，可尝试行TESE获得精子，行ICSI生育下一代。AZFc缺失可随时间延长进行性精子数量减少，因此，建议尽早冻存精液。

5.Y染色体微缺失的遗传咨询 Y染色体微缺失会遗传给子代男性，其常具有与父亲相同的微缺失，偶会发生更大的缺失，比如形成45，X0 Turner综合征。因此，AZF缺失患者须行置入前诊断（PGD），选择女婴，尽量避免男性携带者。AZFa或AZFb完全缺失的患者无需TESE，可人工供精或领养。

（萧云备）

第42章

妊娠失败的男性因素

流产是指妊娠不足28周，胎儿体重不足1000g而妊娠终止者。如流产发生在妊娠12周以前称为早期流产，发生在12周以后称为晚期流产。流产分为自然流产和人工流产。自然流产占妊娠总数的10%～15%，其中早期流产占80%以上。稽留流产又称过期流产（曾称胎停育），是指胚胎和胎儿死亡滞留宫腔内尚未及时自然排出者，是流产的一种特殊情况。

反复妊娠失败（RPL）是指连续2次或2次以上发生在妊娠28周以内的自然流产。

本章主要介绍妊娠失败的男性因素、可行的相关检查及处理对策。

一、男性因素

妊娠失败的男性因素可能有以下几方面：遗传学异常；免疫学异常，如抗精子抗体；内分泌异常，如性腺轴、甲状腺功能；泌尿生殖道感染、炎症；精子凋亡异常；氧化应激反应异常；精索静脉曲张；工作、生活环境污染；饮食、药物服用等。

目前公认的可以引起妊娠失败的男性直接因素是男方染色体、精子DNA异常所致的胚胎染色体异常。这也是最常见的引起妊娠失败的男方原因。但约有50%的患者经过详细检查后，仍无法明确其原因。

（一）染色体异常与妊娠失败

染色体异常包括了数目异常（如三体，Down综合征，Klinefelter综合征等）、结构异常（如染色体片段重复、缺失、易位或倒位等）及多态性（如Y染色体大小、随体大小、次级缢痕的增长或缩短等）。

1. 染色体数目异常

（1）胚胎染色体数目异常的父母双方来源概率：胚胎染色体数目异常可能源自父母中的任何一方，以下列出的一些常见的胚胎染色体异常中父母双方来源的概率见表42-1。

（2）胚胎染色体数目异常与妊娠结局：染色体数目异常导致胚胎出现非整倍体及染色体不平衡，进而造成稽留流产或自然流产。常见染色体数目异常胚胎发育的结局见表42-2。

表42-1　染色体非整倍体的来源

异常类型	父方（%）	母方（%）
13三体	15	85
18三体	10	90
21三体	5	95
45X	80	20
47XXX	5	95
47XXY	45	55
47XYY	100	0

表42-2 染色体数目异常与妊娠结局

染色体异常类型	妊娠结局
三倍体	致命性（100%妊娠失败）
16三体	绝大多数妊娠失败
13三体	95%妊娠失败
18三体	95%妊娠失败
21三体	80%妊娠失败
克氏综合征	50%妊娠失败
45X	98%妊娠失败，嵌合型可能存活

表42-3 相互异位染色体分离方式及其妊娠结局

同源染色体分离方式	妊娠结局
对位2:2分离	形成正常精子或平衡易位精子，可正常生育
邻位2:2分离	均产生不平衡易位精子，表现为胎儿异常（部分三体或缺体）
3:1分离	表现为胎儿异常（三体或缺体）
4:0分离	表现为胎儿异常（多体或缺体）

2.男性染色体结构异常

（1）染色体相互易位与妊娠结局：相互易位是指2条染色体断裂后所形成的片断相互交换，并在断裂点重接，形成2条新的衍生染色体。相互易位是最常见的染色体结构异常。男性染色体相互易位携带者在精子形成过程中，可产生18种配子（其中同源染色体2:2分离方式见图42-1），其中1种是正常的，1种是平衡易位携带者，其余的均破坏了基因平衡，造成某个染色体片段的缺失或重复。异常精子与正常卵子结合可导致染色体异常胎儿出生或流产见表42-3。

（2）染色体罗伯逊易位与妊娠结局：罗伯逊易位又称罗氏易位，是相互易位的一种特殊

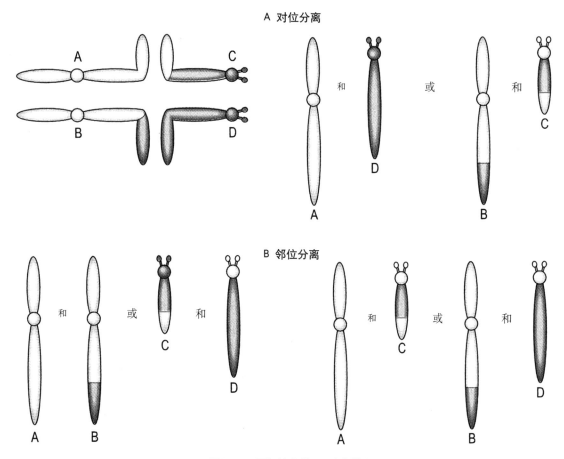

A 对位分离

B 邻位分离

图42-1 同源染色体2:2分离模式

形式，是两个具有近端着丝粒的染色体（13，14，15，21，22号染色体）于着丝点附近断裂，着丝点融合，两条染色体长臂重接成为易位染色体，短臂丢失，因而罗氏易位携带者只有45条染色体。

非同源染色体罗氏易位：其生殖细胞在减数分裂过程中能形成6种配子，1种是正常的，1种是平衡携带者，其他均为非平衡配子见图42-2。

同源染色体间罗氏易位：（其核型见图42-3）其生殖细胞在减数分裂过程中理论上只能形成2种配子，一种为n+1=24条；一种为n-1=22条，受精后不可能有正常核型的后代出生——出生子代或为三体综合征，或妊娠失败。国外6例家族报告，出生了21个Down综合征孩子，发生12例妊娠失败。

（3）染色体倒位与妊娠结局：倒位是指一条染色体同时出现2处断裂，中间片段旋转180°重接而成。倒位主要是基因顺序的颠倒而没有量的增减，因此携带者通常自身的发育正

常，除非断裂点存在基因的重复或缺失。根据染色体倒位的区域不同又分为臂内倒位和臂间倒位。臂内倒位的两处断裂发生在着丝粒的一侧，臂间倒位的两处断裂在着丝粒的两侧形成倒位，着丝粒的位置有改变。

倒位的遗传效应取决于重复或缺失片段的长短及其所含基因的致死效应，一般来说，在具有臂间倒位染色体的亲代，其生殖细胞减数分裂时，与同源染色体只能在相同的地方结合，因此在倒位部分形成倒位环。在倒位环内，互换是否发生，取决于倒位片段的大小。当倒位环包含较大的倒位片段时，则容易发生互换，反之则不易发生互换。最终形成4种配子，一种正常，一种倒位，另外两种为部分重复或缺失的染色体而导致流产或畸形。倒位的同源染色体联会及片段交换模式见图42-4。

（4）环状染色体与妊娠结局：环状染色体是染色体结构畸变的一种类型，属于非稳定性结构畸变。其形成机制是1条染色体两臂的远端区各发生一次断裂，随后具有着丝粒的两个断

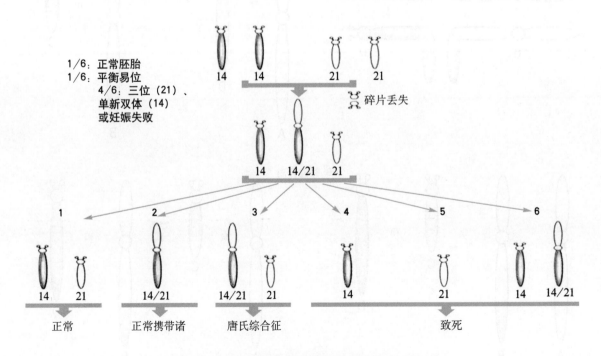

图42-2 非同源性罗氏易位染色体的分离模式及胚胎结局

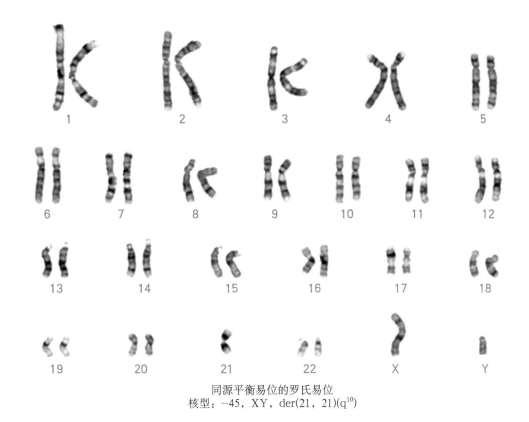

同源平衡易位的罗氏易位

核型：−45，XY，der(21，21)(q¹⁰)

图42-3 同源染色体罗氏易位核型

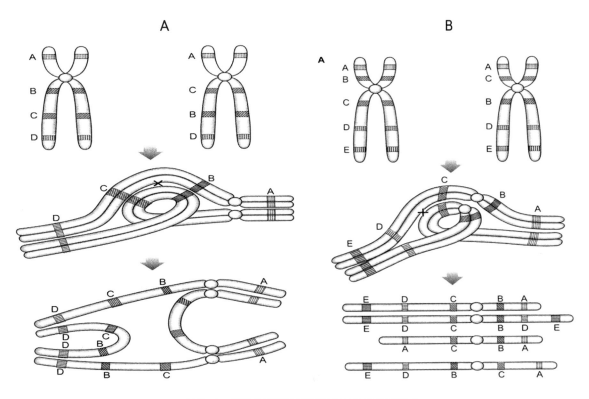

图42-4 倒位的同源染色体联会及片段交换模式

A.着丝粒位于倒位环外（臂内倒位）；B.着丝粒位于倒位环内（臂间倒位）

裂端彼此相接闭合成环，即形成环状染色体。如果由某一无着丝粒节段的两个断端相接成环则形成无着丝粒环，这种环通常在细胞分裂时丢失。由于环状染色体属于非稳定性畸变，生精细胞分裂过程中配对失败，阻滞了减数分裂进程，导致少精子症、无精子症及妊娠失败。

3.染色体多态性与妊娠结局　染色体多态性主要表现为异染色质的变异，特别是含有高度重复DNA结构的异染色质。染色体的多态性包括Y染色体的长度变异，大Y（大于18号染色体）或小Y（小于1/2G组染色体）；随体的大小、有无；次级缢痕的延长或缩短。目前对于染色体多态性与胚胎发育的关系尚存在争议，国内专家多认为两者有关，国外则不然。

4.Y染色体与妊娠结局　Y染色体AZFc区域完全性缺失患者的精子大部分存在性染色体缺体，子代可能出现45，XO Turner综合征及两性畸形。46，XY/45，XO嵌合型患者，部分两性畸形患者的AZFc缺失率为33%。

有证据表明，Y微缺失患者存在Y染色体整体不稳定性，以致形成45，XO胚胎。尽管有上述的理论风险，但Yq微缺失者的子代表型通常正常，其原因可能在于45，XO胚胎的低种植率和高自然流产率。

（二）精子DNA损伤与妊娠失败

1.精子遗传学及表观遗传学与胚胎发育　精子核基因组独特地分为两部分，中心为环状线圈形的鱼精蛋白包装的DNA，无转录及翻译活性，外周为组蛋白包装的DNA，保留了核小体结构，该区域包含了发育所需基因、mRNA及信号因子的激活子。

其中组蛋白包装的DNA对环境有害因素高度敏感，特别是氧化损伤。染色体端粒维持着染色体和基因组的完整性，该段富含鸟嘌呤的重复序列，对自由基导致的DNA损伤高度敏感。精子染色体端粒的快速改变，即端粒的加速老化，是男性不育症的病因基础。端粒过短对卵裂有不利影响，生成异形囊胚。

卵母细胞受精时，精子除输送核DNA外，还包括卵母细胞活化因子（受精所必需）、中心体（细胞分裂必需）及多种受精卵发育必需的mRNA。发育中精子表观性修饰的研究提示，精子表观基因组在胚胎发育中发挥着关键作用。

表观修饰作用包括DNA甲基化、组蛋白尾部修饰、定向组蛋白保留及鱼精蛋白整合入核染色质，所有变化对精子发育有重要影响。精子遗传物质的损害或表观修饰作用的异常势必影响精子的授精潜力及胚胎早期发育。

2.精子DNA损伤的原因　精子DNA损伤原因包括精索静脉曲张、化疗、放疗、吸烟、氧化应激反应、精液中白细胞增多、凋亡异常、鱼精蛋白缺乏等。

精子浆膜富含有多元不饱和脂肪酸，胞质内含有大量抗氧化剂，但胞质内清除酶浓度较低，DNA修复能力有限，故易受到氧化应激反应的损害。过量的氧化应激反应产生大量氧化应激产物，导致DNA损伤，从而造成精子DNA碎片形成，胚胎发育异常，最终导致妊娠失败。形态异常的精子及白细胞均可产生氧化应激产物，从而导致氧化应激损伤。这些氧化应激产物及损伤可以影响到精子的质量和功能，进而影响到精卵结合、受精卵植入及胚胎早期发育。

Gil-Villa AM等研究结论提示增加摄入富抗氧化剂食物或抗氧化辅剂有助于降低精子DNA断裂或精子脂质过氧化水平，改善反复妊娠失败患者的生育结局。

3.精子DNA损伤的检测　精子DNA损伤可通过彗星实验（Comet试验）及精子染色质扩散试验（SCD）等方法进行检测。

（1）Comet试验：（图42-5）细胞溶解后碱性液使DNA变性，进行电泳。正常对照的精子表现为球形，核浓聚，而DNA损伤的细胞表现如彗星，彗星尾部为DNA碎片。

（2）精子染色质扩散试验（SCD）：见图42-6，SCD是彗星试验的改版，结果判定标

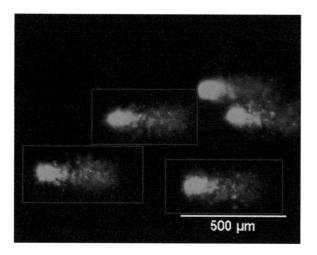

图42-5 Comet实验

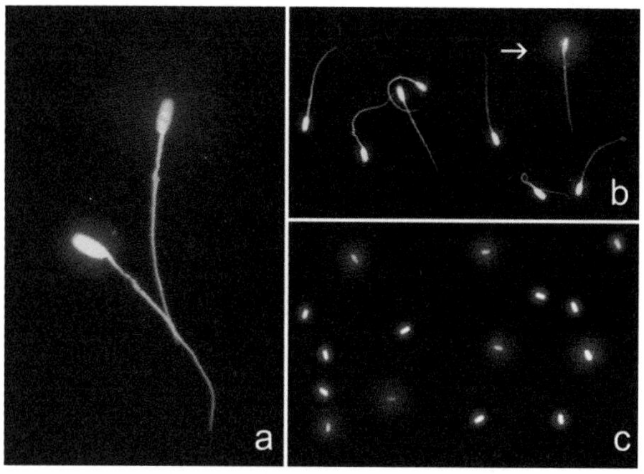

图42-6 精子染色质扩散试验

准：精子头部仅产生较小的光晕或无光晕，单侧光晕的厚度不超过精子头部最小直径的1/3即判定精子存在DNA 碎片。

4.精子DNA损伤与妊娠结局　Henkel等研究显示包含DNA损伤的精子可使卵母细胞受精，形成Ⅱ原核期，但到Ⅳ细胞期，父方基因启动表达，由于氧化损伤，精子DNA碎裂，即使已形成囊胚，也会出现胚胎发育中止。

成熟精子修复DNA损伤的能力有限，而卵母细胞修复精子DNA损伤的能力取决于其胞质和基因组的品质，后者随女方年龄增加而显著下降。同时精子DNA的品质也与男方年龄相关，年龄越大精子DNA损伤的概率可能越大。精子DNA修复失败，可能导致妊娠失败或胎儿异常。

（三）精子参数异常与妊娠失败

Gil-Villa等研究发现，近期生育组的精子正常形态率、精子浓度、精子前向运动能力更高，而反复妊娠失败组患者精子畸形率及精子膜脂质过氧化反应较高。Bhattacharya等研究发现，正常生育组和反复妊娠失败组年龄、精子浓度、精子总数及精子前向运动能力无显著性差异；而两组的活动精子总数、活动精子百分率，特别是精子DNA完整率有显著性差异。另有研究表明大头、多尾精子的染色体多

倍体、非整倍体率高，精子DNA碎裂指数高。超过99%的精子染色体数目异常发生在X、Y、13、18和2号染色体，精子二倍体、三倍体及四倍体率分别为18.42%、6.14%和33.99%。上述研究表明，反复妊娠失败男性患者应进行精液常规分析、精子畸形率检测及精子DNA完整性检测。

（四）男、女双方年龄与染色体异常及妊娠失败

Elise等分析得出女性年龄大于35岁，流产风险增高；女性大于35岁且男性大于40岁，流产风险尤为突出。Singh等研究结果显示DNA损伤比例随年龄增加而逐渐增加，而凋亡率相关性呈相反趋势。Fisch等研究得出男性在35岁前对子代患Down综合征无明确影响；35岁以后随年龄增长患病风险提高，且男性年龄在子代患Down综合征中占50%的风险。

（五）病原微生物与妊娠失败

Matovina M等对108例患者（其中54例染色体核型正常，38例不正常，16例染色体核型不明）进行回顾性研究，没有检测出解脲脲原体、人型支原体、人巨细胞病毒（HCMV）或腺病毒相关病毒；1例患者（0.9%）检测出衣原体DNA，8例患者（7%）检测出人乳头状病毒

（HPV）DNA。

研究未能证实单纯男性衣原体、解脲脲原体、人型支原体、人巨细胞病毒、腺病毒相关病毒感染在早期妊娠失败中的作用，人乳头状病毒在胚胎染色体异常及妊娠失败中的作用有待进一步研究。

（六）不良生活方式与妊娠失败

与妊娠失败相关的不良生活习惯包括：①精神心理压力过大；②生活作息不规律，如经常夜班、熬夜、缺乏睡眠；③肥胖、缺乏运动或运动过于剧烈者；④衣着，如内衣过紧、内衣更换不及时、穿着过多局部温度升高；⑤吸烟、酗酒、咖啡等；⑥有手术、创伤史。

（七）生活、工作环境与妊娠失败

与妊娠失败相关的生活、工作环境因素包括：①化学因素，如药物，抗肿瘤药物，如苯妥英钠等；农药，有机磷等；工业毒物，如苯、甲苯、铝、砷、氯丁二烯等；食品添加剂，如环己基糖精等；所处环境大气污染；②物理因素，如电离辐射；高温环境；噪声污染；③生物因素，如生物类毒素。

二、相关检查

反复妊娠失败的男性需接受体格检查，明确阴毛、阴茎、睾丸等第二性征是否正常，有无精索静脉曲张存在。影像学检查如B超有助于进一步诊断。

精液常规检查，需注意精液的量、pH，精子的数量、活力、畸形率以及有无白细胞增多等。

染色体核型分析及Y染色体微缺失分析可以明确是否存在染色体异常。反复妊娠失败及精子浓度小于500万的患者应着重检查。精子DNA损伤的检测可有助于明确病因。其他方面的检查，如性激素、感染炎症、抗精子抗体等。

具体检查结果的意义、诊断分析以及相关治疗，可参考其他章节，不做过多重复书写。

三、处理策略

对于精子DNA损伤过度的患者应积极寻找病因，如电离辐射、酗酒、吸烟、所处环境、精索静脉曲张、感染及炎症等，并做相应的预防和治疗。氧化应激异常者摄入富含抗氧化剂食物或抗氧化辅剂（如β胡萝卜素、维生素C、维生素E、锌）至少3个月。染色体异常者应行胚胎置入前遗传学诊断（PGD）。

胚胎置入前遗传学诊断主要是指采用快速遗传学诊断方法，选择无遗传学疾患的胚胎置入宫腔，从而获得正常胎儿的诊断方法。其优点主要体现在①非侵入性，可避免常规的产前检查如绒毛取样、羊膜腔穿刺活检、羊膜腔穿刺的手术操作带来的出血、流产、宫腔感染等风险；②把遗传学疾病控制在胚胎发育的最早阶段，避免早期或中期妊娠再行产前诊断结果阳性时使孕妇面临医源性流产所带来的生理和心理创伤；③可以排除患病胚胎和携带缺陷基因的胚胎，使有遗传风险的夫妇得到完全健康的后代；④相对于对胎儿进行人工流产，销毁有遗传缺陷的胚胎更易被舆论、伦理接受；⑤在胚胎器官分化之前对疾病作出诊断为基因治疗提供可能。

PGD的研究与临床应用中存在的主要问题是基于单细胞遗传学分析诊断的准确性和可靠性及一系列伦理、法律和社会学问题，目前PGD处于研究早期阶段，但作为一种预防性措施，对于预防遗传病，提高出生人口素质，在伦理上更易于接受。

四、小结

反复妊娠失败的患者经过上述相关检查后，针对发现的问题进行治疗，存在染色体异常的可考虑进行PGD。目前反复妊娠失败的干预方法循证医学证据不足，即使无任何治疗，2/3夫妻也能正常生育，故如检查无明显异常的患者，可建议其继续尝试受孕。

（耿 冲 鲍双君）

第43章

辅助生殖技术

人类辅助生殖技术（ART）是指对配子、胚胎基因物质进行体内外系统操作获得新生命的技术，包括人工授精（AI）和体外受精-胚胎移植（IVF-ET）及其衍生技术两大类。本章就男科医师应该了解的、常用于治疗男性不育的辅助生殖技术简要介绍如下。

一、人工授精

人工授精是指用非性交方式将精子注入女性生殖道以获得妊娠，根据精液来源的不同分为夫精人工授精（AIH）及供精人工授精技术（AID）。

根据是否采用促排卵分为自然周期人工授精和促排卵人工授精；根据授精部位的不同主要分为经阴道内人工授精（IVI）、宫颈内人工授精（ICI）、宫腔内人工授精（IUI）、输卵管内人工授精（ITI）、腹腔内人工授精（DIPI）、卵泡内人工授精（IFI）。

宫腔内人工授精（IUI）技术目前最常用，就是用连接在注射器上的人工授精导管吸取洗涤好的精液0.2~0.5ml，在女方排卵前注入子宫腔内。使得输卵管内存有更高浓度的活动精子，以提高受精概率。IUI治疗最好连续3个周期，而不是采取单次治疗。

实施人工授精的基本条件是女方子宫输卵管碘油造影或腹腔镜检查证实至少一侧输卵管通畅。

（一）适应证

1. 夫精人工授精

（1）精液异常：轻度或者中度少精子症（精子浓度为$5 \times 10^6 \sim 20 \times 10^6/ml$）、弱精子症（快速前向运动精子<32%或前向运动精子a+b+c级<40%）、严重畸形精子症、液化异常。

（2）因宫颈黏液异常造成精子无法通过宫颈导致的不孕。

（3）因性功能障碍或生殖道畸形造成的性交障碍。

（4）排卵障碍（如PCOS）、子宫内膜异位症经单纯药物处理不受孕。

（5）不明原因不孕。

（6）免疫性不孕。

2. 供精人工授精（AID）

（1）不可逆的无精子症。

（2）严重畸形精子症。

（3）男方有不宜生育的遗传性疾病。

（4）严重母儿血型不合，经治疗无效。

（5）严重的少精子症、弱精子症。

（6）逆行射精。

（7）阻塞性无精子症。

（8）严重的勃起功能障碍或早泄无法将精液射入阴道内者。

对于以上适应证中的第5、6、7条，医务人员必须向患者交代清楚：通过卵细胞浆内单精子注射技术也可能使其有自己亲缘关系的后代；对于适应证中的第8条，医务人员也必须向患者交代清楚：通过AIH或IVF技术也可以使其有自己血亲关系的后代，如果患者本人仍坚持放弃上述技术助孕的权益，则必须与其签署知情同意书后，方可采用供精人工授精技术助孕。

（二）禁忌证

1.夫精人工授精

（1）女方患有不宜妊娠的严重的遗传、躯体疾病或精神疾病。

（2）一方患有泌尿生殖系统的急性感染性疾病或性传播疾病。

（3）一方近期接触致畸量的放射线、有毒物质，或服用有致畸作用的药品、毒品等并处于作用期。

2.供精人工授精

（1）女方患有不宜妊娠的严重的遗传、躯体疾病或精神疾病。

（2）女方患有泌尿生殖系统的急性感染性疾病或性传播疾病。

（3）女方近期接触致畸量的放射线、有毒物质，或服用有致畸作用的药品、毒品等并处于作用期。

（三）人工授精前的准备

人工授精前，男女双方需进行体格检查和实验室检查，以确定人工授精的适应证、是否适合妊娠；对供精者是否适合供精要严格进行筛查。

1.女方检查　主要检查项目包括体格检查和妇科、子宫输卵管碘油造影或腹腔镜盆腔镜检查、血常规、心电图、肝功能、肝炎病毒、TORCH（弓形虫、风疹病毒、巨细胞病毒、疱疹病毒免疫检测）、人免疫缺陷病毒、梅毒检测等。

2.男方检查　主要检查项目包括体格检查和男科检查、常规精液检查和精子形态学检查、血型及血常规、肝炎病毒、HIV检测、梅毒

检测等。

3.告知治疗程序　在人工授精前，必须告知患者夫妇人工授精的适应证、可以选择的其他方法、可能出现的并发症和随访的要求等，签署人工授精同意书。

各个生殖中心的检查项目，会根据自己的情况略有不同，但上述检查项目是最基本的，是每个生殖医学中心都必查的项目。

二、体外受精与胚胎移植及其衍生技术

体外受精与胚胎移植及其衍生技术包括：体外受精与胚胎移植（IVF-ET），配子、合子或胚胎输卵管内移植，卵细胞浆内单精子注射，植入前胚胎遗传学诊断，卵子赠送，人类配子、胚胎的冷冻和复苏，囊胚培养，辅助孵化，精子捐献等技术。本章节仅着重介绍男科最常用和必需掌握的部分技术。

体外受精与胚胎移植（IVF-ET）技术是将不孕症患者夫妇的卵子与精子取出体外，在体外培养系统中受精并发育成胚胎后，将胚胎移植入子宫腔内以实现妊娠的技术。

体外受精（IVF）最主要的特点是受精的生理过程发生在患者体外，是一个人工培养环境。为此，排卵前将卵子从卵泡中取出，置于模拟输卵管液成分的培养液中，同时从精液中将活的精子分离出来，随后，将一定数量活动精子与一个卵子混合培养。确认成功受精后，选择原核期或早期发育的卵裂期胚胎，或晚期囊胚移植入子宫腔，使其在内膜种植，实现妊娠。IVF最早报道用来治疗因输卵管阻塞或功能异常的输卵管性不育。然而，IVF成功报道后，对其在男性不育治疗的潜在价值受到了关注。与所有类型的人工授精相比，IVF为用有限数量活精子使卵子受精成为可能。

（一）常规体外受精-胚胎移植（IVF-ET）

1.IVF-ET适应证

（1）女方各种因素导致的卵子运输障碍。

如双侧输卵管梗阻、输卵管缺如、严重盆腔粘连或输卵管手术史等输卵管功能丧失者。

（2）排卵障碍：难治性排卵障碍经常规反复治疗，如反复诱发排卵或控制性卵巢刺激（COS），或结合宫腔内人工授精技术治疗后仍未获妊娠者。

（3）子宫内膜异位症：子宫内膜异位症导致不孕，经常规药物或手术治疗仍未获妊娠者。

（4）男方少、弱、畸形精子症：男方少、弱、畸形精子或复合因素的男性不育，经宫腔内人工授精技术治疗仍未获妊娠，或男方因素严重程度不适宜实施宫腔内人工授精者。

（5）免疫性不孕与不明原因不孕：反复经宫腔内人工授精或其他常规治疗仍未获妊娠者。

2.IVF-ET禁忌证

（1）男女任何一方患有严重的精神疾病、泌尿生殖系统急性感染、性传播疾病。

（2）患有《母婴保健法》规定的不宜生育且目前无法进行产前诊断或胚胎植入前遗传学诊断的遗传性疾病。

（3）任何一方具有吸毒等严重不良嗜好。

（4）任何一方接触致畸量的射线、毒物、药物并处于作用期。

（5）女方子宫不具备妊娠功能或严重躯体疾病不能承受妊娠。

3.IVF-ET的准备

（1）女方检查：①常规体格检查和妇科检查。②不孕症病因学相关检查。腹腔镜、宫腔镜、输卵管碘油造影、B超、遗传学检查（染色体等）、免疫及自身免疫相关检查等。③生殖内分泌检查。血清基础FSH、LH、E2、睾酮（T）、PRL水平等。④重要系统功能的检查。血常规、血型、尿常规、肝功能、肾功能、心电图、胸片等。⑤感染性疾病或性传播疾病的检查。生殖道支原体、衣原体检查、TORCH相关感染、病毒性肝炎、梅毒、艾滋病等检查。

（2）男方体检：①常规体格检查。②精液常规检查和精子形态学分析。因指标波动较大，须多次检查；如出现异常还需行生殖内分泌检查（血清FSH、LH、PRL、T、E2水平）；染色体核型检查；有条件还可以行Y染色体微缺失及少、弱精子症相关遗传性疾病基因的检查。③精子相关检查。对于拟诊不明原因不孕的患者或多次IUI失败，应进行进一步的检查，如透明带穿透试验、精子顶体反应等精子功能和精子DNA结构完整性的检查等。④健康检查及病原学检查。血常规、血型、尿常规、梅毒、艾滋病及病毒性肝炎的筛查。

（3）证件资料的准备：在进入周期治疗之前，夫妇双方需具备身份证、结婚证、计划生育服务证（或符合国家计划生育政策的相关生育指标证明），审查原件后留存复印件。对技术过程、技术的成功率、技术的不良反应、对子代的可能影响及其他风险、费用、时间安排等充分知情，并签署各种知情同意书。

4.IVF-ET的治疗程序

（1）控制性卵巢刺激。

（2）卵母细胞的收集（取卵）。

（3）体外受精。

（4）胚胎移植。

（5）黄体功能支持。

（二）卵泡浆内单精子注射（ICSI）

在各式各样的显微辅助受精技术中，单精子卵胞浆内注射（ICSI）是新开展的技术。ICSI的临床应用迅速地革新了男性不育治疗手段。

ICSI技术是将单个精子通过显微注射的方法注入卵母细胞浆内，从而使精子和卵母细胞被动结合受精，形成受精卵并进行胚胎移植，达到妊娠目的。通过ICSI，不管注入精子的活力、形态和获能过程异常多严重，也不管其所处的睾丸、附睾、输精管的解剖和功能有多不正常，均能成功完成受精。目前已是治疗男性不育的重要手段，受精率可达70%以上。但是，ICSI是一种侵入性治疗，所以仅限于有必要者，应严格掌握适应证。

ICSI技术已成功应用于治疗各种男性不育症，ICSI受精不仅不受传统精液参数，如浓度、前向活动性或精子活动率的影响，也不受睾丸和附睾精子生理成熟度及精子获能状态影响，完全不活动的精子可以通过低渗肿胀实验证明精子存活后用于ICSI，也可用己酮可可碱预处理激活精子后取出活动精子用于ICSI。

1.ICSI的适应证

（1）严重的少、弱、畸形精子症。

（2）不可逆的梗阻性无精子症。

（3）生精功能障碍（排除遗传缺陷疾病所致）。

（4）免疫性不育。

（5）体外受精失败。

（6）精子顶体异常。

（7）需行植入前胚胎遗传学检查的。

2.ICSI的禁忌证　有下列情况之一者，不得实施ICSI。

（1）男女任何一方患有严重的精神疾病、泌尿生殖系统急性感染、性传播疾病。

（2）患有《母婴保健法》规定的不宜生育的、目前无法进行胚胎置入前遗传学诊断的遗传性疾病。

（3）任何一方具有吸毒等严重不良嗜好。

（4）任何一方接触致畸量的射线、毒物、药品并处于作用期。

（5）女方子宫不具备妊娠功能或严重躯体疾病不能承受妊娠。

3.术前检查和准备　术前检查和准备及操作流程同IVF-ET（图43-1及图43-2）。

（三）置入前胚胎遗传学诊断（PGD）

置入前胚胎遗传学诊断（PGD），也称第三代试管婴儿，指在胚胎移植前，取胚胎的遗传物质进行分析，筛选健康胚胎移植，防止遗传病传递的方法。以此达到优生优育的目的。

1.适应证

（1）染色体数目或结构异常的患者。

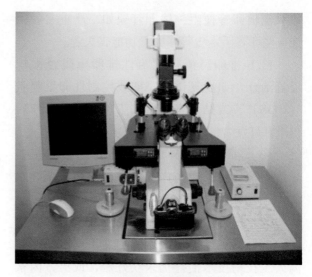

图43-1　显微镜

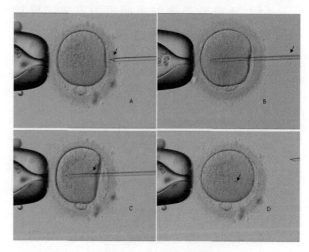

图43-2　ICSI受精过程

（2）夫妻一方为性连锁遗传病的携带者（如血友病、假肥大性肌营养不良）。

（3）可进行基因诊断的单基因病患者或携带者。

（4）用于解决骨髓移植供体来源困难时的HLA配型。

2.禁忌证

（1）患有《母婴保健法》规定的不宜生育的疾病。

（2）目前无法进行PGD的遗传性疾病（如多基因病和大多数单基因病），复发率<10%的遗传病。

（3）夫妇中一方为严重遗传性神经、精神病患者或有严重智力、心理和精神问题。

（4）有IVF-ET其他禁忌证的夫妇。

3.术前准备

（1）完善所有的临床检查：包括男女双方全面体格检查、男方精液检测、女方内分泌检测等有关IVF-ET的所有检测项目、相应的遗传学实验室检查等。

（2）咨询与知情同意：进入PGD程序前遗传学专家应接受患者咨询，与患者进行知情谈话，让患者详细了解治疗的全过程、可能发生的并发症及其治疗方法，需要配合的各个方面及治疗费用等。

（3）患者签署知情同意书后，选择合适的促排卵方案进行PGD周期。PGD实验室操作方法请参阅辅助生殖技术相关书籍。

三、ICSI用睾丸、附睾取精技术

睾丸、附睾采集精子卵细胞浆内注射助孕技术：是指从睾丸或附睾获取精子，结合ICSI治疗因男性无精子症而导致的不育症的助孕技术。

（一）经皮附睾精子抽吸术（PESA）

1.手术适应证

（1）无精子症患者在人工辅助生育前确定是否可以获得精子。

（2）梗阻性无精子症患者，由于勃起功能障碍或射精功能障碍无法正常排出精子的患者，这些患者行人工辅助生育时可以通过附睾抽吸获得精子。

2.手术示意图　见图43-3。

（二）显微附睾精子抽吸术（MESA）

1.手术适应证

（1）梗阻性无精子症，勃起功能障碍或射精功能障碍无法正常排出精子的患者，当这些

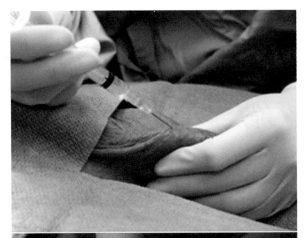
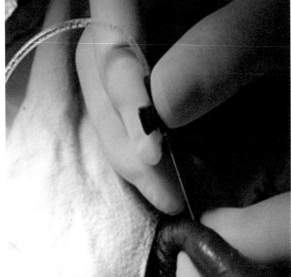
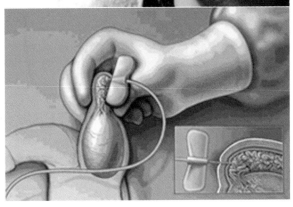

图43-3　PESA手术示意图

患者通过PESA手术无法获得精子时。

（2）附睾输精管吻合术中检查。

2.手术示意图　见图43-4。

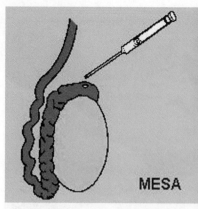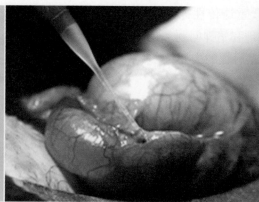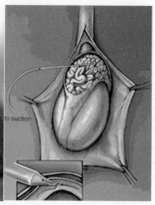

图43-4 MESA手术示意图

（三）睾丸精子抽吸术（TESA）

经皮睾丸精子抽吸术（TESA）：即经皮穿刺抽吸睾丸组织，可用活检枪，19号、21号或更细的穿刺针完成，活检枪无需麻醉，其余方法需局麻。

1.手术适应证

（1）梗阻性无精子症患者，采用附睾取精手术未找到精子者。

（2）双侧慢性附睾炎、附睾结节或附睾结核患者，估计在附睾中找不到精子者。

2.手术步骤 见图43-5。

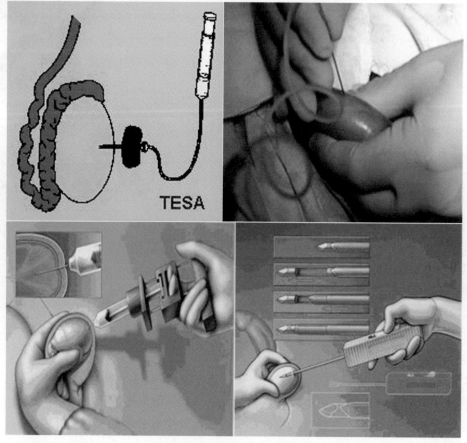

图43-5 TESA手术示意图

（四）睾丸钳穿取精术

1.手术适应证

（1）无精子症患者在人工辅助生育前确定是否可以获得精子。

（2）梗阻性无精子症患者，采用附睾取精手术未找到精子者。

（3）双侧慢性附睾炎、附睾结节或附睾结核患者，估计在附睾中找不到精子者。

2.手术示意图 （图43-6）。

（五）睾丸切开取精术（TESE）

1.手术适应证

（1）无精子症患者在人工辅助生育前确定是否可以获得精子。

（2）梗阻性无精子症患者，采用附睾取精手术未找到精子者。

（3）双侧慢性附睾炎、附睾结节或附睾结核患者，估计在附睾中找不到精子者。

2.手术示意图 （图43-7）。

（六）显微睾丸取精术（MTESE）

1.手术适应证

（1）非梗阻性无精子症（包括特发性无精

子症），尤其是睾丸活检证实为无精子症或极少精子、按照常规方法无法获取精子的患者。

（2）梗阻性无精子症，通过PESA、MESA、TESA、TESE等方法取精失败时。

2.手术示意图 （图43-8）。

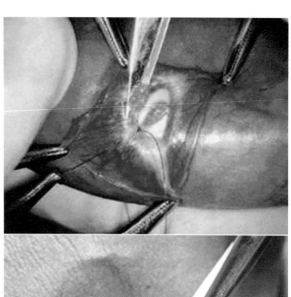
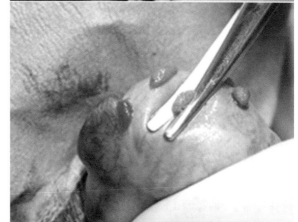
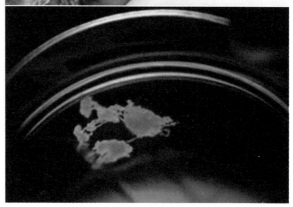

图43-7 睾丸切开取精术示意图

上、中图手术切取睾丸组织；下图培养皿中的睾丸组织

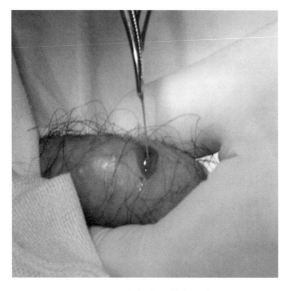

图43-6 睾丸钳穿取精术示意图

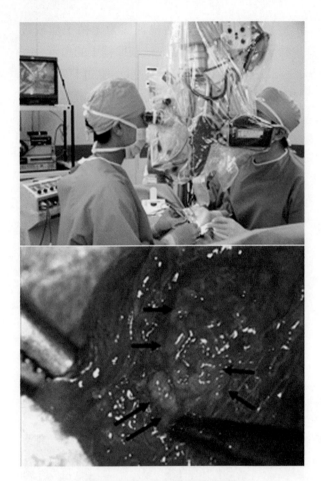

图43-8 Micro-TESE手术示意图

上图Micro-TESE手术；下图手术视野中的曲细精管

（七）附睾-睾丸取精术注意事项

1.男方无精子症患者需做内分泌检查和染色体检查，建议ICSI治疗前行睾丸活检。

2.行附睾精子抽吸术时需注意以下事项：

（1）消除患者的紧张情绪，减轻痛苦。

（2）穿刺时保持针头沿着附睾纵轴运行，避免针头脱出或刺穿附睾，负压不宜过高。

（3）如果显微镜下发现活动精子，即结束手术，压迫穿刺点，嘱患者平卧并托起阴囊休息；如未获得活动精子，可再行另一侧附睾或睾丸穿刺。

（4）PESA是一种盲法穿刺，可能引起附睾损伤和瘢痕形成，或导致出血；血液是否会污染精子标本，也有待进一步观察；无法对附睾

行合适的诊断和显微重建术，并有一定的失败率。

3.行睾丸精子抽吸术时注意事项：

（1）经皮刺入睾丸组织后立即回抽针管并保持负压状态，尽可能一次进针多个方向，反复抽吸以获得不同部位的组织。

（2）如果一次穿刺无精子，则变换采取部位，均证实无精子时，同法采取对侧。双侧均不能采取到精子时，应留取组织标本，观察精子形成的组织学改变。

（3）采取细针抽吸（FNA）获取的是有限数量的细胞，而非组织。如果需增加受检组织或研究同侧睾丸不同部位的病理学，只要保留套针、改变针芯方向和深度即可以取材，避免再次穿刺。

四、精液捐赠

有正常生育的男性捐赠精液（又称供体精液/供精），可替代不育男性的精液使女方妊娠。虽然数十年来广泛应用的捐赠精液助孕绝大多数已被ICSI助孕取代，但捐赠精液仍在以下几种临床情况下使用。

1.男方精液中和睾丸活检均无精子存在。

2.由于恶性疾病接受放、化疗或双侧睾丸切除病例，之前又没有冷冻保存精液的，需要接受捐赠精液。

3.男方患有严重遗传病，且可遗传给下一代，造成子代健康损害的，也需要接受供精。

在许多国家选择捐赠精液者有明确的法律规定，与器官移植供者的要求相似。除了要求评估供精者受孕能力外，还必须排除病毒传播性疾病如乙肝病毒、丙肝病毒和HIV病毒等，还应排除遗传性疾病如染色体异常、囊性纤维化基因突变等疾病。为了达到上述要求必须先将精液冷冻保存，待疾病排除后方可使用。有的国家只允许实施供精IUI，而不允许在IVF或ICSI时使用捐赠精子。

此外在许多国家，对一个供精者产生后代

的数量有严格的规定，在法国为5个，在瑞士、比利时和美国为8个，在英国和澳大利亚为10个，而荷兰为25个，我们国家为5个。

虽然许多国家捐赠精液是匿名的，但也有不匿名的国家，因为他们认为孩子有权知道他的生物学父亲是谁。如瑞典、挪威、奥地利、英国、荷兰、瑞士、澳大利亚和新西兰等国家，通过捐赠精液出生的孩子，长大后可到官方机构询问捐赠精液者的相关情况。虽然当地法律均保证供精者和后代的双方权益，但这种非匿名机制造成愿意捐献精液的人员减少。

五、辅助生殖的精液采集和精子准备

（一）辅助生殖精液采集

通常情况下，按照世界卫生组织《人类精液检查与处理实验室手册》第五版推荐，用于辅助生殖的精液在禁欲2~7天之间通过手淫方法采集。少精子症患者，在精液准备之前可以通过延长禁欲时间和（或）多于1次的射精来增加精子采集数量。

对于取精困难或勃起功能障碍的患者，可以通过振动或电激取精术诱导射精。虽然这些处理对于90%的患者是有效的，但是仍有一些患者需借助MESA或TESE来收集存活的精子。

在精子凝集严重的男性免疫性不育或精液黏稠患者，必须特别注意采取适当的精液标本采集方法。把采集的精液放入2ml培养基进行平衡准备，这样不仅可以降低精子的凝集，也可以限制在精液液化过程中抗体与精子表面结合。在某些情况下，凝集精子的解离可以通过添加蛋白水解酶来实现，如胰蛋白酶。这类酶类可以添加到无白蛋白的培养基精子悬液中20分钟而没有损害。在受精之前培养基中含有的酶类应该被洗掉以防止蛋白水解酶对配子的任何影响。

逆行射精患者，三种不同精子的采集方法可用于辅助受精。

1.首先，可以通过服用特殊的药物实现顺利射精，如α-肾上腺素能物质（苯丙醇胺，昔奈福林）或抗胆碱能药物（溴苯那敏）。

2.另一种方法，包括通过导尿管从膀胱中收集刚射出的新鲜精液。由于尿液的酸度和高渗透性，射精前后患者充分的准备对于保护精子是必要的。射精之前应该通过口服高剂量碳酸氢钠碱化尿液（1~4g）。

3.第三种方法包括从睾丸组织中提取精子（方法详见相关章节）。

（二）辅助生殖精子的准备

精子制备技术详细可参阅WHO《人类精液检查与处理实验室手册》第五版及辅助生殖技术相关专著，限于篇幅，本处从略。

六、小结

人类辅助生殖技术是指通过对卵细胞、精子、受精卵、胚胎的操作处理，最终达到治疗不育症的系列技术，也称为医学助孕技术。其方法是创建便于精子与卵子会合的捷径，或是建立有利于精卵结合的优越环境。

随着ICSI技术在临床的广泛应用，对于男性不育症的ICSI治疗可能带来的风险一直在争论之中。

ART特别是ICSI技术，已成为治疗男性不育症的重要手段，但笔者认为ART不应作为男性不育治疗的首选，而是常规治疗方法无效时的备选方案。

在不同ART方法的选择上，也应遵循安全的原则，应首先考虑采用相对简单、风险较小的技术，如宫腔内人工授精（IUI）和IVF-ET，然后再选择ICSI、植入前遗传学诊断（PGD）等风险大、费用高的技术。其次要进行充分的知情告知和遗传学咨询。梗阻性无精子症患者进行ICSI时可以不进行Y染色体微缺失检查，因为患者的生精功能是正常的。当严重少精子症时（<500万/ml），建议检查Y微缺失帮助诊断和遗传咨询。如果是无精子症因子a区

（AZFa）或无精子症因子b区（AZFb）缺失，进行睾丸活检的意义不大。如果因微缺失而进行ICSI，应该告知患者微缺失可能会传给儿子而不传给女儿。

采用ART治疗男性不育，应该在客观评估男性生育能力的基础上进行。当前，评估男性生育能力最主要的方法是精液常规分析，虽然精液常规分析技术本身存在主观性强、波动性大等缺点，但由于目前尚无公认的其他更客观、更准确的技术，所以实际工作中还只能以精液常规分析结果为依据，参考精子密度、活力、形态学等参数，采用不同的ART方法。选择ART方法还要结合女方因素，如年龄、病因等，综合考虑制定最佳治疗方案。

近年来，男性不育症的诊治技术已取得长足的进步，但与女性不孕的诊治相比，还有较大的差距，需要男科工作者加倍努力。

（宋焱鑫 董 波）